運動療法のための
運動器超音波機能解剖

拘縮治療 との接点

監修 杉本勝正 名古屋スポーツクリニック院長
著 林 典雄 中部学院大学看護リハビリテーション学部
理学療法学科教授

文光堂

● 監修
　杉本　勝正　　名古屋スポーツクリニック院長

● 著
　林　　典雄　　中部学院大学看護リハビリテーション学部理学療法学科教授

● 執筆協力
　福吉　正樹　　名古屋スポーツクリニック
　永井　教生　　京都下鴨病院（前　名古屋スポーツクリニック）
　小野　哲矢　　名古屋スポーツクリニック

序　文

　整形外科は従来，骨との関連を強くイメージされ，一般的にX線検査で骨に異常があるかないかのレベルで診断がなされています．しかし四肢構成体には骨のみならず筋肉，靱帯，腱，脂肪，軟骨，骨膜，神経，血管組織などの軟部組織が存在し，これら骨以外の診断がリハビリテーションにおいて重要です．1979年Selzerらは関節疾患の診断において超音波検査を初めて応用しましたが，当時は内科，外科が主に内臓臓器の診断ツールとして使用し，整形外科に必要な浅層組織を詳細に診断するには画像の鮮明さに欠けていました．そのために整形外科における超音波診断の普及率は1990年代までは低迷していました．2000年代に入り超音波機器は目覚ましく進歩し，浅層領域の画像が鮮明化し診断精度が向上したのみならず，機器本体の軽量小型化が進み，検査室，外来診療室，検診現場においても検査が行えるようになりました．スポーツ選手に限らず最近の患者は診断治療に対する要求度は高く，「レントゲンでは異常がありません．シップを張って安静にしてください」という診断治療では納得できるはずがなく，逆に「どこがどのように，どの程度損傷し，いつからどれくらい運動してよいですか？」このような質問に的確に答えられる医師やリハビリテーションスタッフでないと患者からの信頼は得られない時代です．超音波診断はこのようなニーズに的確に答えられる重要な補助手段と考えられます．

　私と超音波との出会いは1984年大学で肩関節を研究し始めた頃で，小児グループが使い始めていた超音波装置を肩関節に応用してみようとスタートしたのがきっかけでした．以来肩・肘関節，超音波，スポーツのkey wordsを整形外科医として持ち続けた30年間でした．林 典雄先生との出会いは20年ほど前に肩関節拘縮に烏口上腕靱帯が大きく関与しているという私の研究に賛同して頂いて，林先生が運営しているリハビリテーション研究会で講演させて頂いたのが始まりでした．以後先生と肩関節を語るたびに多くのことを学び合い切磋琢磨する形でお付き合いして参りました．2004年名古屋スポーツクリニックを立ち上げた当初，リハビリテーションスタッフを林先生に人選して頂き，さらに月2回ほど当院に先生ご自身リハビリテーション診療に来て頂いております．当院では外来患者の約50％が野球選手で，超音波機器を傍らに全体の80〜90％の患者に対し超音波検査をしております．そこで林先生や当院のリハビリテーションスタッフが超音波と接する機会ができました．林先生の機能解剖学的知識に根ざしたリハビリテーションテクニックを超音波画像で確認することができるのみならず，超音波による動態観察，弾性計測などにより新しい知見が数多く発見されております．まだ林先生が超音波と出会われてから10年もたっていないのですが，豊富な解剖学的知識と臨床経験により，私以上に超音波画像から多くの情報を得られリハビリテーションに応用されています．まさにリハビリテーション界における超音波の伝道師になられていると言っても過言ではありません．

　本書ではリハビリテーションにおける超音波診断の有用性を余すところなく書かれており，リハビリテーションに携わる理学療法士，作業療法士のみならず整形外科医も熟読する価値ある一冊です．本書の出版にあたり林先生はじめ関係者各位のご努力に敬意を払いつつ筆をおきます．

2015年4月

名古屋スポーツクリニック　杉本勝正

企画にあたって

　運動器リハビリテーションに携わり約30年が経過しました．この間，多くの整形外科医の指導を受けながら，関節機能解剖，拘縮治療をテーマに臨床，研究，教育に携わってきました．

　「関節拘縮」は我々運動器疾患を扱うセラピストにとって，なじみの深い機能障害です．整形外科手術後のリハビリテーションであっても，スポーツ障害をはじめとする様々な慢性疼痛症候群に対するリハビリテーションであっても，まずは関節可動域とともに関節周辺組織の硬さを評価します．可動域の評価は角度をもって表示しますから，誰が行っても基本的に差は出ませんが，周辺組織の硬さや関節を動かした時の抵抗感などは，匠の技を持ったセラピストと経験の浅いセラピストでは，その評価基準がばらつくことが容易に予想できます．この技の差が，治療成績に直結することも私たちは知っていますし，この差を埋めるべくセラピストたちは技術研修会などで勉強を続けています．

　関節拘縮に対する運動療法を考える際には，関節機能解剖を基礎に，不動ならびに炎症後の組織修復過程との兼ね合いの中で，病態を考察することが必要です．そのための重要な情報が，マクロ解剖所見とバイオメカニクス的研究であり，歴史的にそれらを総合して運動療法の技術論が語られてきました．このような背景の中，超音波画像診断装置（以下エコー）の進歩は，セラピストが治療対象とする組織を観ることを可能にし，その結果，関節拘縮を可視化できる可能性が出てきました．加えて，運動に伴う組織動態もリアルタイムに観察でき，使い方によっては可動域制限の原因を同定することも可能です．このように，生きた人間の関節動態を「観る」ことにより，今までの運動療法技術はさらに改良され進歩すると思われます．そして今後は，関節を動かした際の組織動態を科学する「運動器超音波機能解剖」がセラピストの技術を裏づける理論として注目を浴びることになるでしょう．

　関節拘縮治療に携わるセラピストに向けて本書を刊行するにあたり，最もこだわった点が超音波動態をどう読者に提供するかという点です．書籍の枠組みの中で関節動態を表現するには，動画を分割画像として見せる意外に方法はなく，動画がもつ表現力やニュアンスを伝えるにはどうしても限界があります．そこで，WEBサイトを有効利用した書籍スタイルとすることで，実際の関節動態をスマートフォンやタブレットで簡単に，しかも鮮明な動画として提供することを可能としました．本文を読み，分割写真で

各組織の位置や動きの特徴を踏まえた上で動画を見る．こうした過程を繰り返すことで，格段に超音波機能解剖を理解することができるでしょう．このような関節運動の可視化は，日々の臨床で行っている技術を一歩前へと進化させ，さらに精度の高い技術へと進化させることが期待されます．セラピストの技術が洗練され，さらに高みを極めることによる恩恵は，すべて患者さんに還元されます．関節拘縮に苦しめられている患者さんを一日でも早く，少しでも効果的に治すために，エコー観察が日常診療の中で当たり前となる日はそれほど遠くないと信じています．

　運動器リハビリテーションの今後の発展を考えると，エコーは欠くことのできない評価ツールとしてその存在感を急速に増してくると思います．そのためのきっかけとして本書がお役に立てば幸いです．

　最後に，本書の企画から出版にいたるまで献身的にサポートいただきました文光堂の中村氏，監修の労をお取りいただきました名古屋スポーツクリニック院長の杉本先生に深く感謝いたします．

2015 年 4 月

中部学院大学　林　典雄

目次 | 運動療法のための 運動器超音波機能解剖 拘縮治療との接点

I 総論　関節拘縮を超音波で観るとは？ … 1
- （1）超音波画像を観る上での用語と画像表示のきまり … 2
- （2）関節拘縮の基本概念 … 2
- （3）目的とする組織は超音波ではどのように見える？ … 6

II 各関節の超音波観察と拘縮との関連 … 13

I 肩関節 … 14
1. 烏口上腕靱帯の超音波観察と拘縮との関連 … 14
2. 棘下筋の超音波観察と拘縮との関連 … 21
3. 棘下筋下の脂肪組織の超音波観察と拘縮との関連 … 27
4. 烏口肩峰靱帯の超音波観察と拘縮との関連 … 32
5. 大円筋ならびに広背筋の超音波観察と拘縮との関連 … 40
6. 小円筋の超音波観察と拘縮との関連 … 46

II 肘関節 … 52
1. 上腕筋の超音波観察と拘縮との関連 … 52
2. 上腕三頭筋の超音波観察と拘縮との関連 … 59
3. 長橈側手根伸筋の超音波観察と拘縮との関連 … 66
4. 肘関節後方脂肪体の超音波観察と拘縮との関連 … 71

III 前腕，手 … 76
1. 回内運動における橈骨輪状靱帯の超音波観察と拘縮との関連 … 76
2. 回外運動における前腕骨間膜の超音波観察と拘縮との関連 … 81
3. 回外運動における尺骨頭の超音波観察と拘縮との関連 … 87
4. 月状骨と舟状骨の超音波観察と拘縮との関連 … 93
5. MP関節側副靱帯の超音波観察と拘縮との関連 … 100

Ⅳ　股関節 …………………………………………………………… 104
1　腸腰筋，恥骨筋の超音波観察と拘縮との関連 ………………… 104
2　腸脛靱帯関連組織の超音波観察と拘縮との関連 ……………… 110

Ⅴ　膝関節 …………………………………………………………… 115
1　膝蓋上包周辺組織の超音波観察と拘縮との関連 ……………… 115
2　内側膝蓋支帯の超音波観察と拘縮との関連 …………………… 124
3　外側膝蓋支帯の超音波観察と拘縮との関連 …………………… 129
4　膝蓋下脂肪体の超音波観察と拘縮との関連 …………………… 136

Ⅵ　足関節 …………………………………………………………… 143
1　アキレス腱深部の超音波観察と拘縮との関連 ………………… 143
2　長母趾屈筋の超音波観察と拘縮との関連 ……………………… 151
3　脛腓靱帯結合ならびに下腿骨間膜の超音波観察と拘縮との関連 … 158
4　距腿関節前方組織の超音波観察と拘縮との関連 ……………… 163

Ⅲ　超音波診断装置を用いた組織弾性の計測 ……………… 171
（1）理学療法の中での「硬さ」の評価意義とエラストグラフィ ……… 172
（2）組織弾性の計測と拘縮との関連 ………………………………… 174

文　　献 …………………………………………………………………… 182
索　　引 …………………………………………………………………… 187

**運動療法のための
運動器超音波機能解剖　拘縮治療との接点**

動画ウェブサイトのご案内

　本書に掲載した症例などの動画を専用ウェブサイトに掲載しています．ぜひご覧ください．関連動画のある項目については，各項目内に ▶ マークを付して示しています．

　動画閲覧には会員登録が必要です．弊社ホームページ https://www.bunkodo.co.jp/ にアクセスいただき，会員登録の上，ご利用ください．

　なお会員登録は無料ですが，動画閲覧にかかる通信料は利用者のご負担になります．

総 論
関節拘縮を超音波で観るとは？

1 超音波画像を観る上での用語と画像表示の決まり

◨ 超音波画像診断装置で得られる画像とは

　通常20～20,000Hzの音域が人が聞き取れる範囲とされている[2,5]．この周波数より高いものを超音波という．コウモリなどは自ら超音波を発信・受信することで，暗闇の中で障害物を避けたり，会話をしたりしている[2]．超音波診断装置は，この超音波を送受信するプローブ（探触子）から生体内に送信し，各組織で反射し戻ってくるエコー信号を受信し画像表示するものである．ここで得られる画像は，組織透過性の違いにより，異なる輝度を呈する．その輝度の違いは画像の濃淡として描出され，それぞれ低エコー域，高エコー域，無エコー域に分けられる．腕橈関節の超音波画像（図1）を見ながら，輝度の違いと組織との関係を解説する．

- 低エコー域

　超音波が比較的透過しやすい組織では，反射するエコー信号が少ないため画像としては黒く描出される．筋肉，硝子軟骨などは水分を多く含んでおり，組織全体が低エコーに表示される．

- 高エコー域

　骨は超音波を強く反射し，明瞭な骨縁が高エコーに表示される．また，筋線維を取り巻いている筋周膜や関節包，半月板などの線維軟骨も高エコーに描出される．

- 無エコー域

　超音波が骨によりすべて反射され，骨の下層へ伝搬されない場合には，骨の深部領域が黒く表示され無エコー域となる．

◩ 長軸走査と短軸走査

　観察したい組織が筋肉の場合，その筋肉の走行に沿って平行に観察する方法を長軸走査と呼び，その画像を長軸画像という．また筋肉の走行に対し直角に観察する方法を短軸走査と呼び，その画像を短軸画像という．このように目的とする組織を2方向から観察することで，観察組織の立体的なイメージを把握する．例えば，大腿の中央で大腿四頭筋を観てみると（図2），短軸画像では中央に向かう筋内腱を伴った大腿直筋の深部に，中間広筋，さらに深部に丸い大腿骨が観察される（図2a）．ここで，プローブを90°回転させ，同部の長軸画像を表示すると，大腿直筋，中間広筋，大腿骨の3層構造が観察される．筋肉では線維配列パターン（fibrillar pattern）が明瞭に観察される．大腿直筋と中間広筋とを分ける筋膜部をよく観ると，薄い線維膜が2層重なっているのがわかる（図2b）．

◪ 表示方法（ラベリング）

　画像表示には決まりがある．一般的には被験者を背臥位とした上で，水平断面の場合には，断面を下から眺めた画像表示とし，矢状断面では，断面を右から眺めた画像表示とする．例えば，右の大腿を前方から走査した場合の短軸画像では，左を外側，右を内側で表示する．長軸画像の場合には，左を近位，右を遠位として表示する．日本整形外科超音波学会より，「整形外科領域医用超音波断層像の表示方法」が公示されているので，原則はこれに従う．

2 関節拘縮の基本概念

　拘縮とは，「他動的に関節可動域が制限された状態」を意味するものであり，治すべき組織は示されていない．日常診療で当たり前に行っている「拘縮の改善」のための運動療法は，何が（皮膚，筋肉，靱帯，関節包，脂肪体など）どのように（伸びない？，滑らない？）制限しているのかを確実に評価し，その病態にあった運動療法技術を選択することがきわめて大切である．そのための最も必要な知識が関節機能解剖学である．例えば膝関節が屈曲するためには，どのようなメカニズムが存在し，どのような組織が関与するのかを踏まえた上で，関連組織を評価する必要がある．

　関節拘縮が何故生じるのか？「不動に伴い…」「組織修復に伴う…」云々，難しいことはさておき，拘縮は，伸びるべき組織が伸びないという「伸張障害」と，運動に伴う組織間の滑りが癒着してしまう「滑走障害」とでほぼ説明可能である．例えば，肘関節を屈曲する場合，上腕三頭筋は屈曲に伴っ

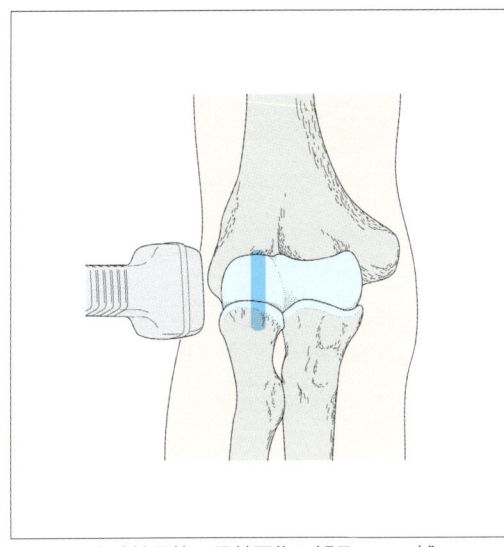
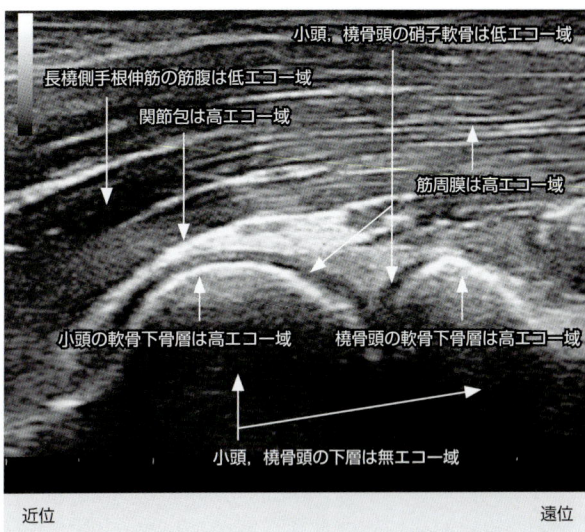

[図1] 右腕橈関節の長軸画像に観るエコー域

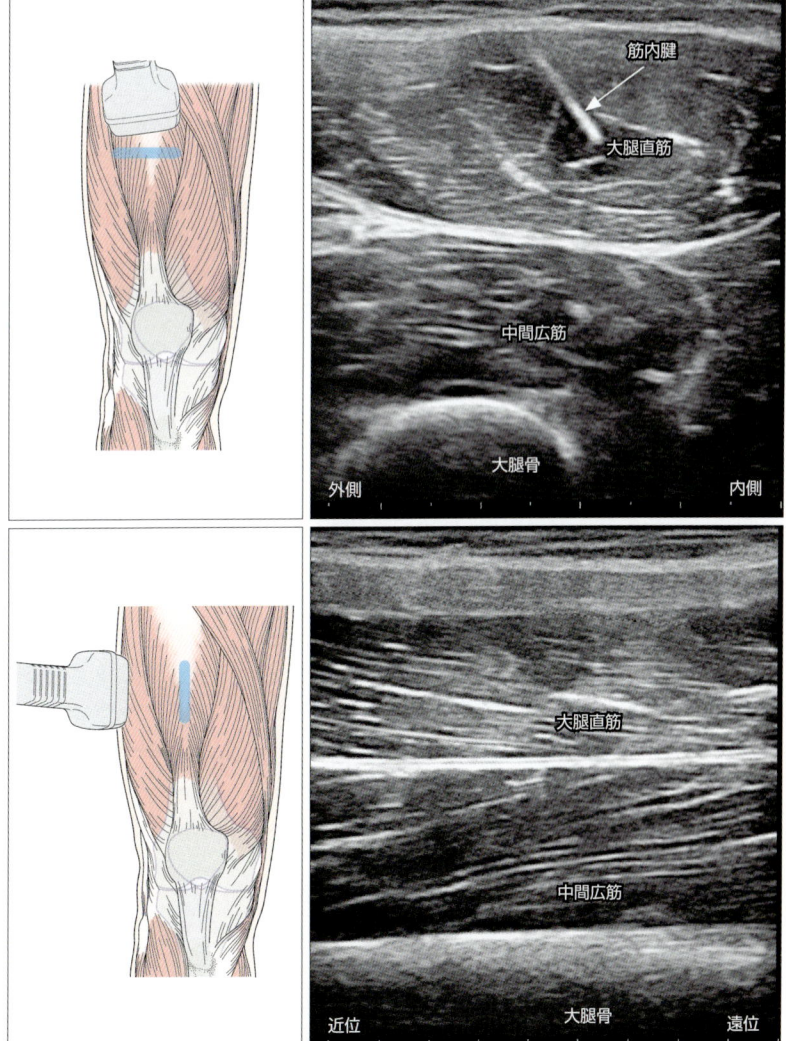

[図2] 大腿中央で観る大腿四頭筋の短軸画像と長軸画像
a：右大腿中央の短軸画像
b：右大腿中央の長軸画像

1　超音波画像を観る上での用語と画像表示の決まり　●　3

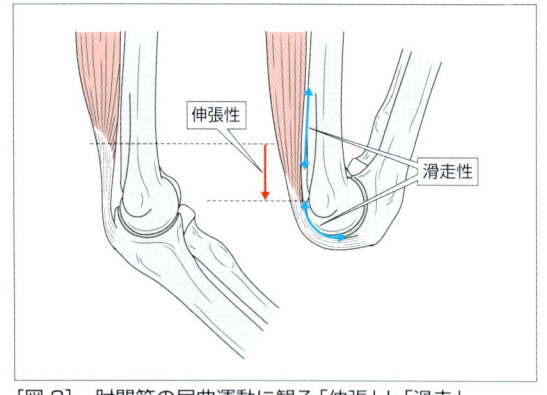
[図3] 肘関節の屈曲運動に観る「伸張」と「滑走」

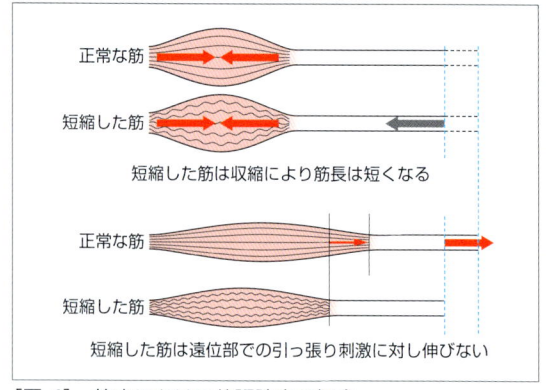
[図4] 筋肉における伸張障害の概念

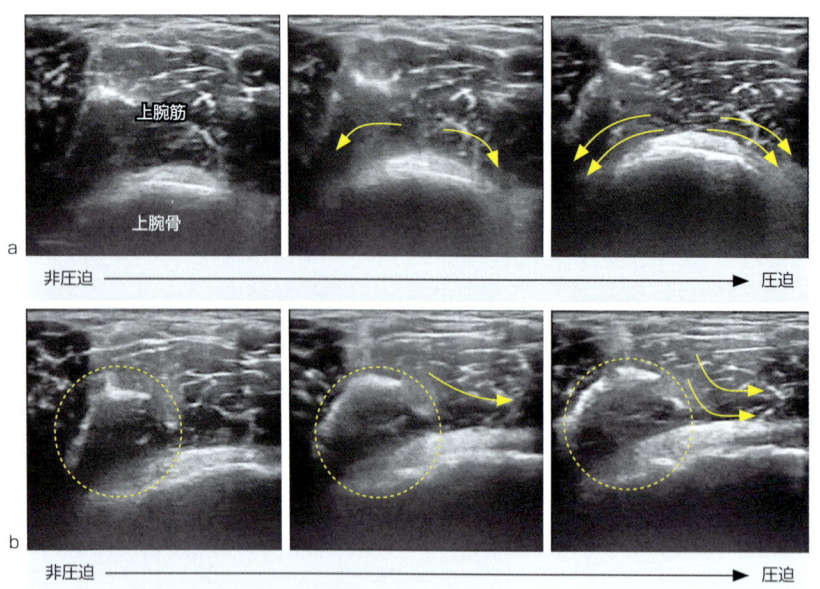

[図5] 超音波による圧迫動態で筋の部分的な硬さを観る
比較しやすいように内・外側を同様に表示してある.
a：健側上腕筋の短軸での圧迫動態
b：患側上腕筋の短軸での圧迫動態（丸破線部分に注目）

て伸張する必要があると同時に，筋の深部と骨との間では，伸張とともに組織間で滑走が生じている．また，上腕三頭筋腱自体は伸張しないが，腱とその下層との間ではやはり腱が移動することに伴う組織間の滑走が生じている（図3）．逆に，これら伸張と滑走が制限されなければ，関節可動域制限は生じない．つまり，関節拘縮に対する運動療法は，この2つの障害を，各関節によって異なる解剖学，特殊な機能解剖学を踏まえた上で考察すれば，その技術は必然的に決まってくると考えている．

短縮した筋は，伸張すると可動域の途中で筋が突っ張り，静的緊張が高まる．この際，腱の長さは変わらないため，必要な長さを供給する組織は，ほぼ筋腹と考えてよい（図4）．筋の長さは筋節（サルコメア）の数に依存する．つまり，筋の伸張性

が改善するということは，サルコメアの再生に伴った変化が必要であり，その改善には一定の期間が必要である．また，同じ筋肉内の一部分が線維化した症例を超音波で観察する場合には，対象となる筋をある程度伸張した肢位におき，その圧迫動態を観察するとよい．正常な筋肉は，圧迫に伴い容易に形態がつぶれ，両側に広がる様子が観察できるが（図5a），部分的な線維化が存在する部分には，筋肉の中の一部分が圧迫に抗して形態を維持する様子が観察できる（図5b）．このような観察を通して，伸張すべき箇所を抽出することができる（動画①，②）．

MP関節の側副靱帯などは，伸展位と屈曲位で中手骨頭との接触位置が異なるため，その長さに違いがみられる．屈曲位に比べ伸展位でその距離が短縮するため，長期の伸展位固定により，MP

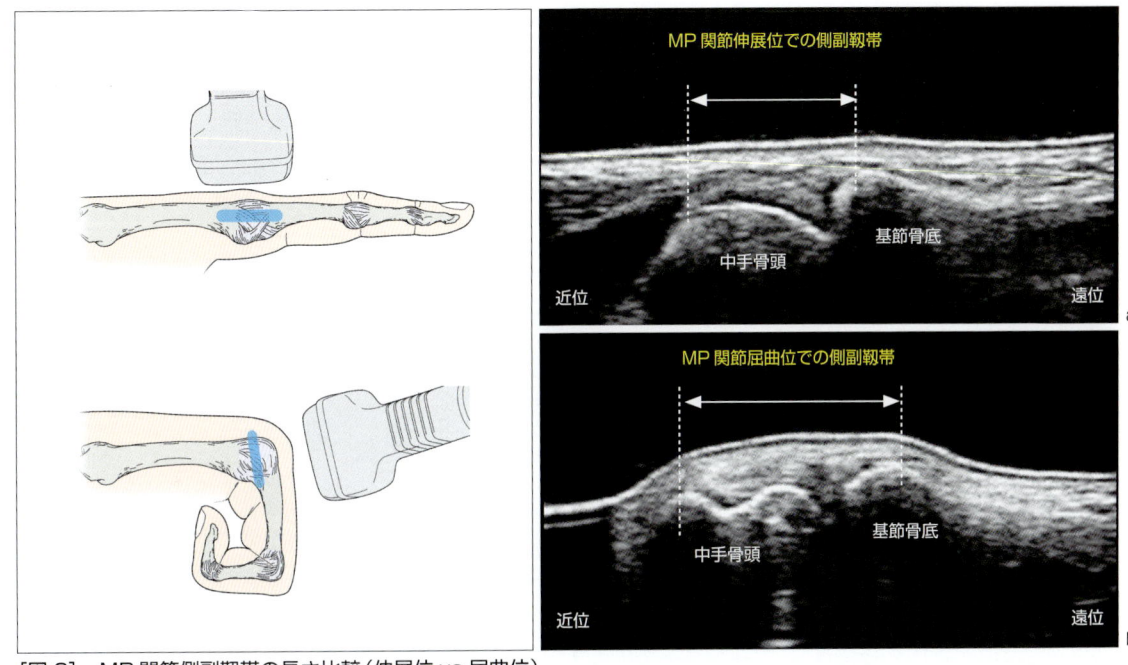

[図6] MP関節側副靱帯の長さ比較（伸展位 vs 屈曲位）

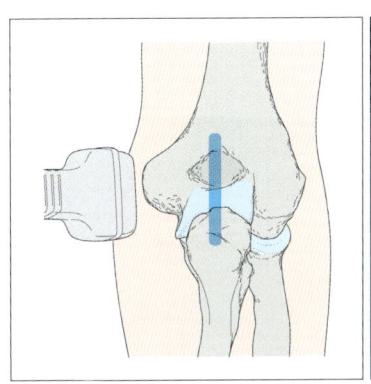
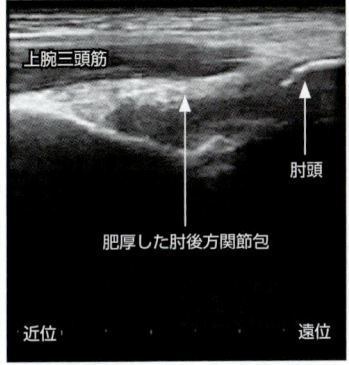
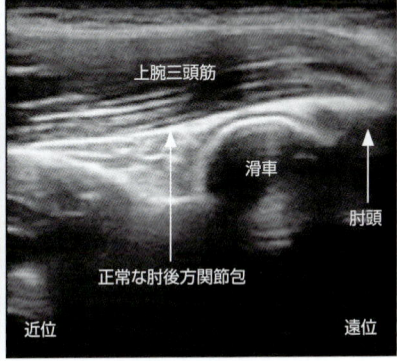

[図7] 右肘後方関節包の肥厚を観る

関節の屈曲制限が出現する．コレス骨折などのギプス固定で，手掌部のギプス位置が問題となるのはこのためである（図6）．靱帯の短縮はすなわち関節性拘縮であり，その改善には難渋する．靱帯，関節包などの関節構成組織の伸張障害を超音波画像で観るには，組織の厚さ（肥厚）を計測したり（図7），正常な関節における長さパターン（length pattern）を知った上で，左右差を比較し考察すると良い．

癒着に伴う組織間の滑走障害は，各組織が層構造を形成する部位ではどこでも起こりうる．癒着は組織修復反応に伴って生じる現象であり，組織炎症の発生から，通常10日から2週間程度で始まってくる．これら修復反応と適切な関節運動と

の組み合わせが，損傷した組織のリモデリングに必要である反面，修復に伴う癒着が強固に形成されると，重篤な可動域制限となる．例えば，腱が他の組織（骨など）に癒着した場合を考えてみる．筋収縮に伴い短縮した筋肉は，同時に腱を近位へと引くことで運動が生じるが，腱が癒着している場合，収縮に伴う腱の移動が生じないため，結果として麻痺がないにもかかわらず自動運動が生じない．また，関節運動を他動的に加え，腱を末梢へと引っ張っても，腱は遠位へ移動しないため筋肉の伸張は得られず，結果として他動可動域が制限される（図8）．つまり，組織自体の伸張性は問題がなくとも，組織間癒着が存在すると，可動域が制限されるわけである．この場合の運動療法は，

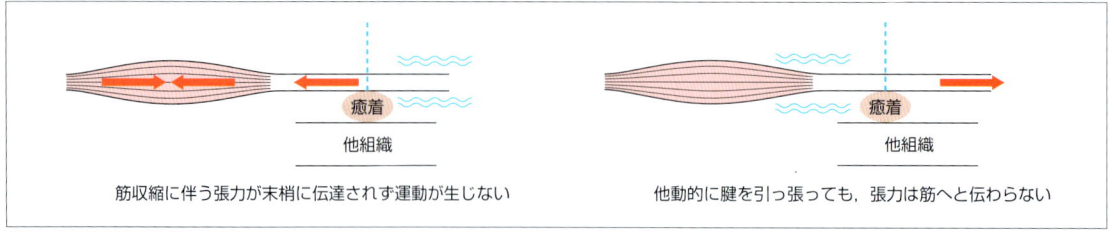

[図8] 組織間癒着の概念

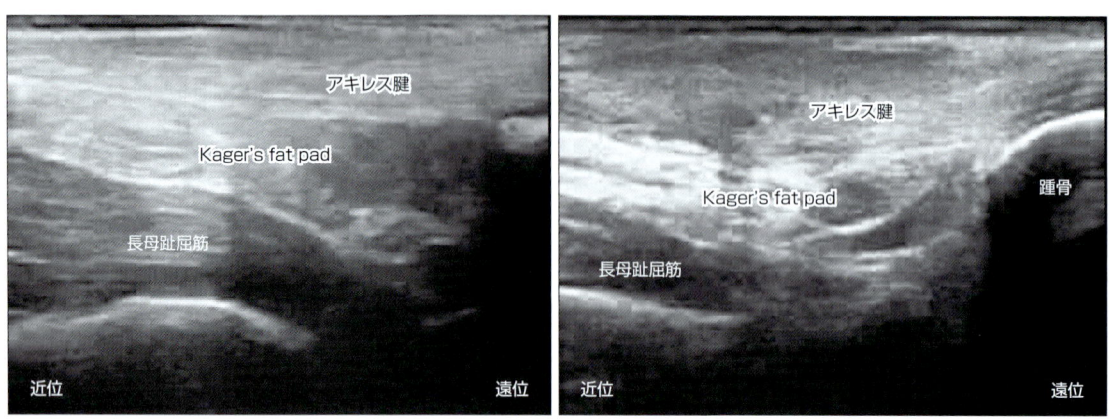

[図9] 正常なアキレス腱深部の3層構造と癒着像
正常なアキレス腱の深部を長軸観察すると,表層よりアキレス腱,Kager's fat pad,長母趾屈筋の明瞭な3層構造が観察できる(左).
アキレス腱断裂患者では,組織間の癒着により3層構造の境界がきわめて不明瞭となる(右).

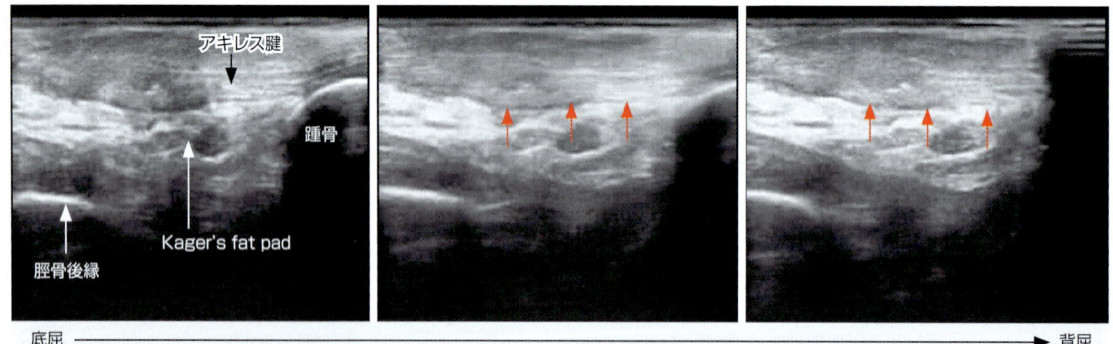

[図10] アキレス腱断裂例の背底屈動態
アキレス腱断裂患者の足関節の背底屈運動時の動態を観察すると,背屈,底屈とともにアキレス腱とKager's fat pad が一体として動き(矢印部),両者間に癒着があることがわかる.

組織を伸ばすことではなく,組織間の癒着を剝離することが重要な技術となる.このような,組織間癒着を超音波で観るには,重なり合う組織の明瞭な層構造が癒着に伴い乱れてくる所見(図9)や,運動に伴う組織動態の観察(動画③)から,相互の滑りの状態を確認することが大切である(図10).

3 目的とする組織は超音波ではどのように見える？

1 骨

骨は超音波をほぼ反射してしまうために,画像上は高エコーのラインとして表示される.超音波が骨を透過しないためその内部の状態を見ることはできず,骨折線の把握や転位の把握には有効な

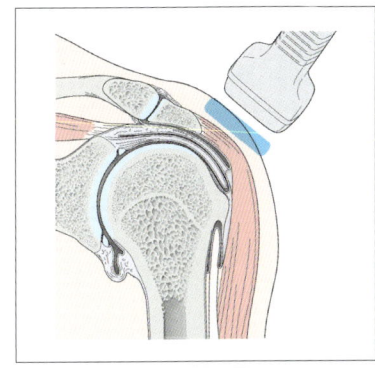
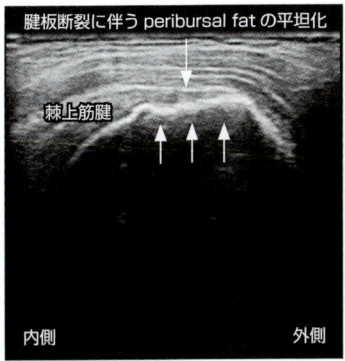
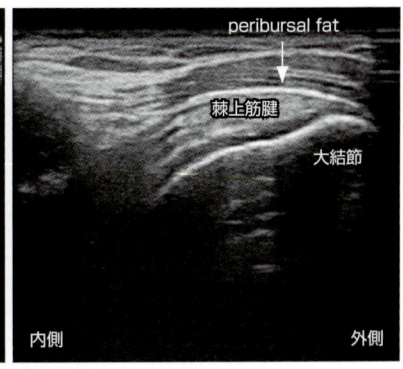

[図11] 超音波で観る骨
中央：腱板断裂に伴う大結節の不整像，右：正常な大結節の骨縁

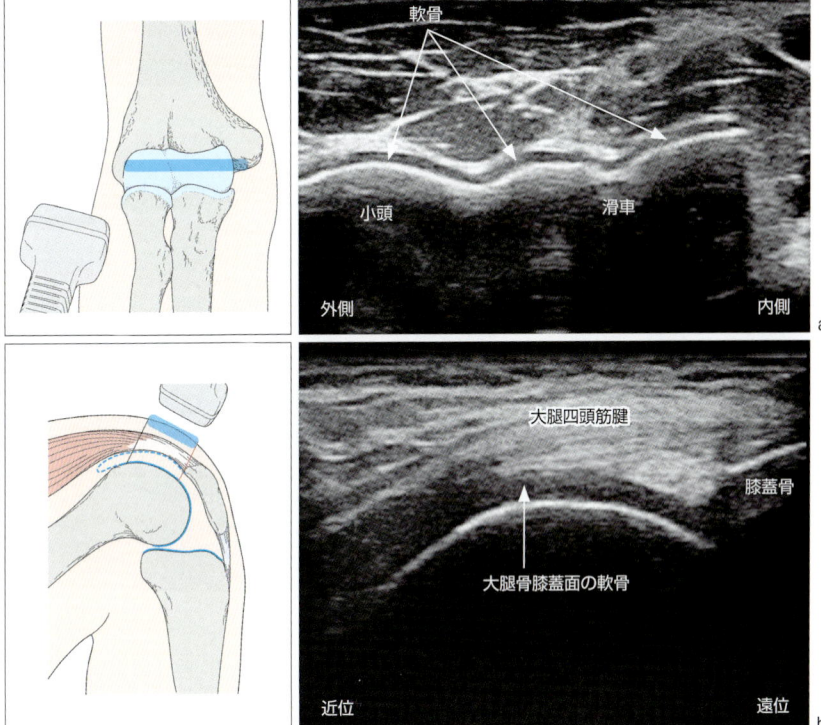

[図12] 超音波で観る軟骨
a：右肘関節前面の軟骨の短軸画像
b：大腿骨膝蓋面の軟骨の長軸画像

ツールとはいえない．しかしながら，X線では観察しにくい軽微な裂離骨折や不全骨折では，その状態を鋭敏に描出できるとする報告，肋軟骨骨折などでは血腫の存在を捉えることで，早期診断が可能とする報告がある．また，腱板の観察の際にランドマークとなる大結節の superior facet に不整像が認められる場合には，70％の例で腱板断裂があるとされている（図11）．

2 軟骨

軟骨は超音波の透過性が良く，骨端に一定幅を持った帯状の低エコー帯として観察される（図12）．離断性骨軟骨炎をはじめとする軟骨障害の描出に関する報告は非常に多い．

3 関節包

関節包は，軟骨の低エコー帯の表層に伸びる高エコーのラインとして表示される．例えば，腕橈関節中央の長軸画像から関節包を観察すると，橈骨窩から小頭を覆い橈骨頭へと至る様子がよくわかる．小頭より近位の関節包には上腕筋が，小頭より遠位の関節包には長橈側手根伸筋が接してい

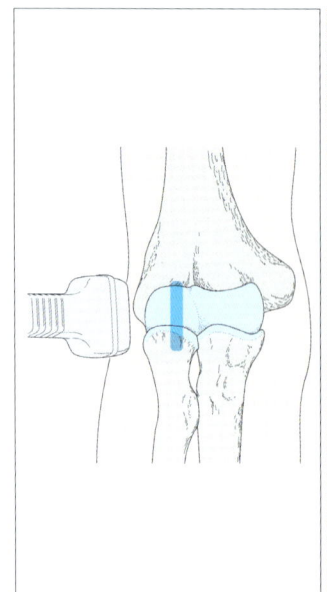
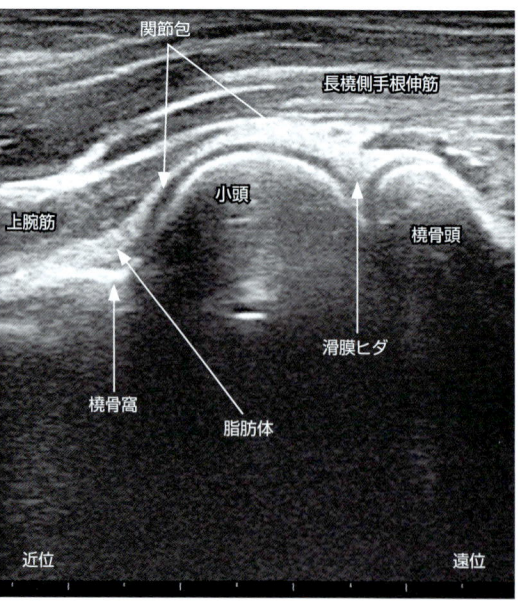

［図13］ 超音波で観る関節包（右腕橈関節の長軸画像）

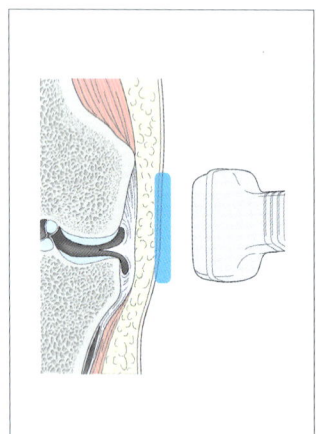
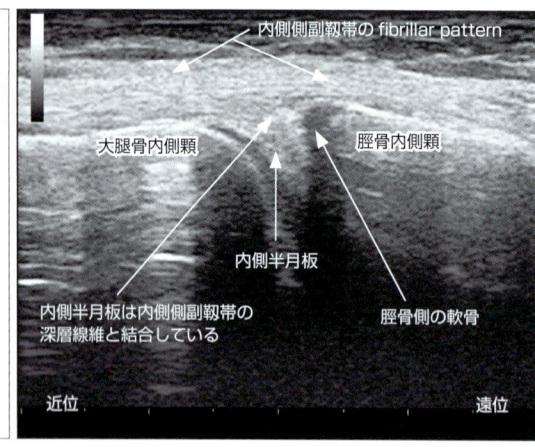

［図14］ 超音波で観る靱帯（左膝の内側側副靱帯）

るのがわかる．また，橈骨窩にあたる窪み部分には，そのスペースを埋めるように関節包の深部に脂肪体が存在する（図13）．

4 靱帯

靱帯は膠原線維の集まりであり，長軸画像において fibrillar pattern が観察できる（図14）．比較的高エコーに描出され，靱帯損傷があると靱帯の腫れとともに fibrillar pattern が乱れ，裂離した間隙には水腫・血腫に伴う低エコー域が観察される．

5 筋肉・腱

筋肉は超音波の透過性が良く，低エコーで描出される．筋線維の走行に沿ってプローブを合わせると，筋束を取り囲む筋周膜が高エコーに描出されるため，筋線維配列を明瞭に観ることができる．例えば，腓腹筋は典型的な半羽状筋構造を呈すること，また足の長母趾屈筋が羽状筋構造を持つことが容易に観察できる（図15）．

腱は高エコーに描出される．膠原線維が規則正しく配列した組織であるため，長軸画像では fibrillar pattern が観察できる（図16）．目的とする筋肉を短軸で観察し，低エコー域から高エコー域へと変化したところで長軸画像を作ると，筋腱移行部が観察できる．骨のランドマークと筋腱移行部との距離を計測することで，筋の伸張距離や腱の滑走距離を求めることができる．

[図15] 超音波で観る筋肉

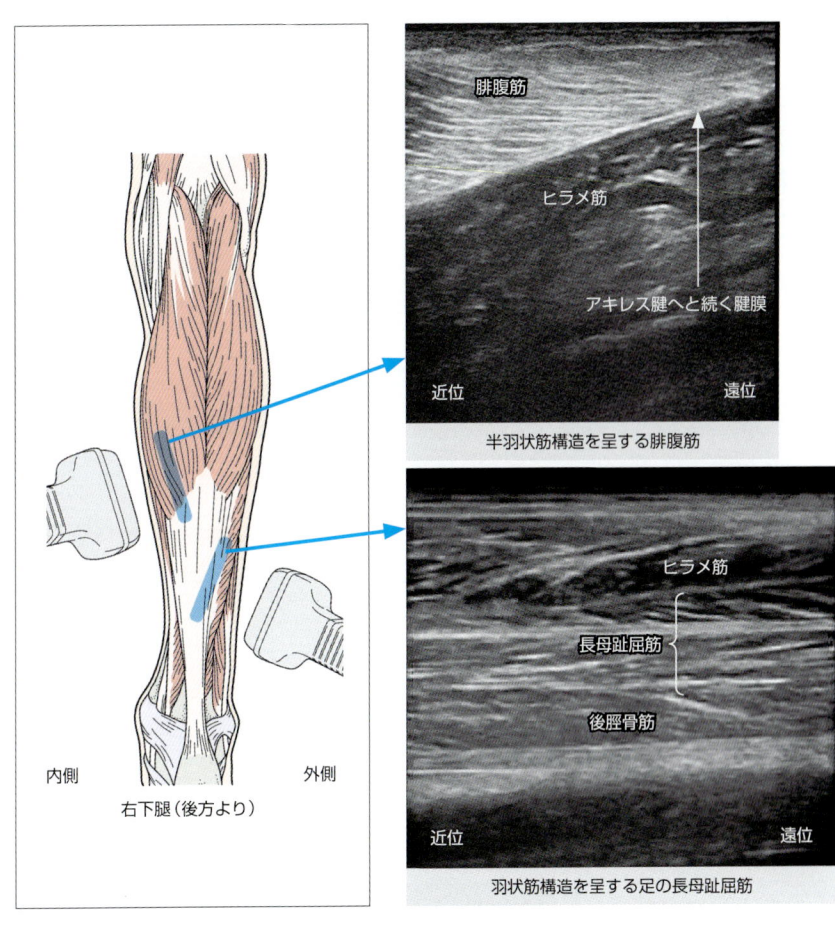

[図16] 超音波で観る腱

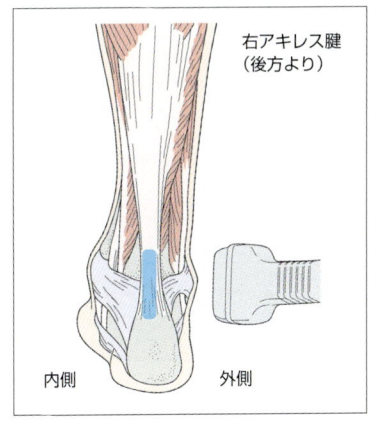
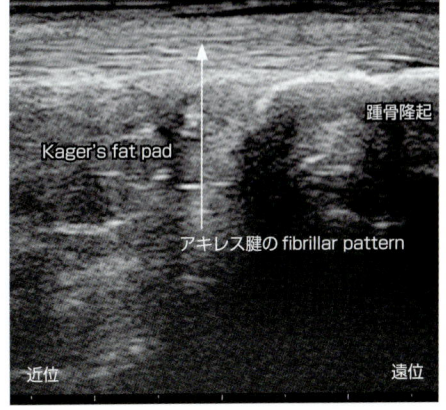

6 末梢神経

末梢神経は，神経線維束は低エコーに，神経線維束を包む神経周膜が高エコーに描出される．そのため短軸画像では，神経線維束1本ごとに高エコーの周膜が取り囲む像を呈し，あたかもぶどうの房のように見える．ぶどうの房様の短軸画像が得られたら，90°プローブを回転させ神経の長軸画像を作ると，神経線維の fibrillar pattern が観察できる(図17)．筋肉内を神経が貫通する部位(烏口腕筋，円回内筋，回外筋，尺側手根屈筋など)では，筋肉の低エコー領域の中に，神経を取り囲む脂肪組織を反映した高エコー域を目安に観察すると，比較的見つけやすい(図18)．

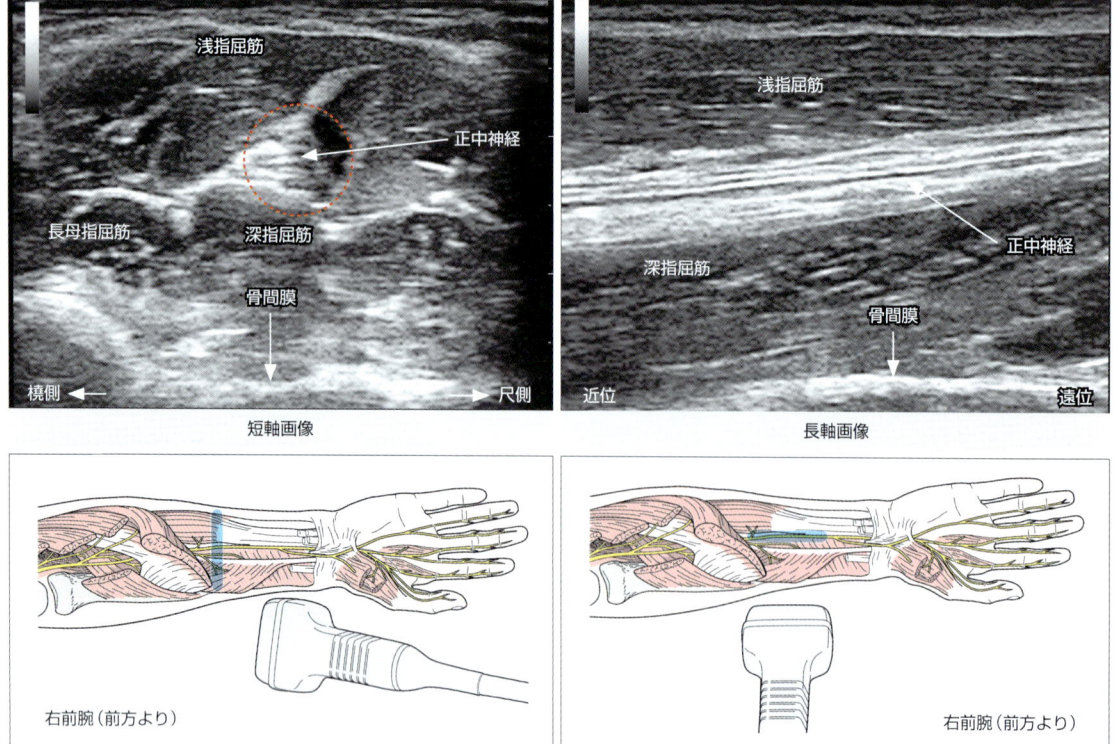

[図17] 超音波で観る神経（前腕遠位1/3レベルの正中神経）

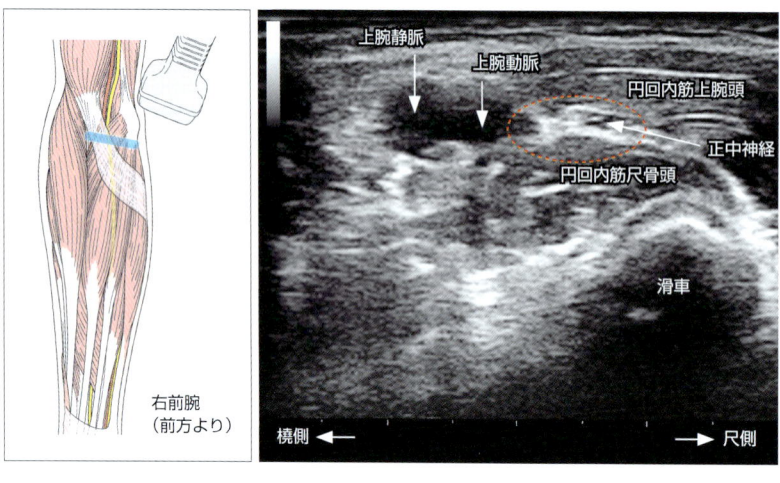

[図18] 筋肉内を貫通する神経（円回内筋を貫通する正中神経）

7 半月板・関節円板・関節唇

　半月板は比較的高エコーに描出される．内側半月板は通常のリニアプローブを用いて明瞭な画像が得られるが，外側半月板は骨の凹凸の影響を受け，リニアプローブでは不明瞭な画像となる．このような場合にはマイクロコンベックスプローブを用いると外側半月板を観察しやすい（図19）．

　関節円板は胸鎖関節，肩鎖関節，顎関節などに存在する．例えば胸鎖関節を前方から走査すると，鎖骨胸骨端と胸骨との間に関節円板が観察でき，鎖骨側と胸骨側を分離している様子が観察できる（図20）．

　関節唇は，肩甲骨関節窩を取り巻く線維軟骨であり，関節窩自体に「深さ」を形成し，骨頭の安定化に関与する．肩関節後方から小円筋の長軸に沿って走査すると，関節窩，関節唇，関節包，骨頭の関係が観察できる（図21）．

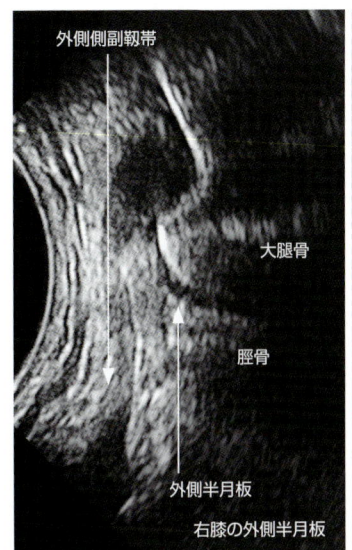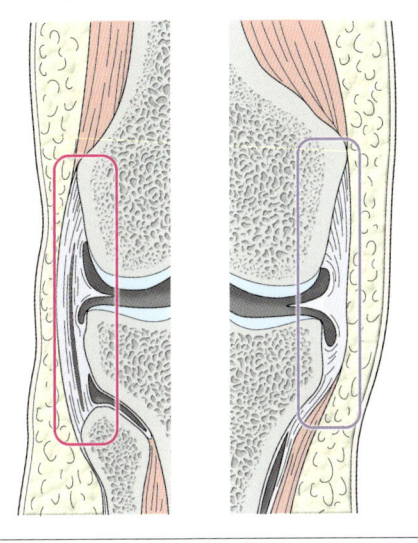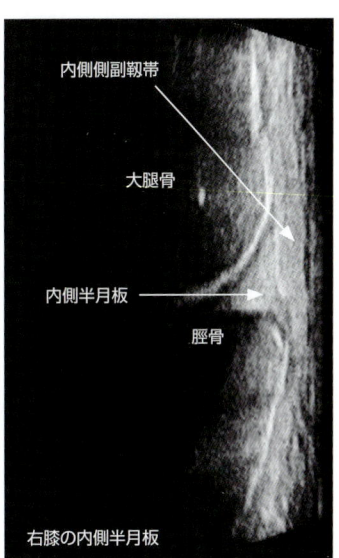

[図19]　超音波で観る半月板

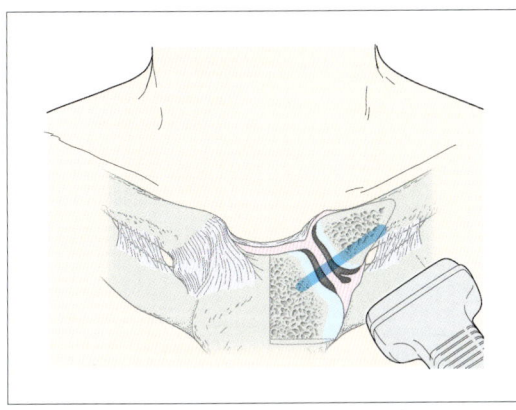

[図20]　超音波で観る関節円板（胸鎖関節）

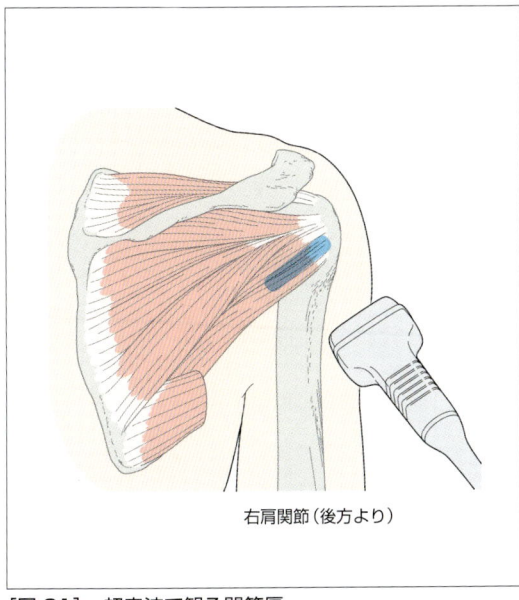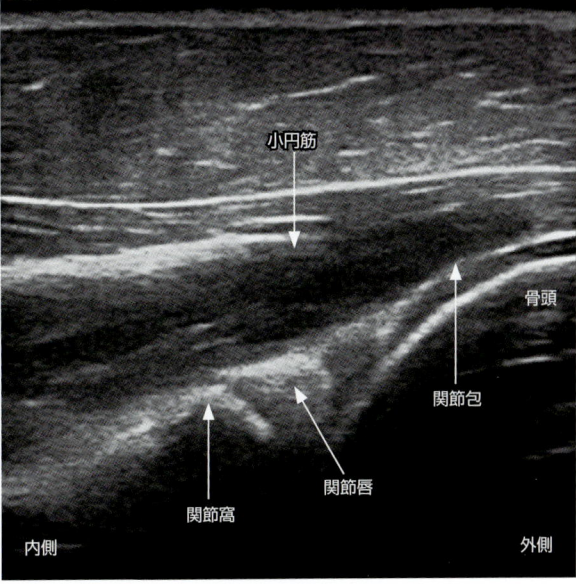

[図21]　超音波で観る関節唇

3　目的とする組織は超音波ではどのように見える？　●　11

II

各関節の超音波観察と拘縮との関連

I 肩関節

1 烏口上腕靱帯の超音波観察と拘縮との関連

- ▶ 烏口上腕靱帯は腱板疎部（棘上筋腱と肩甲下筋腱との間）にある組織であり，この靱帯の瘢痕化は肩関節拘縮の重要な要因の一つである．
- ▶ 烏口上腕靱帯は上腕二頭筋長頭腱の表層を覆っており，この構造を踏まえた上で超音波観察を行う．
- ▶ 烏口上腕靱帯の画像描出のコツは，上腕二頭筋長頭腱をランドマークにしながら，短軸画像と長軸画像とを適宜組み合わせるとよい．
- ▶ 烏口上腕靱帯における癒着は，外旋運動時の動態を長軸にて観察するとその病態をイメージしやすい．

1 烏口上腕靱帯の超音波観察の手順

1 烏口上腕靱帯を観察するために知っておくべき解剖学

烏口上腕靱帯は腱板疎部（棘上筋腱と肩甲下筋腱との間）を埋めるように存在する疎性結合組織である．「靱帯」と呼称されているが，いわゆる内側側副靱帯などの緻密性結合組織ではなく，膜様で弾力性，伸張性に富む一方で，瘢痕化により大きく物理特性が変化する．本靱帯は烏口突起の近くは同定できるが，大・小結節に近づくと関節包と一体化する．本稿ではこの部位を「Coraco-humeral ligament-Capsule complex；以下 CH lig-Capsule 複合体」と称する．棘上筋腱，肩甲下筋腱との間には上腕二頭筋長頭腱が走行しており，これら3つの腱の間隙を埋めるように表面から覆っているのが烏口上腕靱帯である．つまり，烏口上腕靱帯を超音波観察する上での重要なランドマークが，上腕二頭筋長頭腱となる（図1）．

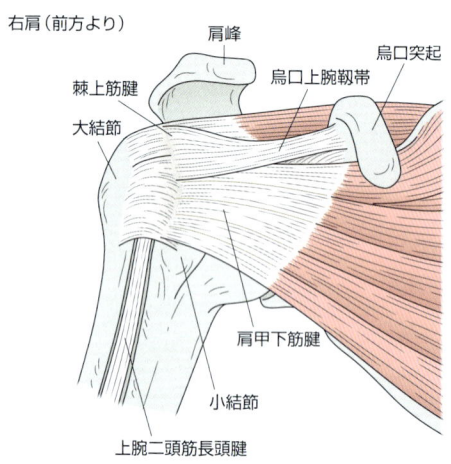

［図1］ 烏口上腕靱帯を観察する上で押さえておきたい解剖学

2 結節間溝部で上腕二頭筋長頭を正確に短軸観察する

上腕二頭筋長頭腱の短軸観察を結節間溝で行う際には，特に小結節の形状に留意して行うと，観察部位の把握がしやすい．結節間溝中央レベルの小結節の形状は台形をしており，ここから少しずつ近位へプローブをずらすと，その形状が三角形へと変化する．さらに近位へプローブを進めると，三角形の高さが徐々に減じていき，最終的に小結節は消失しなだらかな曲線となる（動画①）．この小結節の形状の変化に留意しながら，上腕二頭筋長頭腱が画面の中央に位置するようにプローブを微調整する（図2）．

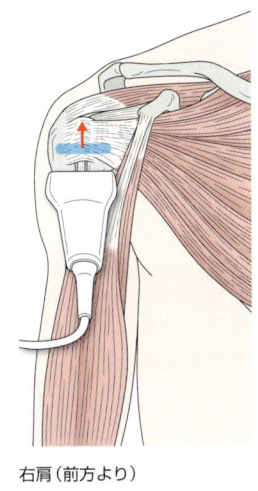
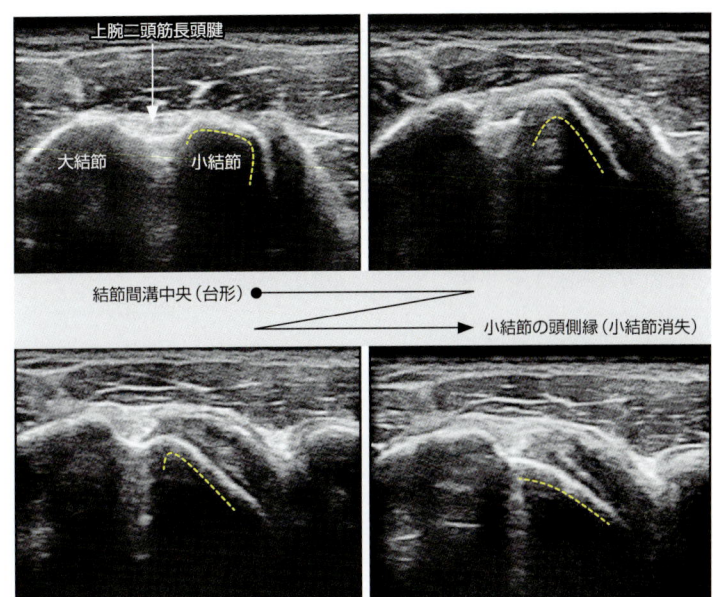

[図2] 結節間溝部での上腕二頭筋長頭腱の短軸観察

3 腱板疎部で上腕二頭筋長頭を正確に短軸観察する

　結節間溝を近位へと観察し，小結節の形状がなだらかな曲線になるまで上腕二頭筋長頭腱を短軸観察する．その後，プローブの外側を少し立てるように回転させながら，腱板疎部における上腕二頭筋長頭腱を短軸観察する．観察の際にはプローブの角度を調整し，常に上腕二頭筋長頭腱を高エコーに描出しつつ画面中央に位置させることがコツである．そのまま，ゆっくり内側へ走査すると，上腕二頭筋長頭腱の前方に肩甲下筋腱，後方に棘上筋腱が観察できる(動画②)．棘上筋と肩甲下筋腱の間隙を埋めながら，上腕二頭筋長頭腱の上方を覆うように位置する CH lig-Capsule 複合体が観察できる(図3)．

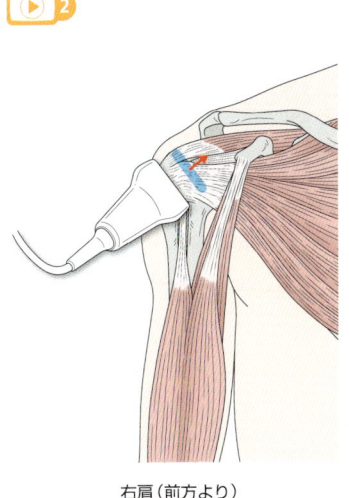
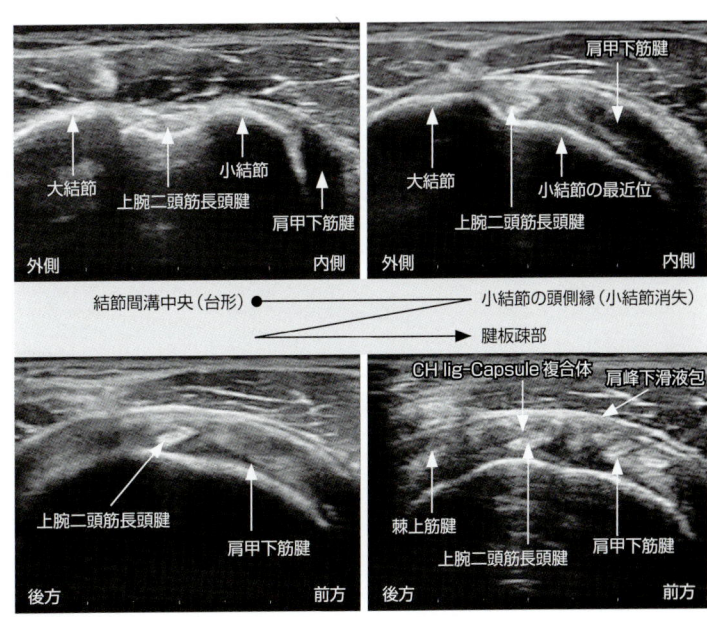

[図3] 腱板疎部での上腕二頭筋長頭腱の短軸観察

4 　上腕二頭筋長頭腱をガイドに烏口上腕靱帯を長軸観察する

　腱板疎部で上腕二頭筋長頭腱を短軸走査で確認できたら，上腕二頭筋長頭腱が画面の中央にくるように微調整し，その後徐々にプローブを約90°回転させる．プローブの回転に伴って，上腕二頭筋長頭腱の高エコー像が画面上左右に広がるので，これをガイドにして上腕二頭筋長頭腱の長軸画像を描出すると，長頭腱の表層に位置する烏口上腕靱帯が観察できる（動画③）．この際，画面の端に烏口突起を入れるようにプローブを走査すると，烏口突起の基部から伸びる烏口上腕靱帯の全体像がわかりやすい（図4）．

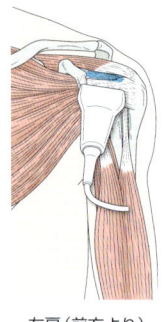
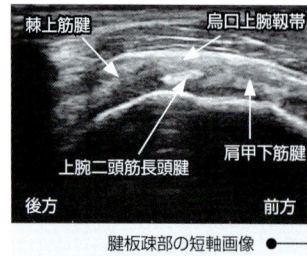
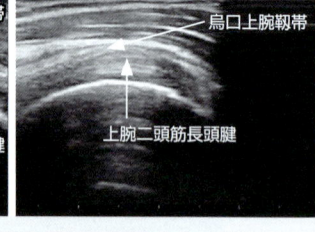
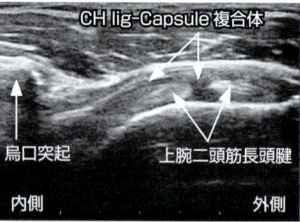

[図4］　上腕二頭筋長頭腱をガイドに烏口上腕靱帯を長軸観察

5 　肩関節外旋運動時の烏口上腕靱帯を長軸観察する

　上腕二頭筋長頭腱をガイドとして烏口上腕靱帯の長軸画像が描出できたら，そのままプローブを固定し，肩関節外旋運動時の烏口上腕靱帯を観察する（動画④）．肩関節外旋運動に伴って烏口突起の基部から伸びる烏口上腕靱帯がなめらかに伸張する様子が観察できるとともに，外旋最終域では緊張し運動を制動するのが確認できる（図5）．

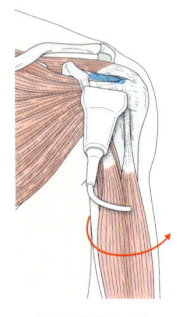
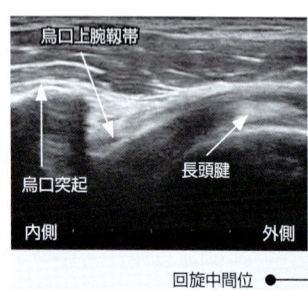
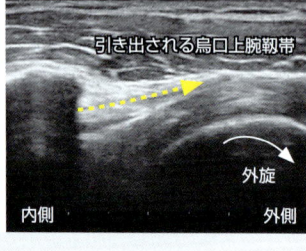
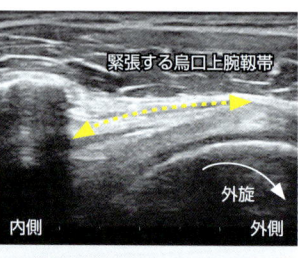

[図5］　肩関節外旋運動時の烏口上腕靱帯の動態観察

2 拘縮治療のための機能解剖学

1 烏口上腕靱帯の機能解剖と同部の癒着病態

　烏口上腕靱帯は烏口突起の基部から上腕二頭筋長頭腱を覆いながら大結節，小結節に向かう線維束である．骨模型を用いて関節運動に伴う烏口上腕靱帯の2点間距離の変化を検討してみると，肩関節屈曲では，前方部は弛緩し後方部が伸張する．逆に肩関節伸展では，後方部が弛緩し前方部が緊張する．肩関節外転では全体として弛緩し，内転では全体として緊張する．肩関節外旋では全体として緊張し，内旋では全体として弛緩する(図6)．Clark[2]らは烏口上腕靱帯の詳細な解剖所見について報告している．その中で，烏口上腕靱帯は肩甲下筋腱の深部に位置するとともに棘上筋腱に対しては，腱板自体を挟み込むように連結することを報告している．これらを総合して，烏口上腕靱帯の癒着病態をイメージすると，肩関節外旋時には靱帯自体の瘢痕化がそのまま可動域制限に直結すると共に，内転時では烏口上腕靱帯と棘上筋腱との癒着により，棘上筋の引き出し自体を面として制動することが窺える(図7)．また，肩関節伸展時には肩甲下筋腱の前下方への移動を制限し，屈曲時には大結節ならびに棘上筋腱の後方移動を面として制動することがわかる(図8)．このように烏口上腕靱帯の癒着症例では，一方向だけの制限ではなく多方向性に可動域が制限されるため，立体的な癒着イメージを持って可動域訓練を実施する必要がある．

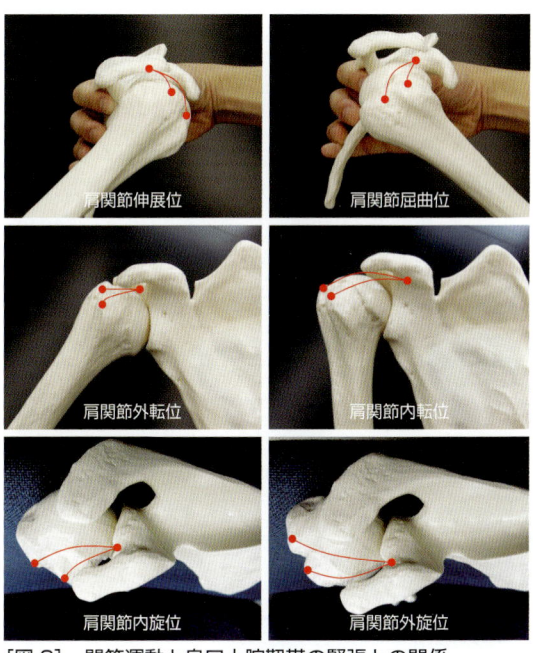

[図6] 関節運動と烏口上腕靱帯の緊張との関係

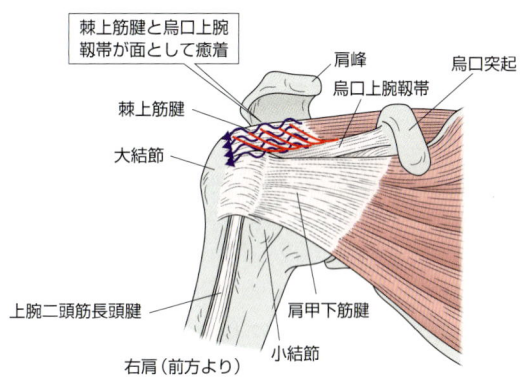

[図7] 前額面における癒着のイメージ

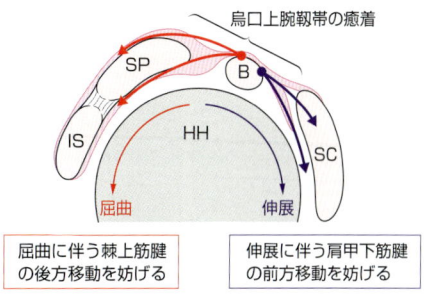

[図8] 矢状面における癒着のイメージ
SP：棘上筋，IS：棘下筋，B：上腕二頭筋長頭腱，SC：肩甲下筋

2 腱板疎部ならびに烏口上腕靱帯の癒着を短軸画像で観察する

　上腕二頭筋長頭腱の短軸画像を画面の中央に置き，前方に肩甲下筋腱，後方に棘上筋腱を描出する．正常肩における短軸画像では，上腕二頭筋長頭腱はクリアな高エコー像として観察でき，その上方にやや低エコーの CH lig-Capsule 複合体が確認できる．このさらに上方には，肩峰下滑液包を取り囲む peribursal fat が高エコーラインとして観察できる．正常肩ではこのような層構造が明瞭に判別できるのに対して（図9a），上腕骨頚部骨折後の拘縮例（図9b）や肩関節周囲炎に伴う拘縮肩症例（図9c）では，上腕二頭筋長頭腱の周囲全体に雲がかかったような画像となり，上腕二頭筋長頭腱と周囲との境界が不明瞭となるばかりでなく，肩峰下滑液包との境界も判別困難となる．同時に前方の肩甲下筋腱や後方の棘上筋腱との境界も不明瞭となる．このように，烏口上腕靱帯全体に広がる癒着は，肩関節運動に伴う棘上筋腱ならびに肩甲下筋腱の動きを，いわゆる「面」として制動している様子が超音波画像を通して理解できる．

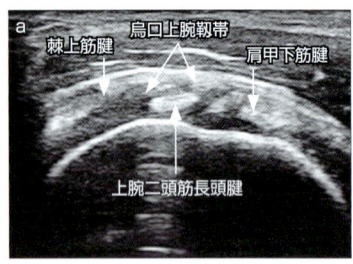 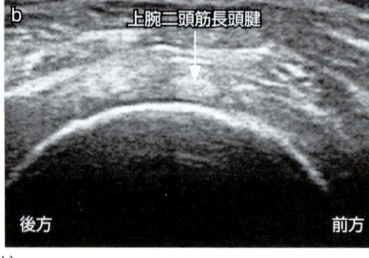 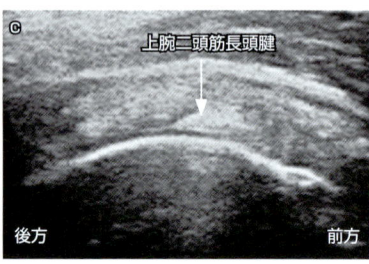

[図9] 烏口上腕靱帯の癒着画像（短軸）
a：正常肩における烏口上腕靱帯短軸像，b：上腕骨頚部骨折後拘縮例，c：肩関節周囲炎拘縮例

3 腱板疎部ならびに烏口上腕靱帯の癒着を長軸動画で観察する

　肩関節外旋運動時の烏口上腕靱帯動態を長軸観察すると，正常肩では外旋と共に引き出されてくる烏口上腕靱帯と，その表層に位置する肩峰下滑液包，深部に位置する上腕二頭筋長頭腱との境界が判別でき，外旋最終域で烏口上腕靱帯が緊張する様子が観察できる（図5）．一方，烏口上腕靱帯の癒着例（下垂位外旋可動域0°の拘縮肩）における外旋運動時の動態観察からは，烏口上腕靱帯の深部に位置する長頭腱，ならびに肩甲下筋腱の遠位滑走に対し，運動の途中で瘢痕組織がブレーキをかける様子を明瞭に観察できる（動画⑤）．またこの際に，烏口上腕靱帯に加わる緊張は肩峰下滑液包にも同期して伝わっており，これら組織が一塊となり癒着している様子が観察される（図10）．

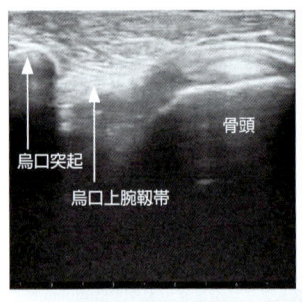 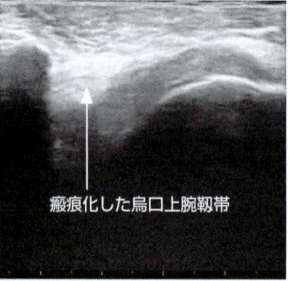 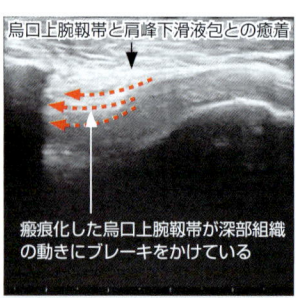

[図10] 烏口上腕靱帯癒着症例の長軸観察

3 超音波解剖・機能解剖所見を踏まえた運動療法技術

1 烏口上腕靱帯に対する前額面上での伸張・剝離操作

症例の肩関節を軽度外転位の状態で上腕骨に外旋を加え，烏口上腕靱帯に適度な緊張を与える（図11a①）．セラピストの一方の母指で患者の大結節を確実に捉え，大結節を外側へと引き出し（pull-out）ながら肩関節を内転させると，烏口上腕靱帯は長軸方向へと伸張される（図11a②）．最後に，患者の上腕骨を上外方へと押し込み，肩甲骨を上方回旋位とする（図11a③）．この操作により，肩峰は内方へ，骨頭は外方へと動くため，烏口上腕靱帯の癒着部位には剪断刺激が作用し，癒着剝離を進めることができる．この癒着剝離操作を超音波で観察すると，烏口上腕靱帯に作用する伸張刺激を視覚的に捉えることができる（動画⑥）．

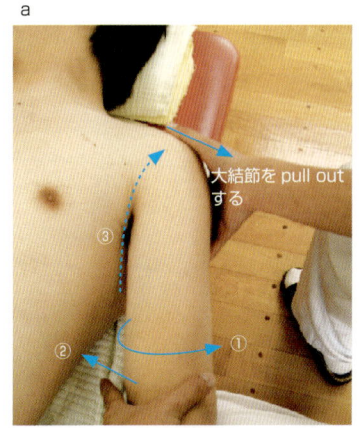

[図11] 烏口上腕靱帯に対する前額面上での伸張・剝離操作（a）と伸張・剝離操作時の超音波観察（b）

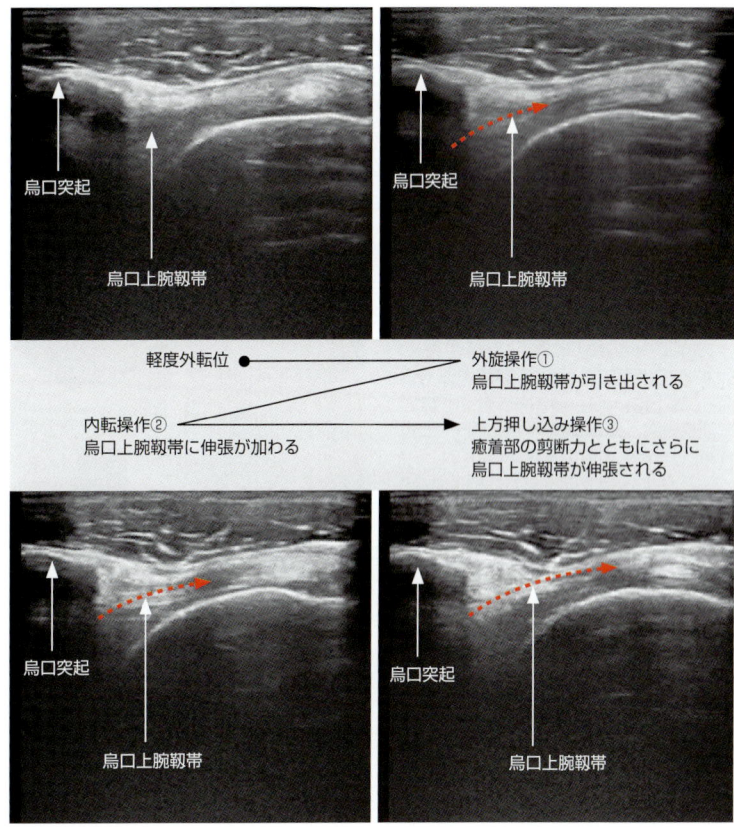

2　烏口上腕靱帯に対する矢状面上での伸張・剥離操作

　セラピストは，症例の肩関節を肩甲骨面90°外転位として上腕を把持する．セラピストの一方の中指の側腹を肩峰の外側縁に沿わせるように当て，これを骨頭の回転操作のガイドとする（図12b①）．その後，肩峰の外側縁に沿わせた中指をガイドに上腕骨頭を後方へと回転させる（図12b②〜④）．烏口上腕靱帯の癒着症例では，骨頭の後方回転の途中で急に抵抗感が高まり運動が制動される．この感覚と同期して肩峰下滑液包との癒着が引きつれる様子を，ガイドとして用いている中指で触診することができる．このような感触を感じると，症例は疼痛を訴えることが多い．癒着剥離に必要な刺激量は，触診を頼りにコントロールすることが大切である．技術が未熟なうちは骨頭を回転させているつもりでも，皮膚のみが伸張されていることが多いので，確実に上腕骨頭を回転させ，棘上筋腱を後方へと移動させることが癒着剥離のポイントである（動画⑦）．

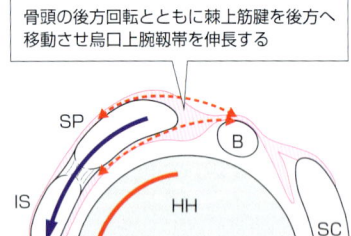

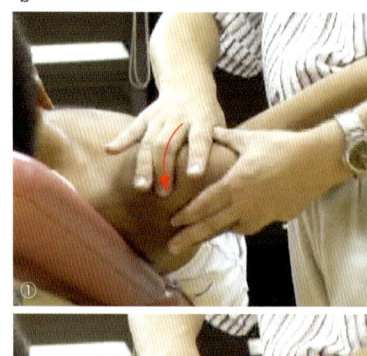 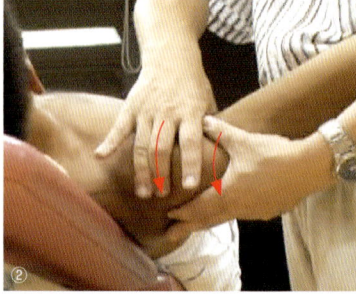
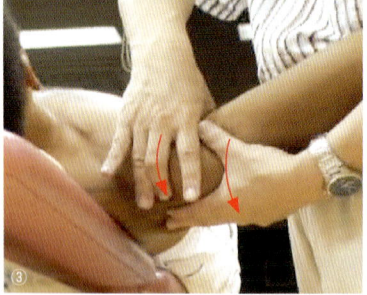 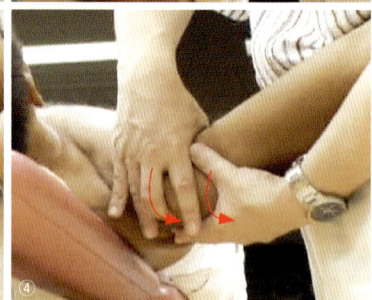

[図12]　矢状面上での伸張・剥離操作のイメージ（a）と烏口上腕靱帯に対する矢状面での伸張・剥離操作（b）
SP：棘上筋，JS：棘下筋，B：上腕二頭筋長頭腱，SC：肩甲下筋，HH：上腕骨頭

1 肩関節

2 棘下筋の超音波観察と拘縮との関連

- ▶ 後方腱板を上部，中部，下部とに分けると，上部は横走線維と斜走線維との2層構造，中部は斜走線維のみの単層構造，下部は小円筋のみの単層構造を呈している．
- ▶ 後方腱板上部の長軸走査をしながら肩関節を過伸展すると棘下筋は伸張される．
- ▶ 肩関節を過伸展後さらに内旋を加えると，棘下筋は骨頭の後方突出を受け入れながらさらに伸張される．
- ▶ 棘下筋の硬さは骨頭の obligate translation 発生の重要な要因の一つである．
- ▶ 棘下筋の硬さをチェックする方法としては，肩伸展内旋域の計測が有用である．

1 棘下筋の超音波観察の手順

1 棘下筋を観察するために知っておくべき後方腱板の短軸構造

　肩関節を支持する後方の腱板は，棘下筋と小円筋である．棘下筋は肩甲棘付近から伸びる棘下筋横走線維と棘下窩より伸びる棘下筋斜走線維とに分けられる．肩関節の後方でこれら腱板を短軸観察すると，最も上方に位置する部位は，棘下筋斜走線維の腱膜の上に棘下筋横走線維が重なる構造を呈しており[2,3]，超音波画像上明確な2層構造が観察できる．後方腱板の中部に位置する部分には，より下方に起始する棘下筋斜走線維が位置する．後方腱板の下部には小円筋が位置する．後方腱板中部，下部を超音波観察すると，どちらも単層構造を呈している（図1）．

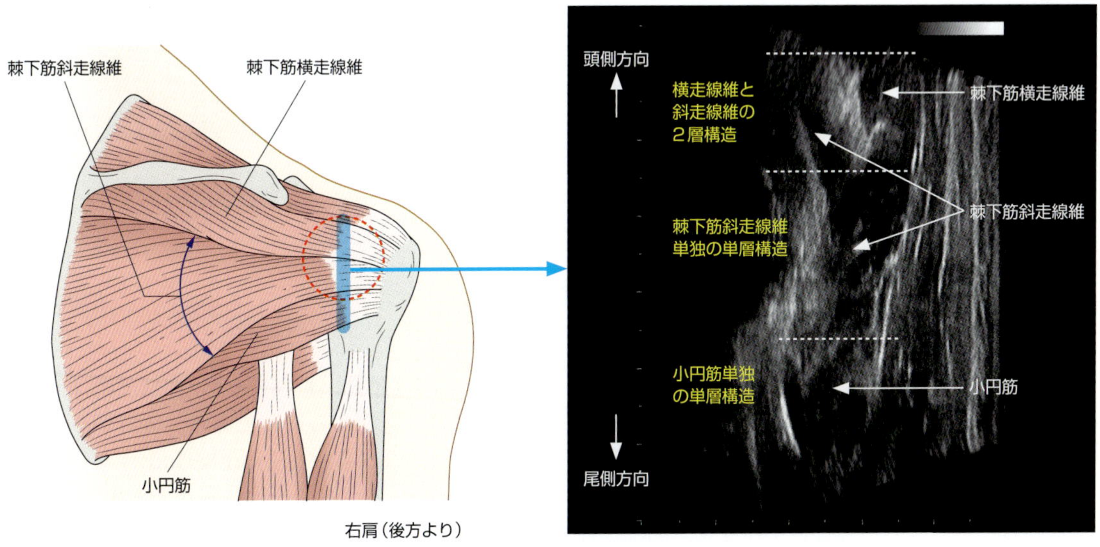

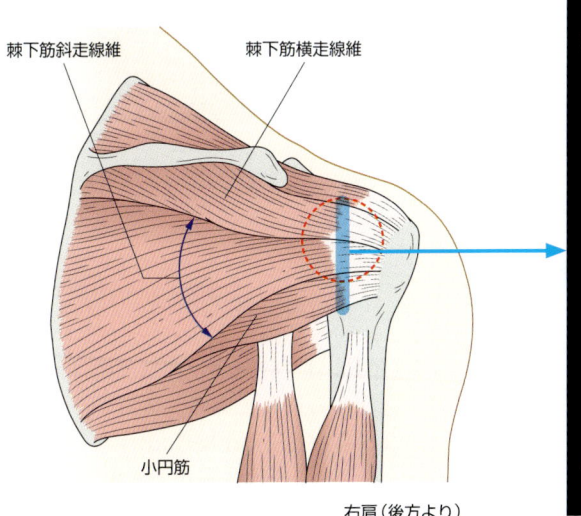

[図1] 後方腱板の短軸構造

2 後方腱板の上部，中部，下部を長軸観察する

先に観察した後方腱板の短軸画像から，上部，中部，下部それぞれの筋束を画面の中央に置き，プローブを筋走行に合わせるように回転すると，各3部位の長軸画像が描出できる．上方部を構成する腱板の長軸画像からは，棘下筋斜走線維の表層に広がる腱膜に横走線維が重なってくる様子が観察できる．この部分には棘下筋横走線維と棘下筋斜走線維の大部分とが集中してくることから，棘下筋全体の硬さをみる重要な部位であることが理解できる．中部，下部には，それぞれ棘下筋斜走線維の一部と小円筋とが，関節包と密着しながら走行する様子が観察できる．

また，3つの観察部位すべてで関節窩，関節唇，関節包，骨頭，腱板が明瞭に観察できる（図2）．

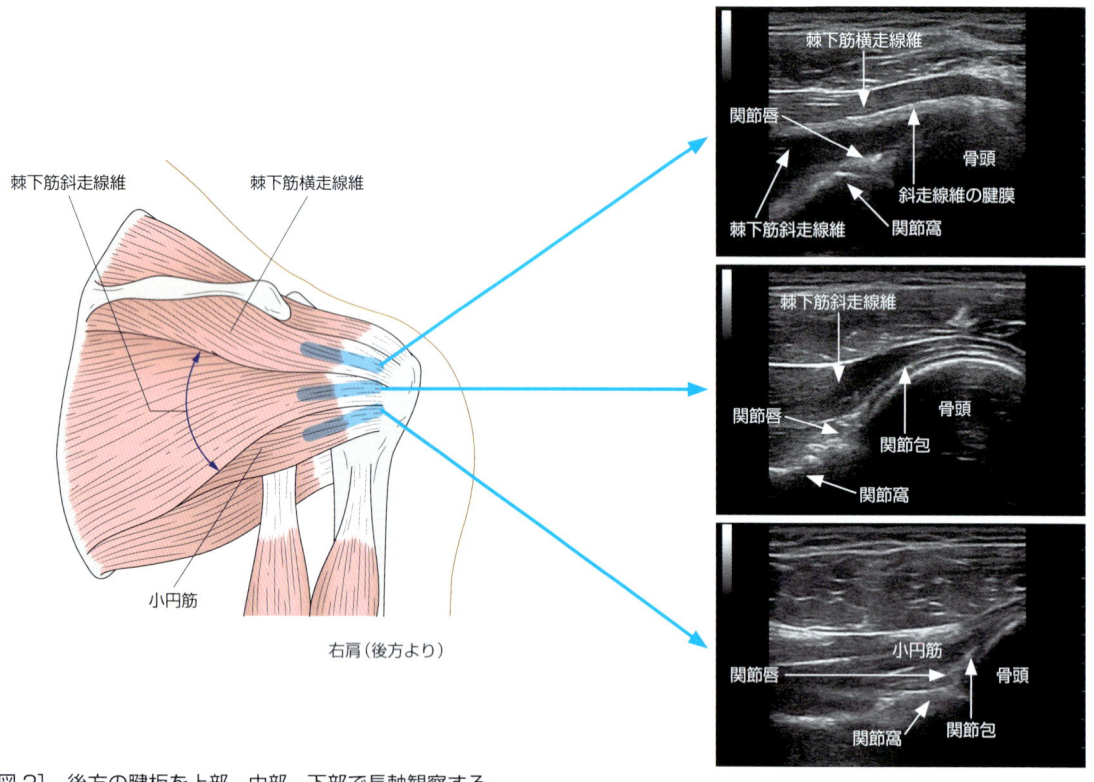

[図2] 後方の腱板を上部，中部，下部で長軸観察する

3 肩関節伸展運動時の棘下筋動態を観察する

棘下筋の大部分の線維が集中してくる肩関節後上方部（横走線維と斜走線維とが2層構造を形成する部位）の長軸走査で，肩関節を他動的に伸展させたときの動態を観察してみる．長軸走査を行う際には，検者は肩甲骨を軽く押さえ，肩関節伸展に伴う肩甲骨の前傾を止めた状態で観察すると，伸展運動に伴い棘下筋が遠位方向へ伸張されることがわかる（動画①）．肩関節の伸展運動は，大結節が前方へ回転する運動である．後方から前方へと回り込みながら中面（middle facet）ならびに上面（superior facet）の一部に停止する棘下筋腱は，伸展運動に伴う大結節の移動とともに伸張されることになる．つまり，肩関節伸展運動は棘下筋の伸張運動でもあることが理解できる（図3）．

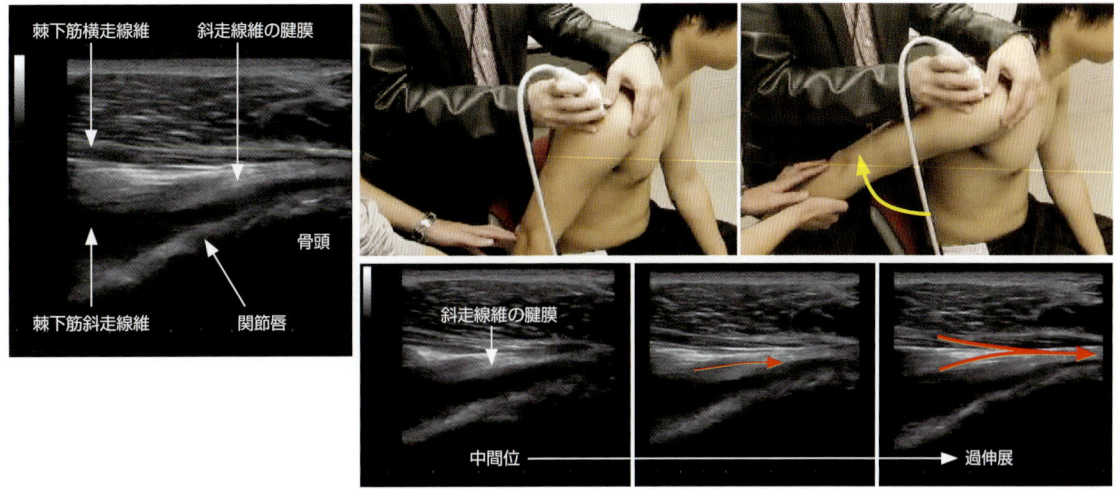

[図3] 肩関節過伸展運動時の棘下筋の動態

4　肩関節伸展内旋時の棘下筋動態を観察する

　肩関節後上方部の長軸走査で，肩関節を他動的に過伸展させ内旋を加えた時の棘下筋の動態を観察してみる．検者は肩甲骨を押さえ，運動に伴う肩甲骨の代償が加わらないように配慮しながら観察すると，過伸展内旋運動に伴い，骨頭は棘下筋，関節包の伸張を伴いながら，関節窩後方へ著明に突出する様子が観察される．この時の棘下筋は，内旋運動とともに伸張されつつも骨頭の突出を柔らかく受け止めている様子が観察される(動画②)．つまり，肩関節過伸展内旋可動域をチェックするということは，棘下筋の伸張性の低下を鋭敏に反映する簡便な方法であることがわかる(図4)．

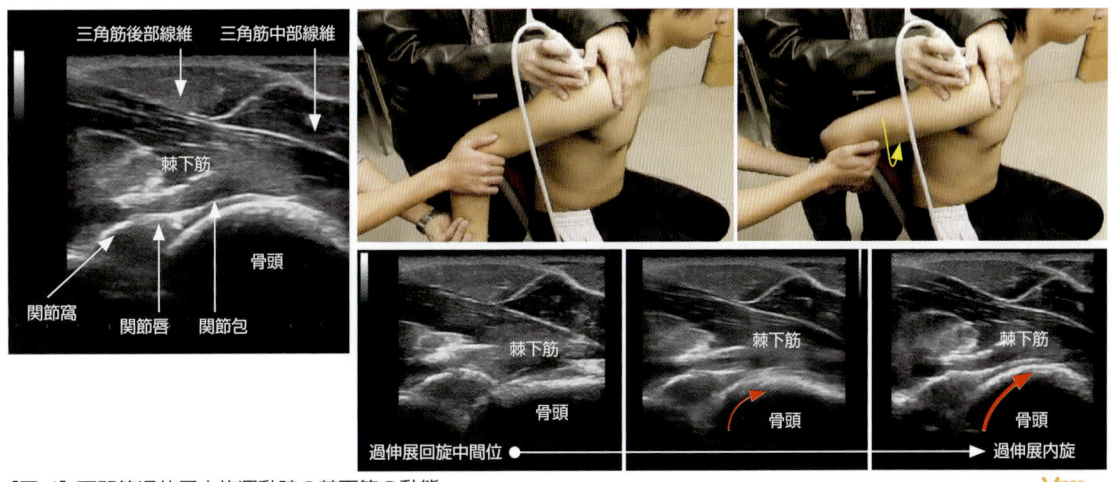

[図4] 肩関節過伸展内旋運動時の棘下筋の動態

2 拘縮治療のための機能解剖学

1 肩関節肢位による後方腱板の組織弾性の変化

　肩関節肢位の違いが，後方腱板（棘下筋・小円筋）の組織弾性（硬さ）に及ぼす影響について我々の結果を紹介する[5]．肩関節後方の硬さを評価する方法として，肩関節 2nd（90°外転位）内旋域，肩関節 3rd（90°屈曲位）内旋域，水平内転の計測が一般によくいわれているところである．そこで，肩関節 2nd 内旋時の棘下筋ならびに小円筋の組織弾性を 1 として，肩関節 30°伸展内旋時と肩関節 3rd 内旋時の弾性の変化を検討した．その結果，棘下筋では肩関節 30°伸展内旋時に，小円筋は肩関節 3rd 内旋時において，有意に組織弾性が高まることがわかった．ここで得られた各筋の組織弾性の増加は，肩関節肢位の変化に伴う筋の伸張がもたらした緊張を反映しており，30°過伸展内旋運動が棘下筋の柔軟性を把握する指標になることが理解できる（図 5）．

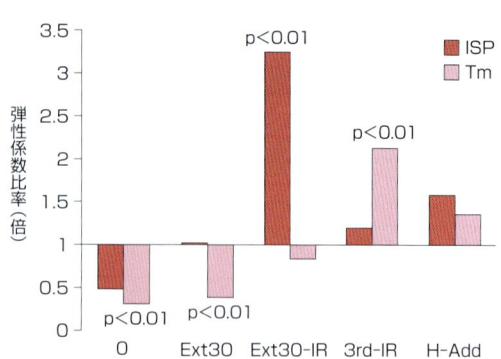

[図 5]　肩関節肢位における棘下筋組織弾性の変化
外転内旋位における棘下筋，小円筋それぞれの弾性係数を基準とした Dunnett 法による多重比較．弾性係数の比率が 1 より大きくなるほど，組織が緊張して硬くなっていることを意味している．
ISP：棘下筋，Tm：小円筋
（文献 5）より引用）

2 棘下筋の硬さに起因する obligate translation を観察する

　正常な肩関節における伸展内旋運動では，棘下筋は伸張されつつも，骨頭の後方突出を受け入れる柔らかさが存在し，それが内旋角度に反映することを先に述べた．棘下筋の硬さの存在は，肩関節伸展内旋に伴う棘下筋の緊張により，骨頭を前方へ押し出す obligate translation を生じさせる．棘下筋の拘縮を伴った腱板損傷症例（図 6a）で肩関節過伸展内旋時の動態を観ると，内旋運動により緊張が高まった棘下筋により，骨頭が大きく前方へと押し出される様子が観察される（動画③a）．また，過伸展内旋可動域が 0°の無症候肩症例（図 6b）でも同様に，棘下筋の緊張により骨頭が前方へと変位する動きが観察される（動画③b）．我々は，このような棘下筋の硬さを自覚しないまま投球を続けることが，骨頭の求心性を乱す重要な要因と考えている．上肢を酷使するオーバーヘッドアスリートでは，棘下筋の硬さを早期に発見する上でも，肩関節伸展内旋域の定期的なチェックが大切である．

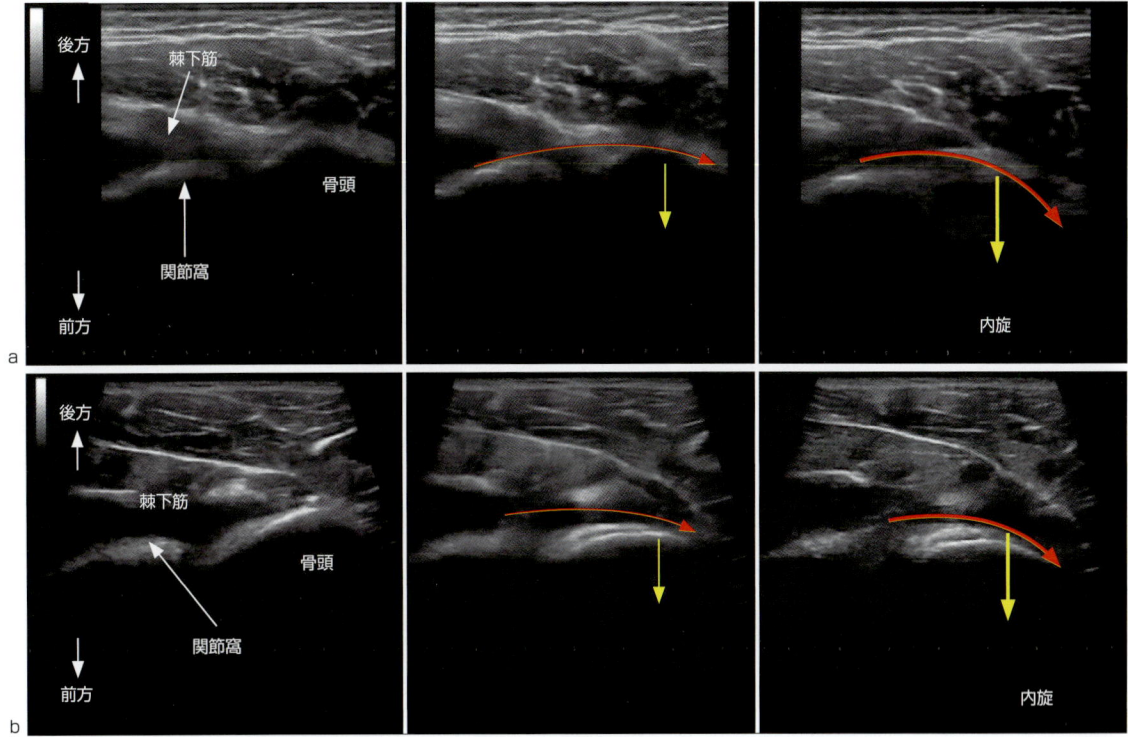

[図6] 棘下筋の硬さに起因する obligate translation を観察する
a：棘下筋拘縮を伴った腱板損傷肩（動画）
b：過伸展内旋が0°の無症候肩（動画）

3 超音波解剖・機能解剖所見を踏まえた運動療法技術

1 棘下筋に対するストレッチングの実際

　棘下筋に対するストレッチングの効果判定は，ストレッチを加えた後，確実に肩関節伸展内旋の可動域が拡大することである．内旋運動を加える際には，あらかじめ肩関節伸展の可動域を調整し，棘下筋に適度な伸張を加えた状態から，肩関節の内旋運動で伸張していく．その際，内旋域の拡大を焦るあまり，セラピストの技術が骨頭の transla-tion とともに内旋を加えている状況 (translated internal rotation) となっていることに気をつけたい（図7，動画④）．このような未熟な技術では内旋運動とともに骨頭は前方へ translation しており，目的とする棘下筋には効果的な伸張が加わっていないので，エコー観察で確認しながら技術練習を行うとよい．

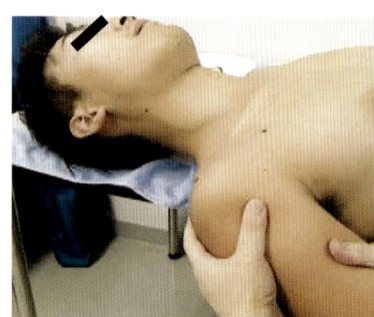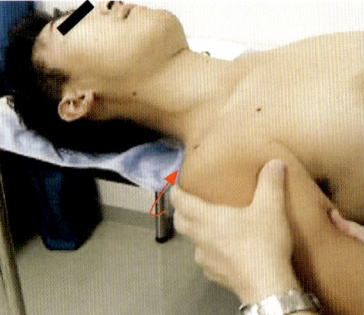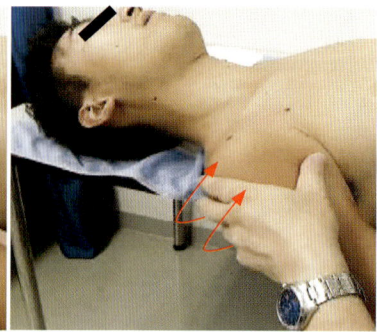

[図7] 棘下筋に対するストレッチングの実際（間違った技術）

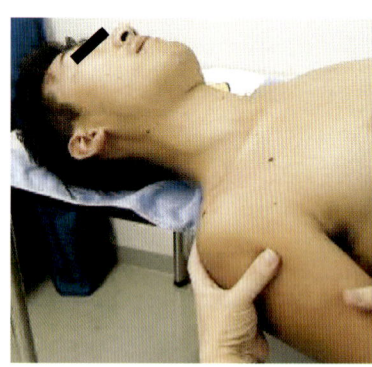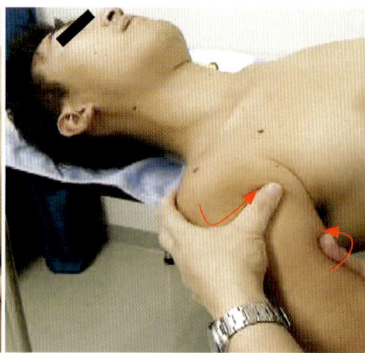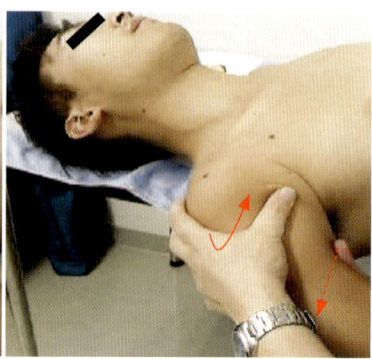

[図8] 棘下筋に対するストレッチングの実際（正しい技術）

　棘下筋に対するストレッチングの正しい技術は，内旋運動に伴うtranslationを生じさせない運動，すなわち，関節窩に対し骨頭が1点でスリップする内旋運動（slipped internal rotation）を加えることである．その際の目安は，上腕の内側を把持するセラピストの指は後方へ剪断するように上腕骨を操作すること，内旋の際に大結節が烏口突起の高さを越えないように操作することが重要である（図8，動画⑤）．正しい技術を行うことで，内旋に伴い骨頭は後方へ突出するように回転し，棘下筋に対して効果的な伸張を加えることができる．

I 肩関節

3 棘下筋下の脂肪組織の超音波観察と拘縮との関連

- 肩甲頚付近の棘下筋の深部には肩甲上神経と肩甲上動脈とが走行し，それらの周りは脂肪組織により覆われている．
- 神経血管を取り巻く脂肪組織は，関節窩，関節唇，後方関節包へと広がり，棘下筋腱の滑動性の向上に関与する．
- 肩甲頚レベルでの棘下筋の長軸観察では，脂肪組織は外旋に伴い内側へと移動し，内旋に伴い外側へと移動する．
- 肩甲頚レベルでの棘下筋の短軸観察では，脂肪組織は外旋に伴い背側へと引き上げられ，内旋により圧迫され頭尾側方向へと広がる．
- 拘縮肩では，運動に伴う脂肪組織の動態が著明に制限され，棘下筋腱自体の滑動が制限される．

1 棘下筋深部に広がる脂肪組織の超音波観察の手順

1 肩甲頚のレベルで観る棘下筋横走線維深部の超音波解剖（棘下筋長軸画像）

　肩甲切痕より肩甲頚へと続く部位には，肩甲上動脈と肩甲上神経とが併走している．このような神経・血管が走行する部位には，脂肪組織が神経・血管を取り巻き，物理的刺激から保護する役割があるとされている．肩甲棘にプローブを沿わせるように棘下筋横走線維の長軸画像を描出すると，この部位特有の横走線維と斜走線維との2層構造の深部に脂肪組織が存在しているのが観察できる（図1）．プローブの傾斜を調整しながら丁寧に棘下筋の深部を観察すると，脂肪組織が肩甲頚から関節窩，関節唇，そして後方関節包の表層へと広がっている様子がよくわかる．

[図1] 肩甲頚のレベルで観る棘下筋横走線維深部の超音波解剖（棘下筋長軸画像）

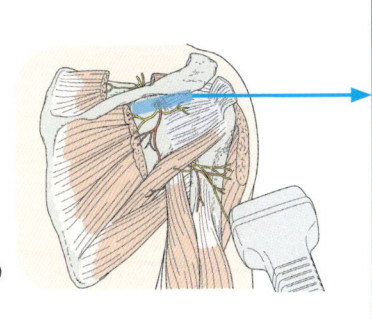

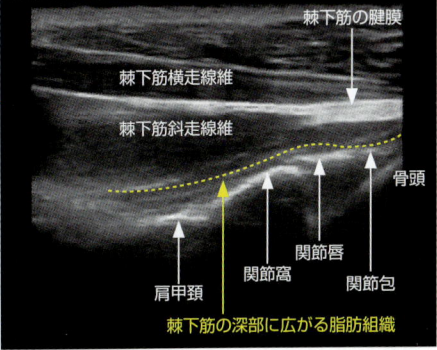

右肩（後方より）

棘下筋の腱膜／棘下筋横走線維／棘下筋斜走線維／骨頭／肩甲頚／関節窩／関節唇／関節包／棘下筋の深部に広がる脂肪組織

2 肩甲頚のレベルで観る棘下筋横走線維深部の超音波解剖（棘下筋短軸画像）

　棘下筋横走線維の長軸画像を描出し，肩甲頚の位置が確認できたら，プローブを90°回転し，棘下筋横走線維に対する短軸画像で脂肪組織を観察する．この画像からも棘下筋横走線維と斜走線維

との2層構造が確認でき，斜走線維の深部に脂肪組織が観察できる（図2）．図2で示す画像は，軽度外旋運動時の静止画像である．この画像からは，棘下筋と脂肪体との境界が極めて明瞭であること，また両者は互いに広く隣接している様子がよくわかる．

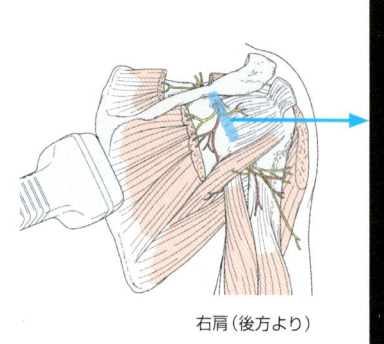

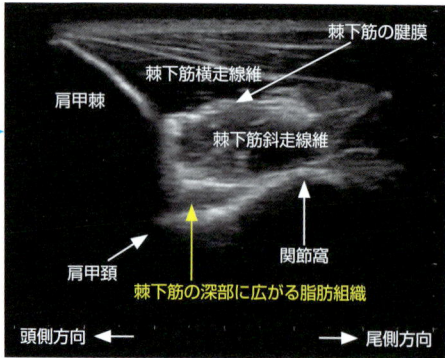

[図2] 肩甲頚のレベルで観る棘下筋横走線維深部の超音波解剖（棘下筋短軸画像）

3 肩関節回旋運動時の脂肪組織の動態を超音波で観察する（棘下筋長軸観察）

棘下筋横走線維の長軸画像を用いて，肩関節回旋運動時の脂肪組織の動態を観察する（図3）．肩関節外旋運動に伴い，棘下筋腱膜が内側へ移動する様子が観察される．その際，棘下筋の深部に広がる脂肪組織は，棘下筋の収縮に引き寄せられるかのように内側方向へと移動し，同時に，肩甲骨と棘下筋との間に介在する脂肪組織の幅が広がるのがわかる（動画①）．肩関節内旋運動では，外旋により内側へ広がった脂肪体は，棘下筋の筋腹に押さえつけられながら外側へ移動し，その脂肪組織の幅が減じる様子が観察される（動画①）．

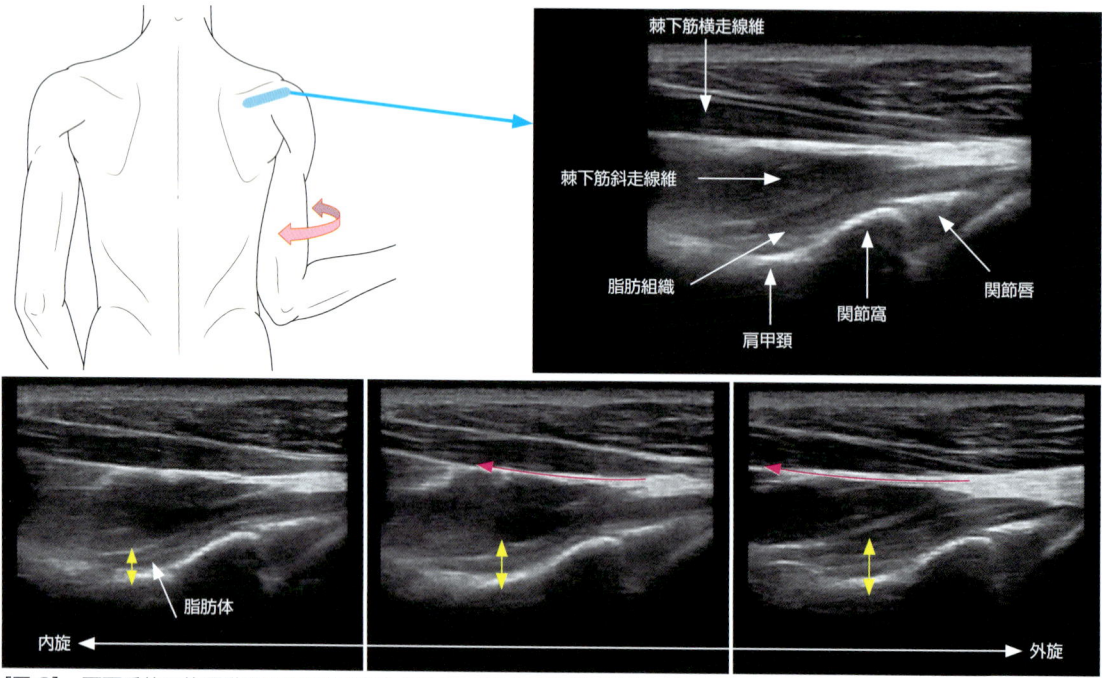

[図3] 肩下垂位回旋運動時の脂肪体動態を超音波で観る（棘下筋長軸観察）

4 肩下垂位回旋運動時の脂肪体動態を超音波で観る（棘下筋短軸観察）

棘下筋横走線維の短軸画像を用いて，肩関節回旋運動時の脂肪組織の動態を観察する（図4）．肩関節外旋運動に伴う棘下筋の収縮は，腱膜を中心として脂肪組織を背側方向へと引き上げるように作用するのが観察される．棘下筋により引き上げられた脂肪組織は，同時に肩甲棘方向と関節窩方向へと広がる様子も確認できる（動画②）．肩関節内旋運動に伴う脂肪組織の動態は，棘下筋の伸張に伴う静止張力により，棘下筋に押さえつけられるように深部へと押し込まれる様子が観察される（動画②）．

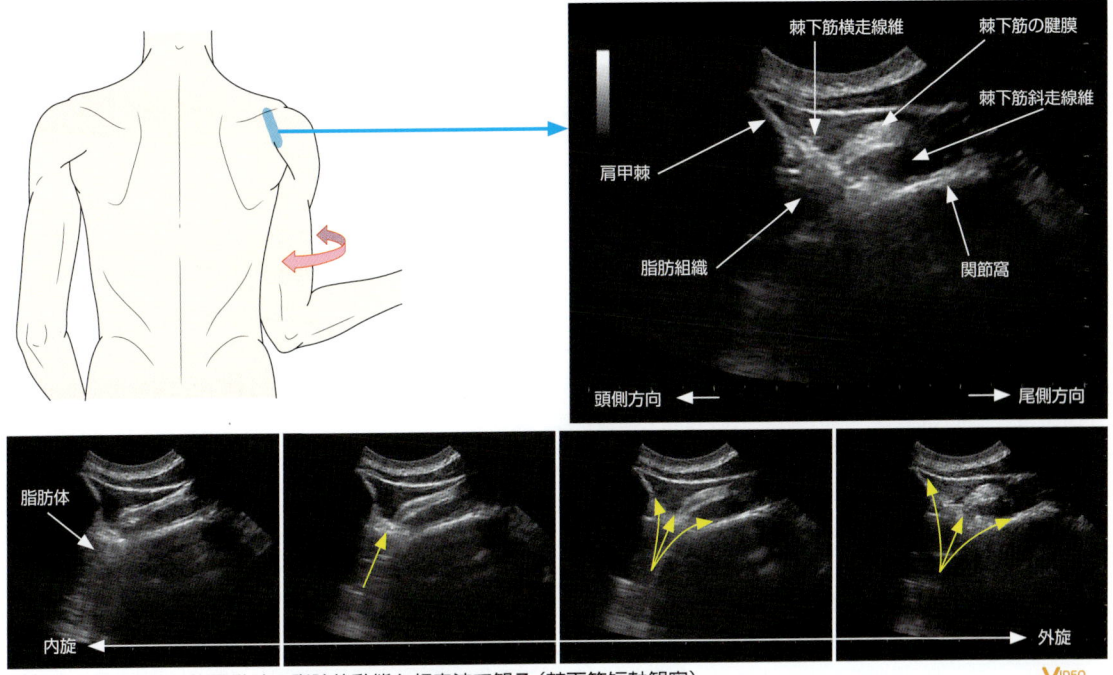

[図4] 肩下垂位回旋運動時の脂肪体動態を超音波で観る（棘下筋短軸観察）

2 拘縮治療のための機能解剖学

1 肩甲頚周辺の棘下筋に求められる機能

肩甲骨背面における筋肉の付着について，一般解剖学成書で確認してみると，肩甲頚周辺部には全く筋肉が付着しないことがわかる．この部分において骨と筋肉との直接的な結合がないということは，棘下筋腱と肩甲骨との間には，運動に伴う滑動機能が要求されることを意味している．この滑動機能を円滑化している組織が，棘下筋の深部に広がる脂肪組織と解釈すると，肩関節後方組織の拘縮を考える上で，非常に特異的かつ重要な部位であることが窺われる（図5）．筆者は肩関節後方の構成要素の拘縮や癒着が軟部組織最深部に存在する脂肪組織の観察により評価できると考えている．脂肪組織の挙動は隣接する関節包，棘下筋などの滑動性を反映しており，超音波を用いて正常な動態と病的動態を十分に比較することにより，病態考察ならびに治療効果の判定に有用な情報の1つとなると考えている．

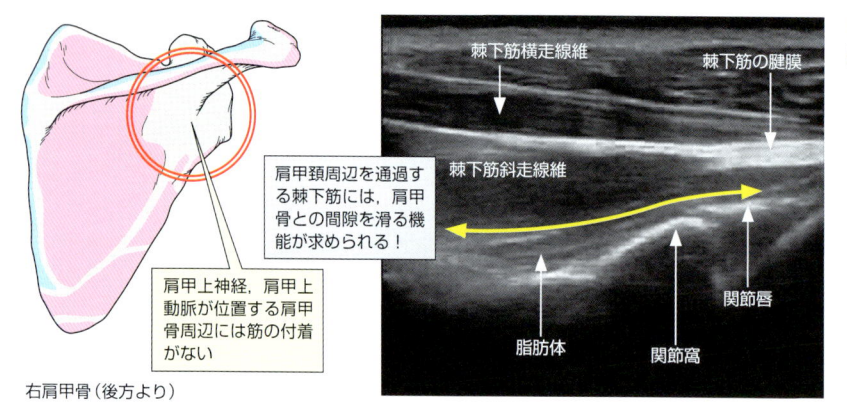

[図5] 肩甲頚周辺の棘下筋に求められる機能

2　棘下筋の深部に広がる脂肪組織の機能解剖学的役割

　棘下筋の深部に広がる脂肪組織の役割を機能解剖学的に考察してみる．棘下筋長軸観察から考えられる役割として，外旋運動に伴う棘下筋腱遠位から近位へ向けての圧迫と，棘下筋の収縮による肩甲骨からの引き上げ作用（lift off作用）により，脂肪組織は全体として内側方向へと移動する．内旋運動時の脂肪組織は，棘下筋の筋腹による圧迫に伴い，押し出されるように外側へ移動し，関節唇や関節包との隙間に滑り込み，両組織間の摩擦を軽減していると考えられる（図6）．棘下筋短軸観察から考えられる役割として，外旋運動時に棘下筋は，収縮とともに全体として背側方向へと移動するが，その際生じる張力により，肩甲棘から関節窩にかけて広がる脂肪組織を持ち上げ，その間隙を埋めている．内旋運動時には，筋腹が再び深部へと収まることで脂肪体を圧迫し，全体として周辺に薄く広がると考えられる．

　このように，脂肪組織は棘下筋腱の滑動機能を面として維持するとともに，背側方向への移動を通して三次元的に滑動機能を高めていることが窺われる．脂肪組織を含めた関節包，棘下筋，関節唇の癒着は，肩関節後方組織の拘縮の要因の一つとして，考慮されるべき病態と考えられる（図7）．

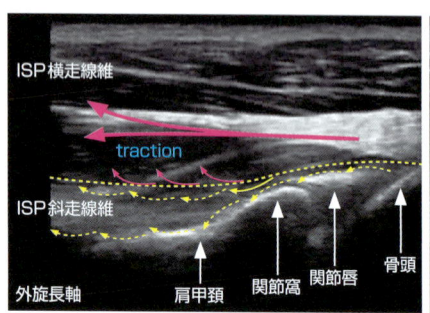

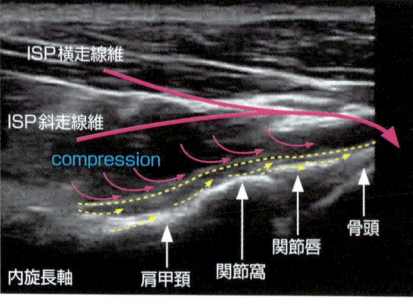

[図6] 棘下筋の長軸観察に観る脂肪組織の役割

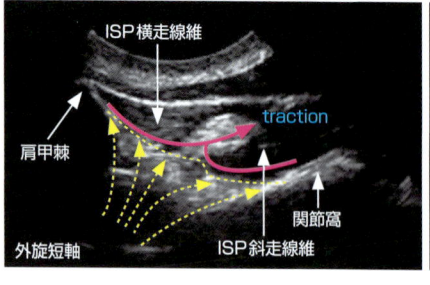

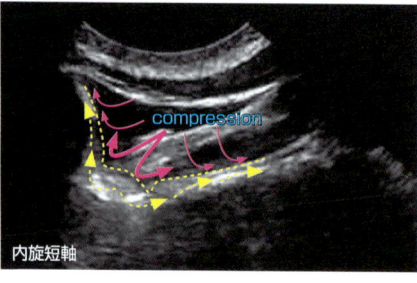

[図7] 棘下筋の短軸観察に観る脂肪組織の役割

3 超音波解剖・機能解剖所見を踏まえた運動療法技術

　棘下筋の深部で起きている脂肪組織の機能が，棘下筋とその深部との滑動機能であることを前提として，技術を展開することが大切である．ここでは，棘下筋をその深部との間で横方向へとずらしながら癒着を改善する技術（transverse gliding release，図8a）と，棘下筋を肩甲骨から背側方向へと持ち上げることで癒着を改善する技術（lift off release，図8b）を紹介する．

　患者の右肩を対象とした方法を説明する．セラピストは右手の中に大円筋，小円筋，棘下筋を一塊として把持する．セラピストの左手は肩甲棘方向より棘下筋へ向かって当て，右の中指・環指の上に左手の中指・環指を重ねて圧迫すると，セラピストの右手の中にある棘下筋を含めた3つの筋肉がしっかりと固定される．transverse gliding release は，把持した3つの筋肉を肩甲棘側から線維走行に直交するように筋肉全体をずらし，棘下筋深部と脂肪組織との癒着を改善する（**動画③a**）．lift off release は，把持したセラピストの右手のMP関節だけを屈曲（いわゆる虫様筋運動）することで，把持した3つの筋肉の形状を縦長の形状に変える（**動画③b**）．この操作は，棘下筋を肩甲骨から背側方向へと遠ざける技術であり，棘下筋短軸動態に観られる現象を再現したものとなる．これに，先に述べた，肩関節の slipped internal rotation を組み合わせると治療効果が高い．

[図8] 棘下筋と脂肪組織との癒着を改善する運動療法技術
a：棘下筋に対する transverse gliding release
b：棘下筋に対する lift off release

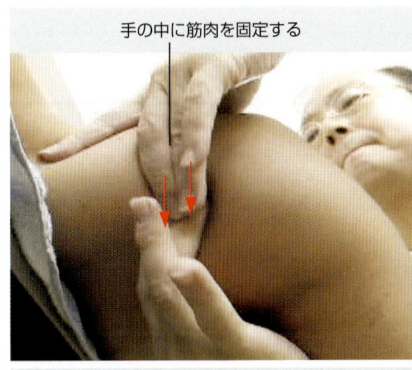

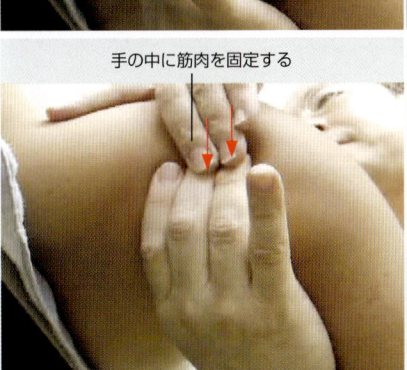

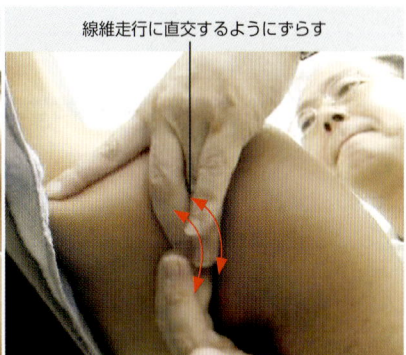

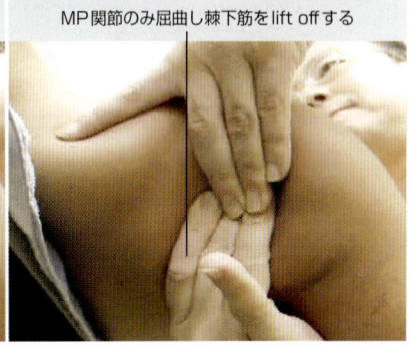

I 肩関節

4 烏口肩峰靱帯の超音波観察と拘縮との関連

- ▶ 肩峰下滑液包と腱板との癒着は，烏口肩峰靱帯の超音波観察を通して評価が可能である．
- ▶ 烏口肩峰靱帯の画像描出では，烏口突起をランドマークとし長軸画像にて観察する．
- ▶ 烏口肩峰靱帯周辺の癒着所見の特徴は，烏口肩峰靱帯自体の fibrillar pattern の消失ならびに周辺組織との層構造が不明瞭となることである．
- ▶ 肩峰下滑液包と腱板とが高度に癒着した症例では，肩関節内転に伴い烏口肩峰靱帯が引き下げられる pull-down 現象が観察される．
- ▶ 烏口肩峰靱帯の観察面に一致した回旋動態を観ることで，骨頭の求心性ならびに肩峰下滑液包との癒着が評価できる．

1 烏口肩峰靱帯の超音波観察の手順

1 烏口肩峰靱帯を観察するために知っておくべき解剖学

烏口肩峰靱帯は，烏口突起と肩峰とをつなぐ線維束であり，第2肩関節を構成する組織の一つである．烏口肩峰靱帯ならびに肩峰の下方には，肩峰下滑液包があり，その深部に腱板（主に棘上筋）が位置している．肩関節拘縮の原因の一つである肩峰下滑液包と腱板との癒着を超音波で観察する場合，烏口肩峰靱帯を通して腱板を超音波観察する以外になく，同部の解剖構造は確実に押さえておきたい（図1）．

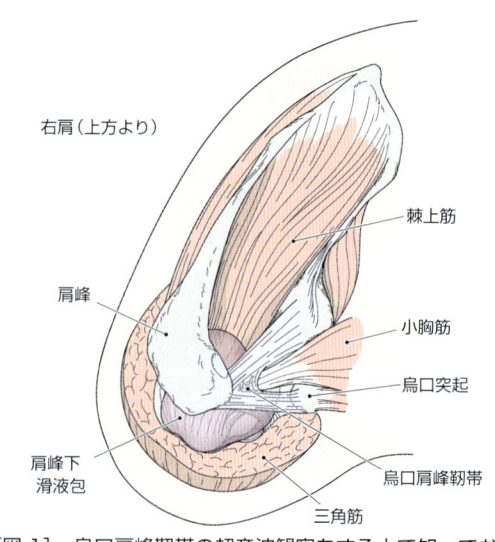

[図1] 烏口肩峰靱帯の超音波観察をする上で知っておくべき解剖

2 烏口肩峰靱帯の描出

烏口肩峰靱帯は烏口突起の上面と肩峰とを結んでいる．したがって，烏口突起をランドマークに画像を描出する．烏口突起の高さは小結節の上縁にほぼ一致していることから，まず，上腕二頭筋長頭腱の短軸画像を結節間溝部で描出する．そのままプローブを近位へ移動させると（動画①），小結節が台形から三角形へとその形状を変え，やがて骨隆起が消失していく．隆起の消失とともにそ

の内側に丸い形をした烏口突起が画像に現れてくる(図2)．続いて，プローブの外側を烏口突起を中心にして肩峰方向へと回転させると(動画②)，烏口突起から伸びる烏口肩峰靱帯の一部が描出され，最終的に肩峰までプローブが移動すると烏口肩峰靱帯の全長が描出される．プローブの傾斜を微調整しながらピントを合わせると，烏口肩峰靱帯の深部に棘上筋が観察される(図3).

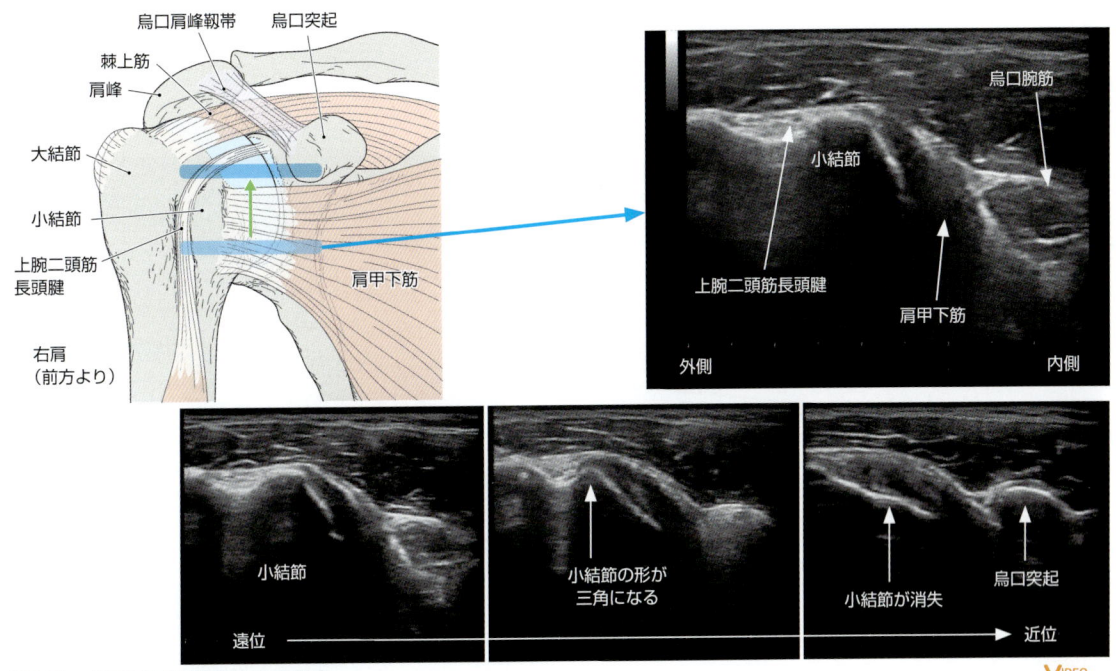

[図2] 烏口肩峰靱帯の描出手順①

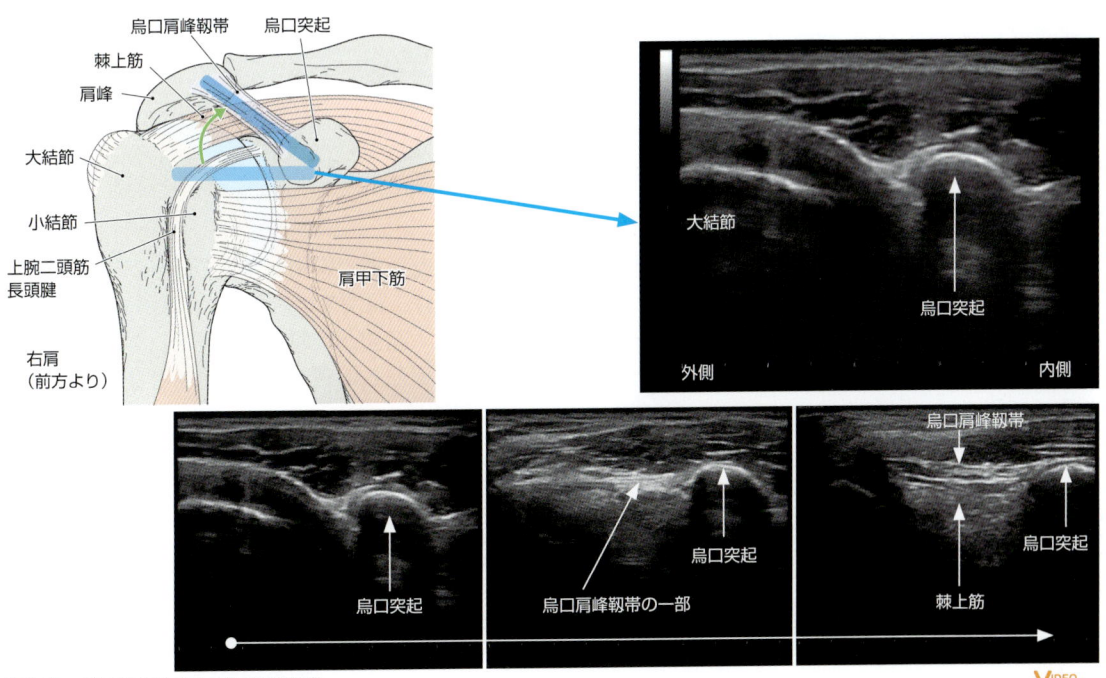

[図3] 烏口肩峰靱帯の描出手順②

4　烏口肩峰靱帯の超音波観察と拘縮との関連　●　33

3　烏口肩峰靱帯の静止画像の観察

　正常な肩関節の烏口肩峰靱帯を観察すると，靱帯特有の fibrillar pattern が確認でき，周辺組織との境界もきわめて明瞭であることがわかる（図4a）．一方，腱板を含めた上方癒着が著明な拘縮肩の烏口肩峰靱帯を観察すると，正常に比べ高エコーに描出され，fibrillar pattern が不明瞭である．また，烏口肩峰靱帯の周辺組織との境界も，全体に雲がかかったように不明瞭な画像となる（図4b）．

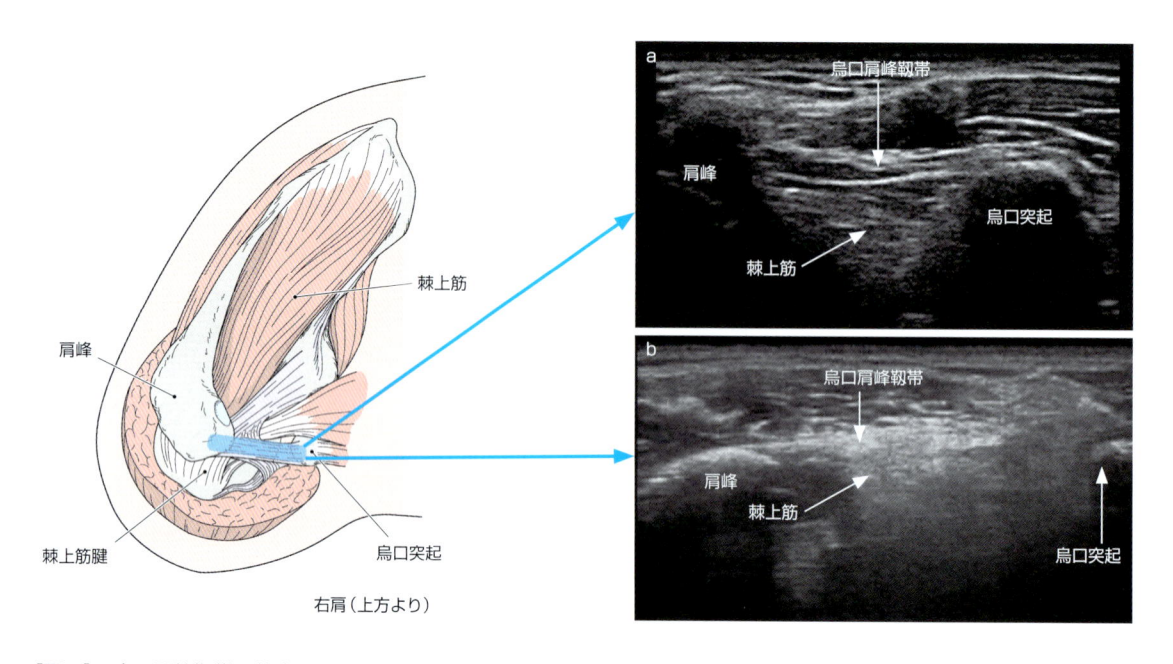

［図4］　烏口肩峰靱帯の静止画像の観察
a：正常な烏口肩峰靱帯のエコー画像，b：腱板を含めた上方癒着例のエコー画像

4　烏口肩峰靱帯の観察面上で回旋運動を観る

　烏口肩峰靱帯の観察面上での回旋運動を観るために，被験者の肩関節を外転する．そこで，肩関節を他動的に内外旋させ，そのときの烏口肩峰靱帯に対する腱板の移動を観察する（動画③a）．正常な肩関節では，回旋運動に伴う腱板の移動がきわめてスムースであり，その回転運動も，求心性が得られた位置で安定している様子が観察できる（動画③b）．肩関節の内旋運動に伴い烏口肩峰靱帯の下に大結節が位置する様子や，外旋運動に伴い上腕二頭筋長頭腱が描出される様子が観察される（図5）．

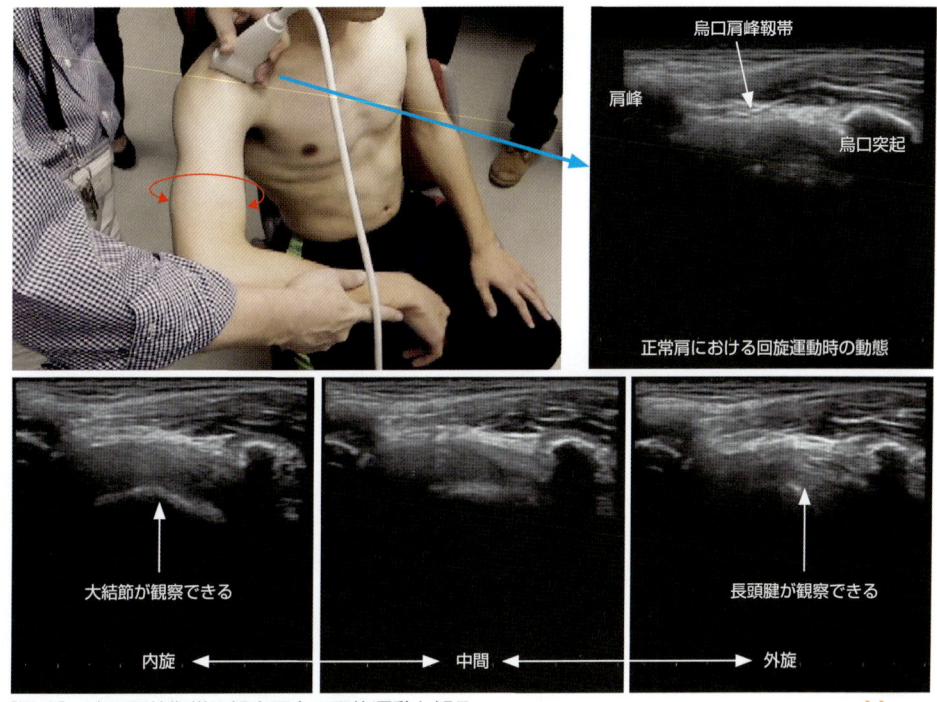

[図5] 烏口肩峰靱帯の観察面上で回旋運動を観る

2 拘縮治療のための機能解剖学

1 肩峰下滑液包と腱板が癒着するとは？

　肩峰下滑液包は人体最大の滑液包であり，おおよそ肩峰の前1/2から烏口突起までの幅で存在している．その機能は，第2肩関節における腱板の滑動性を円滑化していることにつきる．腱板機能の低下や局所的な肩関節支持組織の硬さの存在は，肩関節運動時の骨頭の求心性を乱し，インピンジメントをきっかけに肩峰下滑液包炎や腱板炎が発症する．炎症の程度により癒着の程度は異なるものの，その修復過程の中で肩峰下滑液包と腱板は癒着する．この時，腱板は肩峰下に引き込まれた形で癒着するため，肩関節内転に伴う遠位へのpull-out運動が生じず，著明な内転制限となる（図6a）．また，挙上運動においても，肩峰下滑液包が肩峰下で詰まる状態となり，疼痛や可動域制限を生じる（図6b）．このような現象を呈する症例の多くで，烏口上腕靱帯の癒着もまた同時に合併している．

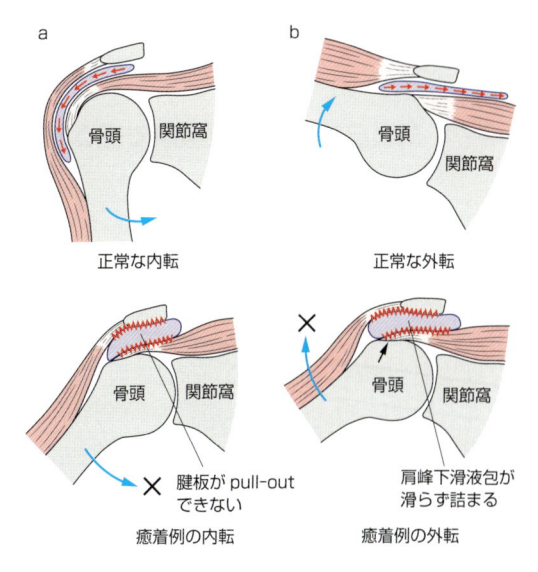

[図6] 肩峰下滑液包と腱板との癒着に伴う可動域制限

2　高度癒着例に観察されるpull-down現象

　通常，烏口肩峰靱帯と腱板との間には肩峰下滑液包が介在し，腱板の遠位滑走は肩峰下滑液包との間で生じるため，腱板の運動に対して烏口肩峰靱帯が影響を受けることはない．しかしながら，肩峰下滑液包，腱板が高度に癒着した症例では，肩峰下滑動機構が全く機能せず，烏口肩峰靱帯も含めて癒着により互いが一体化した状態となる．このような症例の烏口肩峰靱帯を超音波観察しながら肩関節を内転させると，内転に伴う腱板の張力が，腱板との癒着により一体化した烏口肩峰靱帯に作用し，靱帯が下方へ引き下げられるpull-down現象が観察できる（図7，動画④）．pull-down現象が確認できる症例では著明な外転拘縮を呈しており，一見すると上肢が下垂しているように見える例でも，肩甲骨は外転，下方回旋，前傾位にあることがほとんどである．

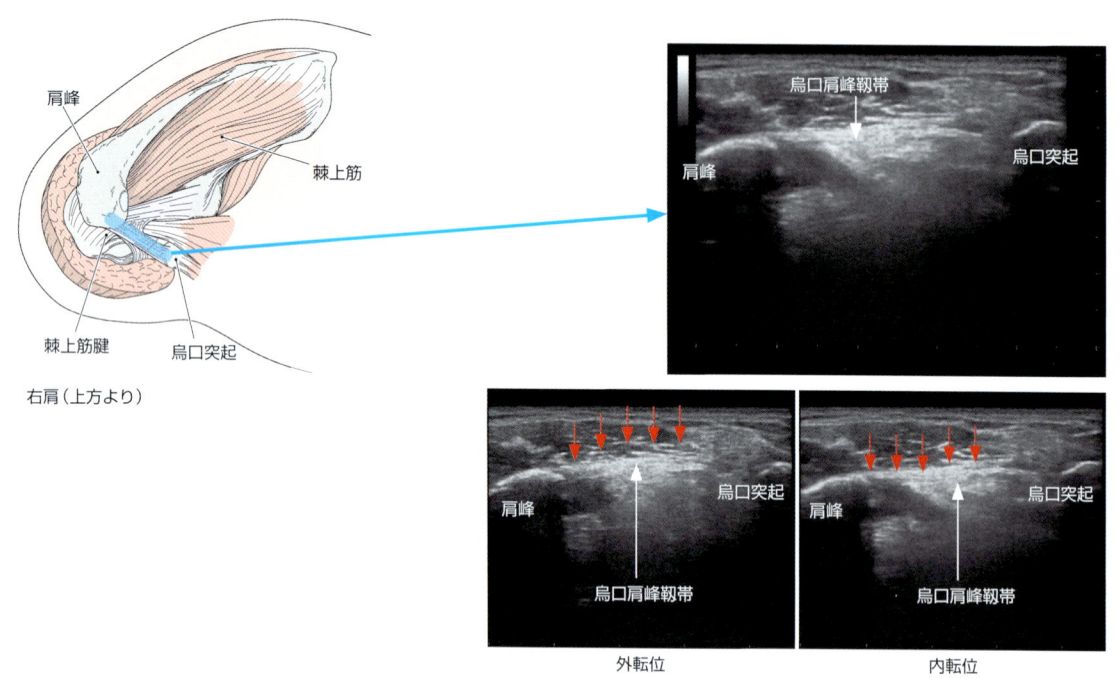

[図7]　高度癒着例に観察されるpull-down現象

3　烏口肩峰靱帯の観察面で行う回旋運動の異常所見

　Neer signやHawkins signは，肩インピンジメント症候群を評価する重要な理学所見である．このようなインピンジメント症候群の病態を考察する際に，烏口肩峰靱帯を観察しながら，その観察面で回旋運動を行うと興味深い所見を観ることができる．診療において，症例が訴える疼痛が，肩峰下もしくは烏口下にインピンジして発生しているのか，肩峰下滑液包を中心とした癒着が引きつれることで発生しているのかが判断できると，その後の運動療法は自ずと決定される．腱板機能不全や肩関節後方の硬さにより骨頭の求心位が乱れているケースでは，烏口肩峰靱帯の観察面で回旋させると，回旋に伴う腱板の移動が乱れ，烏口突起に衝突する様子や（図8），肩峰に衝突する現象をリアルタイムに観察することができる（動画⑤）．また，肩峰下滑液包周囲に癒着がある場合（図9），回旋に伴う腱板の移動に引かれるように烏口肩峰靱帯が引き寄せられる現象が観察される（動画⑥）．

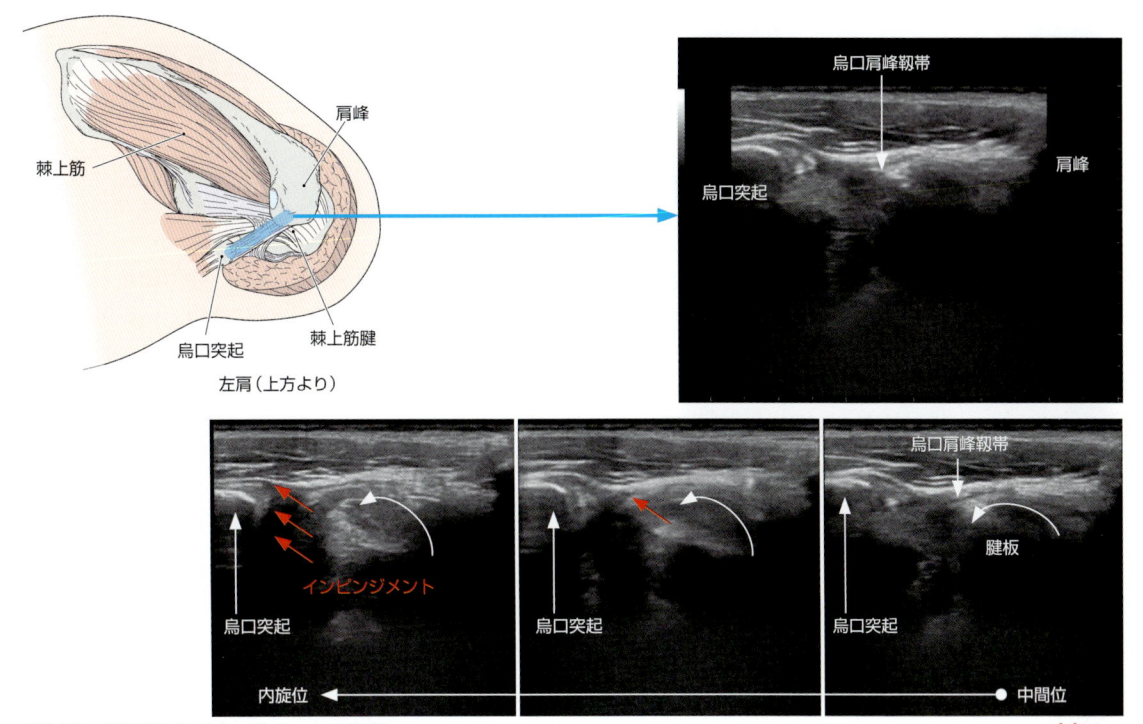

[図8] 烏口下インピンジメントの動態

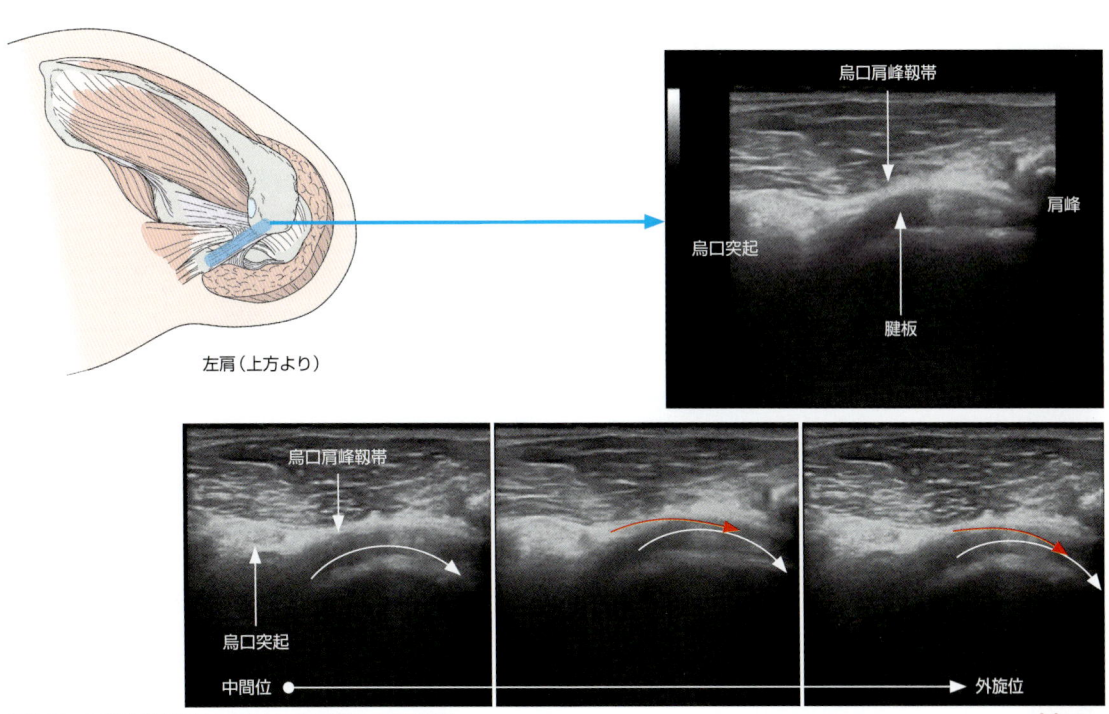

[図9] 肩峰下滑液包と腱板との癒着による動態

4 烏口肩峰靱帯の超音波観察と拘縮との関連 ● 37

3 超音波解剖・機能解剖所見を踏まえた運動療法技術

1 烏口肩峰靱帯下の癒着の剝離操作

　烏口肩峰靱帯下の癒着とは，肩峰下滑液包とともに腱板（特に棘上筋）が癒着した状態を意味する．したがって，当然のことではあるが，腱板疎部から棘上筋の表面に移行する烏口上腕靱帯の癒着は必ず合併しており，烏口上腕靱帯の項で説明した治療技術も適宜組み合わせて対応することが必要である．ここでは，外転に伴う棘上筋の近位滑走を誘導する技術と，内転に伴う烏口肩峰弓から棘上筋腱を引き出す技術について紹介する．

　棘上筋の前方線維は，内旋・外転に作用し，外旋・内転で伸張される．後方線維は外旋・外転に作用し，内旋・内転で伸張される．具体的な治療技術は，前方線維ならびに後方線維の特徴を理解していれば，さほど難しいものではない．

　外転に伴う棘上筋の近位滑走の誘導は，前方線維と後方線維とに分けて行う．前方線維への操作は，症例の肩関節をいったん外旋・内転方向へと適度に伸張した後に，外転・内旋の自動運動を反復させる．この時，セラピストの一方の指を棘上筋の前方線維に沿って当て，棘上筋の収縮に合わせて前方線維を近位へ圧迫誘導する（図10a）．後方線維への操作は，症例の肩関節をいったん内旋・内転方向へと適度に伸張した後に，外転・外旋の自動運動を反復させる．この時，セラピストの一方の指を棘上筋の後方線維に沿って当て，棘上筋の収縮に合わせて後方線維を近位へ圧迫誘導する（図10b）．棘上筋の収縮と上肢の運動範囲とをシンクロさせることが上手くコントロールするコツである．

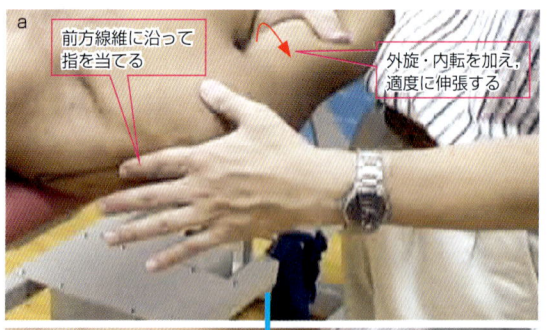

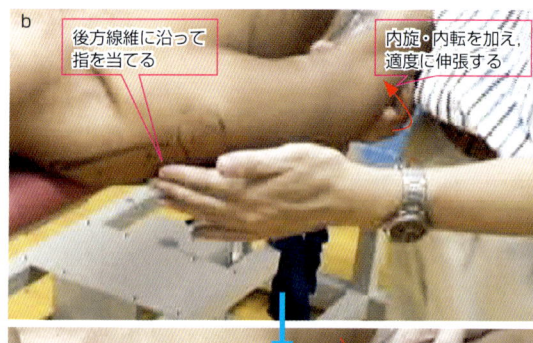

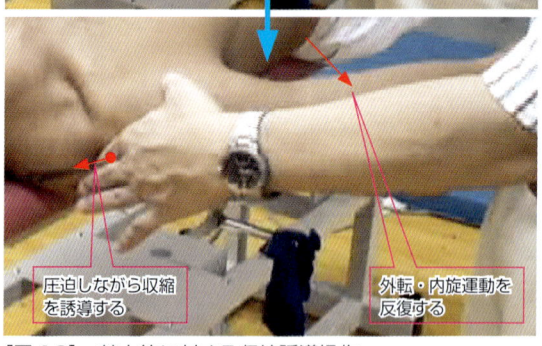

[図10] 棘上筋に対する収縮誘導操作
a：前方線維の収縮誘導，b：後方線維の収縮誘導

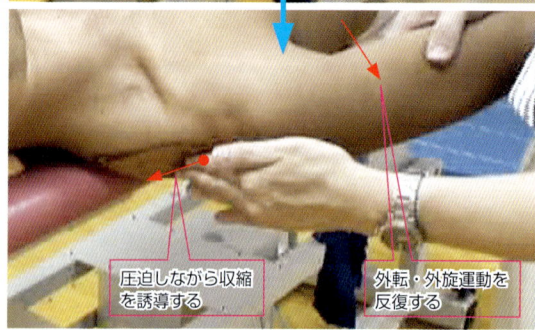

内転に伴う棘上筋の烏口肩峰弓からの引き出し操作も，前方線維と後方線維とに分けて行う．前方線維への操作は，症例の肩関節を軽度外転位から，外旋しながら内転を加える．この時，セラピストの一方の指で大結節を外側へと引き出す操作を加えながら，内転角度を拡大することが大切である(図11a)．後方線維への操作は，症例の肩関節を軽度外転位から，内旋しながら内転を加える．この時セラピストの一方の指で大結節の後方を前外側へと引き出す操作を加え，内転角度を拡大していく(図11b)．

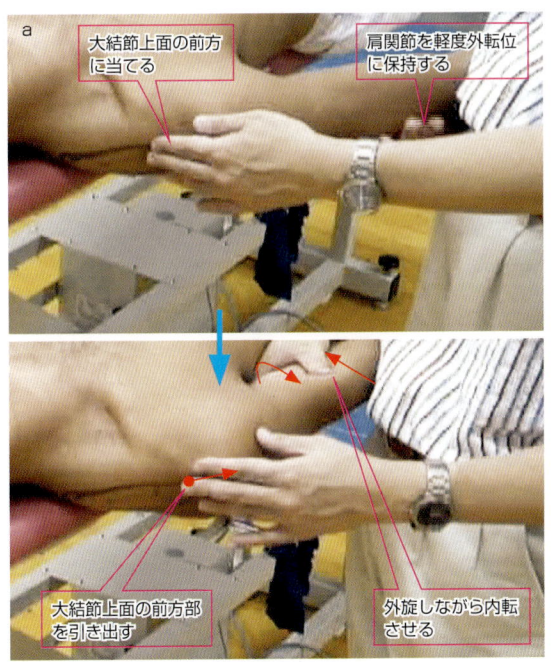

[図11]　棘上筋に対する引き出し操作
a：前方線維の引き出し操作，b：後方線維の引き出し操作

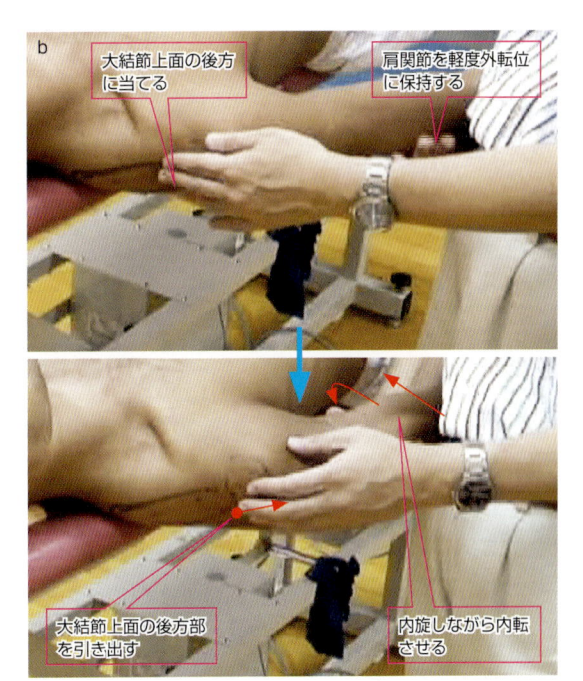

I 肩関節

5 大円筋ならびに広背筋の超音波観察と拘縮との関連

- ▶大円筋と広背筋は肩関節の挙上を制限する要因の一つである．
- ▶肩甲骨下角は大円筋と広背筋とを区別するランドマークであり，腋窩部では広背筋腱に大円筋が付着する構造をとる．この構造を踏まえた上で超音波観察を行う．
- ▶大円筋と広背筋との長軸構造は，広背筋の筋腱移行部を短軸観察で確認後，プローブを回転させるとその構造が理解しやすい．

1 大円筋と広背筋の超音波観察の手順

1 大円筋と広背筋を観察するために知っておくべき解剖学

腋窩部における大円筋と広背筋との解剖学的関係は非常に特徴的である．肩甲骨下角を越えた広背筋は，大円筋の腹側へと回り込み小結節稜に向かう．2つの筋肉は，小結節稜へ向かう途中までは，大円筋と広背筋との筋間が触診できるが，広背筋が腱へと移行するあたりから2つの筋は癒合し共同腱の形で小結節稜に停止する（図1）．

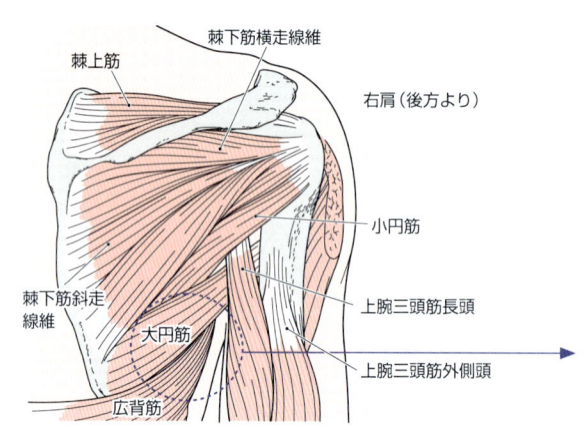

[図1] 腋窩部における大円筋と広背筋の解剖学的関係

2 肩甲骨下角を基準に大円筋と広背筋とを区別する

大円筋と広背筋とを超音波観察する際に，2つの筋肉を区別する重要なランドマークが肩甲骨の下角である．大円筋は下角の後面に面として起始し，広背筋の上縁が肩甲骨下角に接するように位置する．その後，両線維束は上腕骨へと向かいながら互いに癒合し，小結節稜へ付着する．下角をランドマークとし，肩甲骨外側縁に直交するようにプローブを当てると，2つの筋の短軸画像が得られる．下角部では下角の遠位で広背筋のみ観察されるが，上腕骨方向へとプローブを移動させると（動画①），下角背面より大円筋が画像上に，大円筋の腹側に広背筋が位置するのが観察できる（図2）．

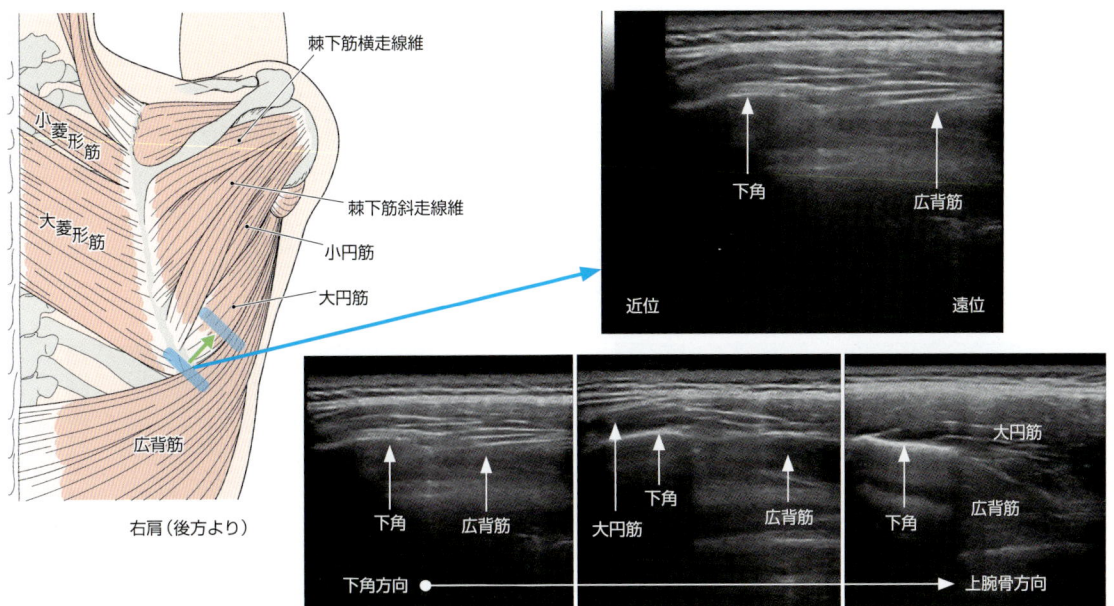

[図2] 下角を基準に大円筋と広背筋とを区別する

3　腋窩部における大円筋と広背筋の短軸観察

　腋窩部における短軸観察は，被験者の上肢を挙上した姿勢で行う．プローブは下角の位置で大円筋と広背筋に対し短軸に当てると，下角の浅層に広背筋が観察できる．プローブを上腕骨方向へずらすと（動画②）下角と広背筋との間に大円筋の筋腹が観察できる．そのままプローブを上腕骨へと向かって移動させると，広背筋の筋腹が徐々に小さくなり，腱へと移行する様子が確認できる（図3）．

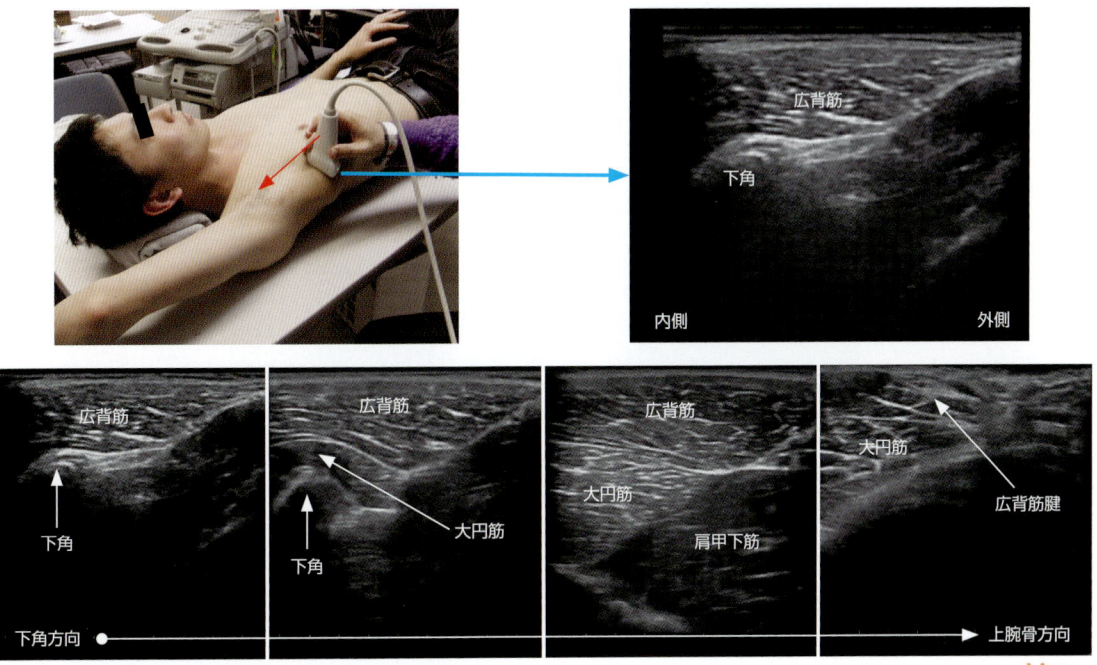

[図3] 腋窩部における大円筋と広背筋の短軸観察

5　大円筋ならびに広背筋の超音波観察と拘縮との関連　●　41

4 腋窩部における大円筋と広背筋の長軸観察

　大円筋と広背筋を短軸観察しながら上腕骨方向へプローブを進め，広背筋の筋腱移行部を確認する．その後，プローブを90°回転し長軸像を観察すると(動画③)，広背筋が腱へと移行する様子とともに，広背筋腱に深部から大円筋の筋線維が付着する様子が確認できる(図4a)．プローブを徐々に下角方向へ移動させることで，広背筋腱に移行する大円筋とともに，2つの筋肉の重なり構造が明瞭に観察できる(図4b)．

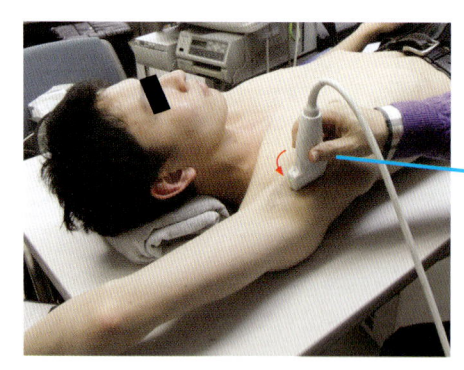

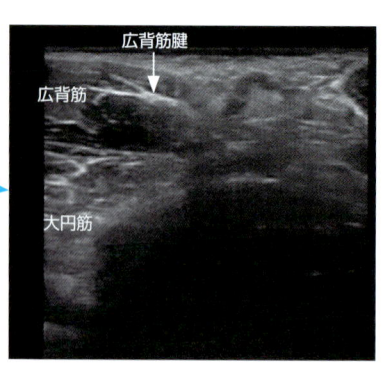

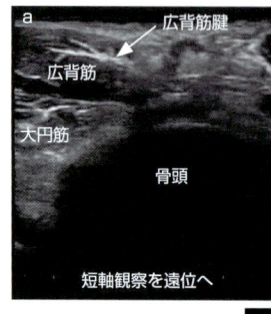

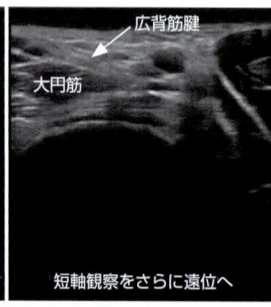

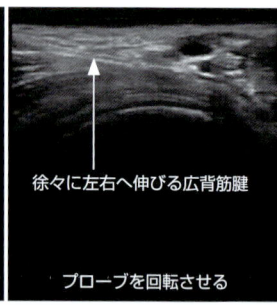

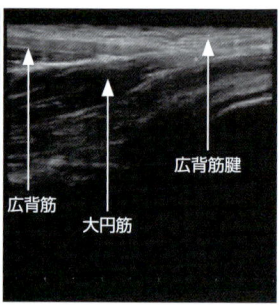

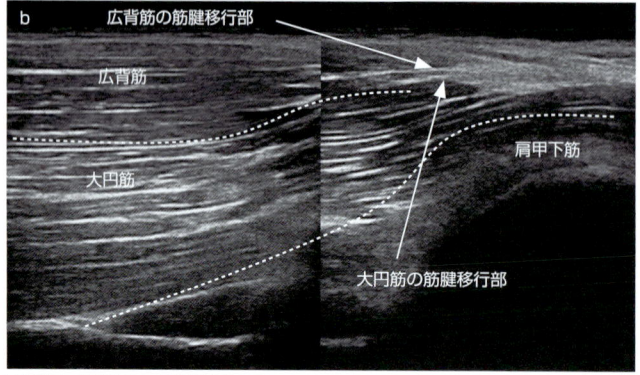

[図4] 腋窩部における大円筋と広背筋の長軸観察
a：筋腱移行部の観察（短軸走査から長軸走査へ），b：大円筋と広背筋の長軸構造

2 拘縮治療のための機能解剖学

1 拘縮治療のターゲットとして大円筋と広背筋を区別する

　大円筋と広背筋は，肩関節の挙上制限の要因となる組織である．実際の臨床においては，大円筋と広背筋のどちらが可動域制限に強く関与しているかについて評価する必要がある．両者の関与を区別する簡単な方法を紹介する．

　患者を側臥位とし，過度に肩甲骨が外転しないように固定し，その位置で肩関節の屈曲角度を確認する．その後，股関節を屈曲し，腰椎を十分に後弯させ，骨盤を最大に後傾させることで広背筋の静的緊張を高める．この状態で再度肩関節の屈曲角度を確認すると，広背筋に問題がある場合には可動域が低下する．我々はこのテストを広背筋拘縮テストとして臨床で利用している(図5)．変化がない場合は，主に大円筋が対象筋として抽出される．

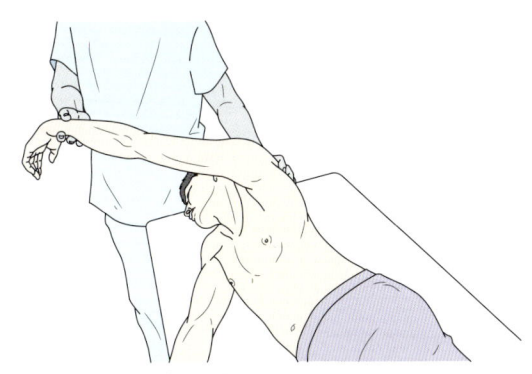

[図5] 広背筋拘縮テスト

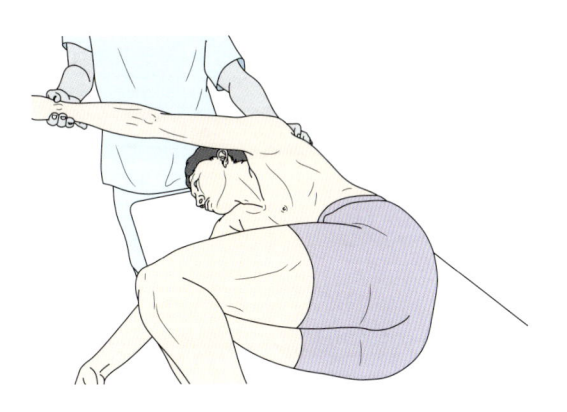

3 超音波解剖・機能解剖所見を踏まえた運動療法技術

1 大円筋と広背筋との筋間の伸張操作

　肩甲骨下角は大円筋と広背筋とを区別する重要なランドマークである．セラピストの指は，下角のやや腹側より大円筋の丸みに沿って広背筋との間に滑り込ませることで，両筋間を伸張する(図6a)．実際にこの操作を超音波で観察すると(動画④)，指の挿入とともに，大円筋は深層方向へ，広背筋は浅層方向へと押し広げられている様子が観察できる(図6b)．

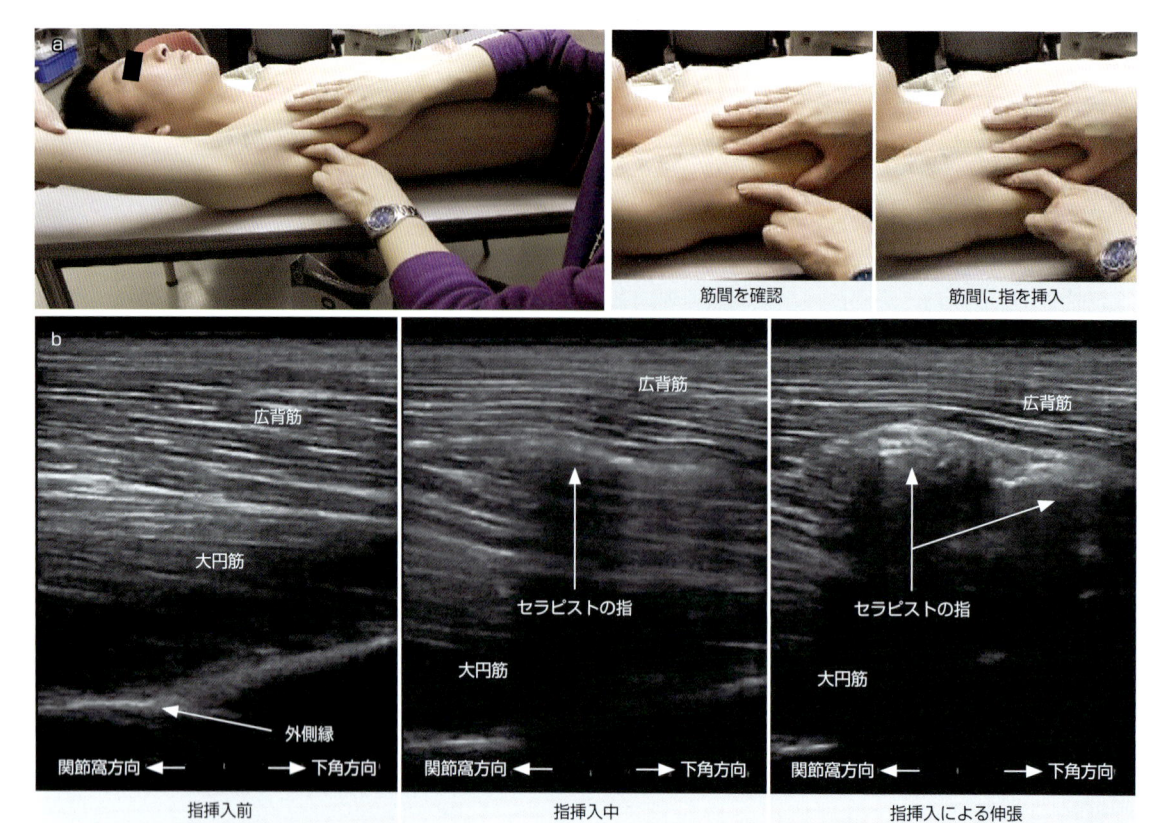

[図6] 大円筋と広背筋との筋間の伸張操作
a：下角近位における筋間へ指の挿入操作，b：指挿入時の超音波動態

2　大円筋起始部への限局的な伸張操作

　肩甲骨下角で大円筋と広背筋とを区別できたならば，筋間にセラピストの母指をスライドさせながら挿入し，残った4指で下角背側面に起始する大円筋の筋腹を包み込む．そのまま起始部から大円筋を引き離すように伸張刺激を反復すると，大円筋の緊張が徐々に低下してくる様子が感じられる(図7)．この現象は，起始部付近に存在する腱紡錘を介したIb抑制と解釈される．

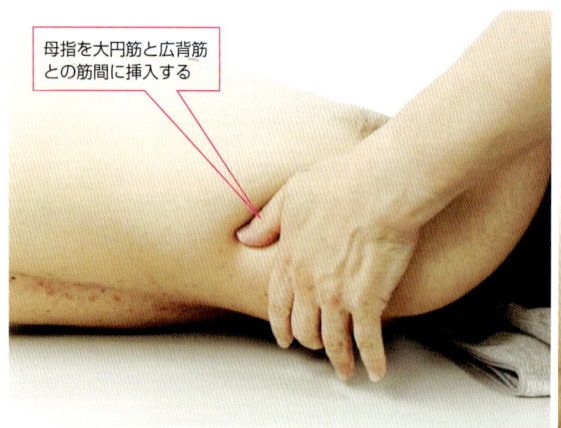

[図7] 大円筋起始部への限局的伸張操作

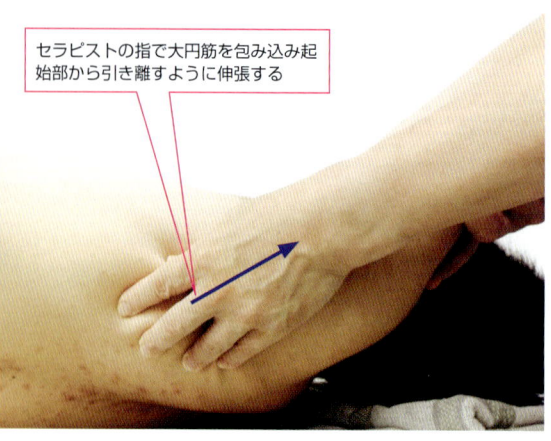

3　筋腱移行部への伸張操作

　筋腱移行部に作用する伸張刺激は，攣縮状態にある筋肉にとっては，腱紡錘を介したリラクセーション効果が期待でき，短縮状態にある筋肉にとっては，筋長を左右するサルコメア（筋節）の合成に重要な刺激となる．したがって，セラピストが行うストレッチング操作も，可能な限り筋腱移行部に対して有効な伸張刺激を加えるものでありたい．そこで，両筋の筋腱移行部のやや近位部で指を筋間に挿入しながら伸張を加える操作を超音波で検証してみたい（**動画⑤**）．この操作により，広背筋は表層方向へ，大円筋は深層方向へと押し広げられ，有効な伸張刺激が筋腱移行部に加わっている様子が観察される（図8）．

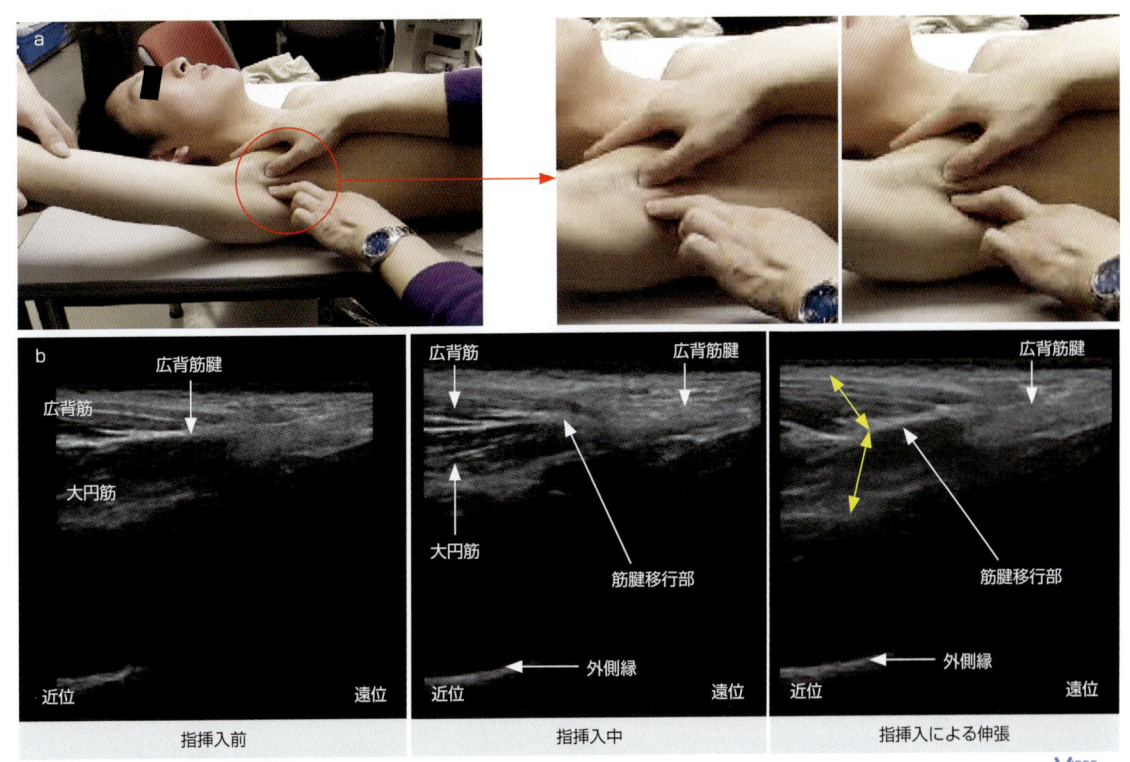

[図8]　筋腱移行部に伸張操作
a：筋腱移行部近位からの指挿入操作，b：指挿入操作時の超音波動態

I | 肩関節

6 小円筋の超音波観察と拘縮との関連

- ▶小円筋は大結節の inferior facet に停止する腱板の一つであり，肩関節拘縮症例では，肩関節後下方部の伸張性を左右する重要な組織である．
- ▶小円筋は肩関節90°屈曲位での外旋運動に強く関与し，同肢位における内旋にて伸張される．
- ▶小円筋は棘下筋と大円筋により挟まれた文字通り丸い筋肉である．まずは，肩甲骨外側縁より起始する小円筋を短軸観察し，小さな円形の筋が描出できれば，そのまま腱板方向へと走査すると骨頭との関係が理解しやすい．
- ▶小円筋は後下方の関節包に直接付着する筋線維があり，外旋運動時に生じる関節包インピンジメントを防ぐ役割がある．

1 小円筋の超音波観察の手順

1 小円筋を観察するために知っておくべき解剖学

　小円筋は棘下筋の遠位に位置する腱板筋の一つであり，骨頭を後下方から支持している．停止は大結節の inferior facet にあり，停止部付近まで筋線維が伸びている（図1a）．小円筋の関節包面側は関節包に直接筋線維が付着している部分があり，関節筋として関節包のインピンジメントを予防する役割があるとされている[3]（図1b）．小円筋の筋腹内には筋内腱が存在し，内部にある筋内腱を中心とした羽状筋構造を呈している．小円筋の超音波観察の際には，押さえておきたい解剖学的知識である．

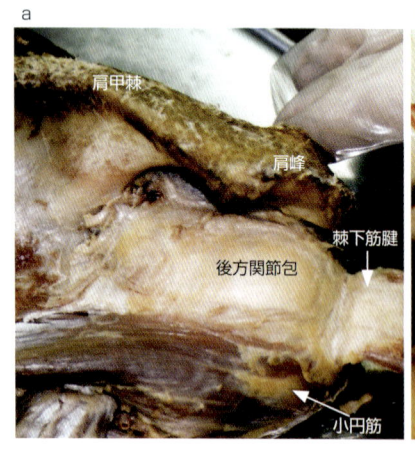

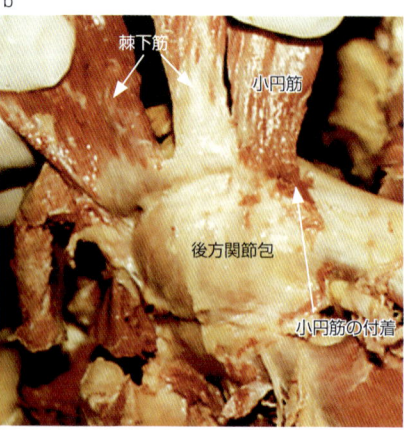

[図1] 知っておくべき小円筋の解剖
a：比較的遠位まで伸びる小円筋の筋腹．b：小円筋の関節包側は関節筋として付着する．

2　小円筋を短軸観察する

　小円筋の超音波観察は，被験者の肩関節を90°屈曲位で行う．プローブを肩甲骨内側縁のレベルで小円筋に対して短軸走査を行い，棘下筋と大円筋とに挟まれた小さな円形を呈する小円筋を描出する（図2a）．プローブを小円筋の走行に沿って遠位へ移動すると（動画①），小円筋の筋腹が大きくなり（図2b），その後，上腕骨頭が現れると同時に小円筋は長方形へと形を変え（図2c），さらに遠位へ観察すると，小円筋の筋厚はさらに薄くなり腱板へと移行していく（図2d）．

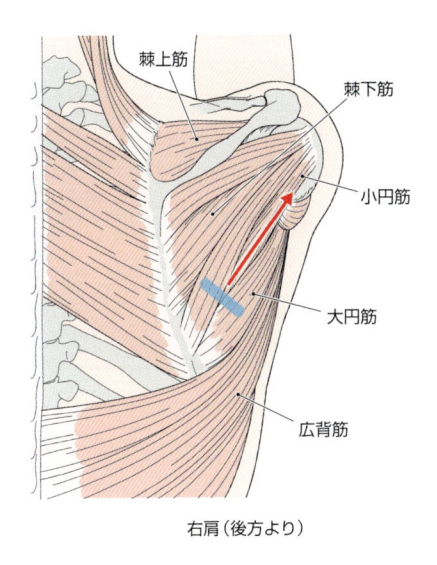

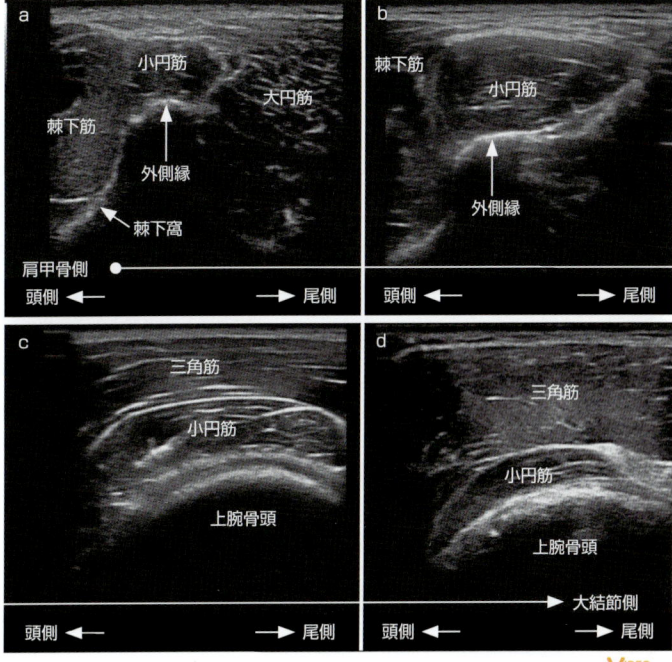

[図2]　小円筋の短軸観察

3　小円筋を長軸観察する

　被験者の肩関節を90°屈曲位とし，小円筋の短軸走査を通して，上腕骨頭が描出される位置まで，プローブを遠位へ移動させる（図3a）．上腕骨頭が観察されたところでプローブを約90°程度回転させ（動画②），小円筋の長軸画像を描出する（図3b）．長軸画像からは，小円筋線維のfibrillar patternとともに，関節窩，関節唇，骨頭軟骨を覆う関節包が明瞭に観察できる．

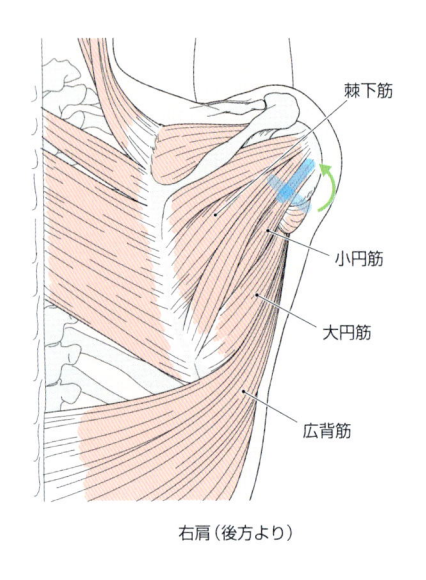

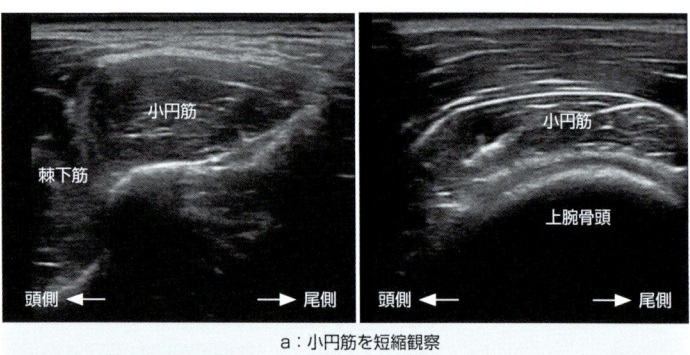

[図3] 小円筋の長軸観察のしかた

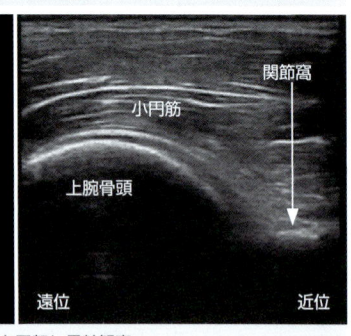

a：小円筋を短縮観察

b：プローブを回転し長軸観察

2 拘縮治療のための機能解剖学

1 肩関節屈曲90°位回旋運動時の小円筋の長軸動態

　肩関節屈曲90°位における回旋運動時の動態を，小円筋の長軸走査で観察してみる（動画③）．屈曲90°位から内旋させると，大結節 inferior facet に停止する小円筋腱が大結節に引かれながら移動するとともに（図4a），内旋が約30°を越えたところで，小円筋の筋腹が骨頭面を支えるように画像に現れてくる（図4b）．内旋とともに骨頭は，関節窩に対し後下方へと突出するが（図4c），その骨頭の突出を，関節包の伸張とともに柔軟性のある小円筋が，十分に下方から支持する様子がよくわかる（図4d）．同部の硬さは，骨頭を前上方へ突き上げる obligate tarnslation の原因となる．

　外旋運動時（動画④）には，関節唇から伸びる関節包を小円筋の筋線維（図5a）が収縮と共に引き込みながらインピンジメントを防止するとともに（図5b），最終外旋域では小円筋だけでなく棘下筋腱の移動と同期して（図5c），関節包が大きく牽引，移動する様子が観察できる（図5d）．つまり，これら筋収縮を利用した関節包への張力伝達には，内旋位で等尺性収縮を行うよりも，自動運動もしくは自動介助運動を利用して，小円筋，棘下筋の収縮を最終域まで行わせる運動様式の方が有効であることがわかる．

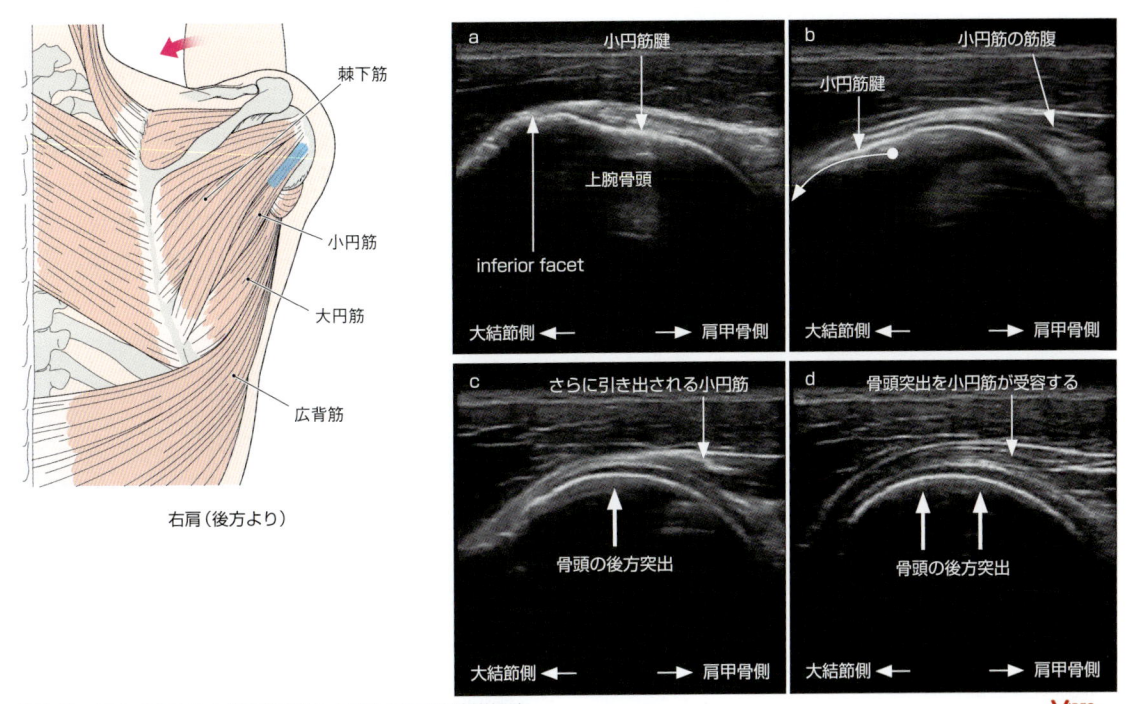

[図4] 屈曲90°位内旋運動時の小円筋の長軸動態観察

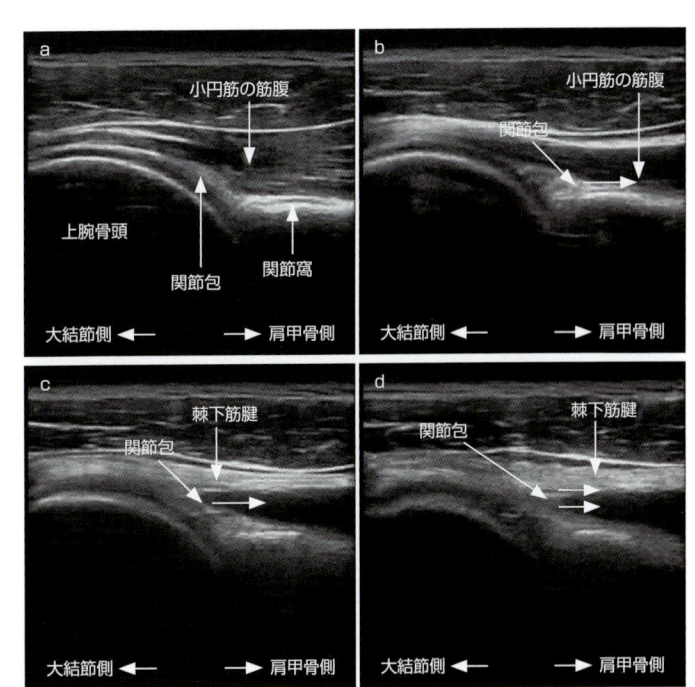

[図5] 屈曲90°位外旋運動時の小円筋の長軸動態観察

6 小円筋の超音波観察と拘縮との関連 ● 49

2　肩関節屈曲90°位回旋運動時の小円筋の短軸動態

　肩関節屈曲90°位回旋運動時の動態を，小円筋の短軸走査で観察してみる．観察部位は骨頭が画面上観察できる部位とし，自動外旋運動を行わせる（動画⑤）．外旋運動に伴い小円筋の筋線維束は，骨の移動にあわせて筋膜内を全体として下方へと移動しながら収縮し（図6a，b），外旋最終域では棘下筋腱が頭側より画面上に現れてくる（図6c，d）．内旋運動時には，小円筋は弛緩し全体として上方へと線維束が広がるように移動する．

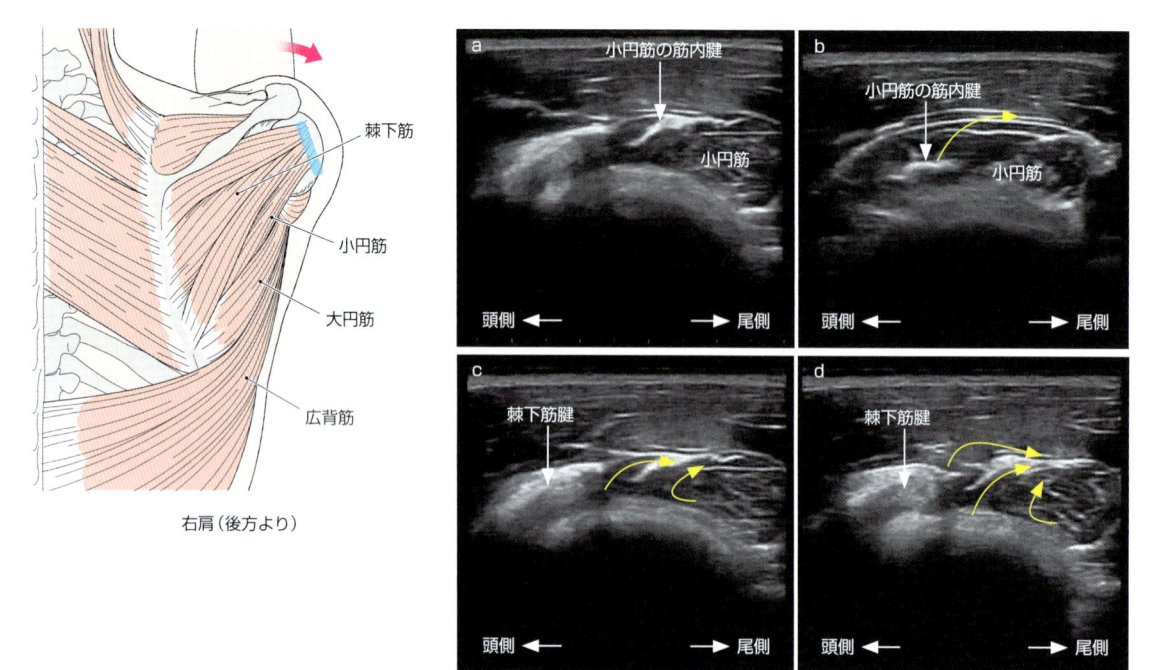

[図6] 屈曲90°位外旋運動時の小円筋の短軸動態観察

3　超音波解剖・機能解剖所見を踏まえた運動療法技術

1　小円筋を含めた後方腱板筋に対する筋収縮の誘導の工夫

　小円筋は，棘下筋とともに重要な外旋筋であるが，これらの外旋機能は肩関節肢位の影響を強く受ける．機能的に棘下筋は上方に位置する横走線維と下方に位置する斜走線維とに分けられる．前者は肩関節外転位で弛緩し，後者は肩関節内転位で弛緩する．小円筋も内転位で弛緩するため，この肢位での外旋運動は，棘下筋の横走線維が主体となる．肩関節外転位では，斜走線維と小円筋の機能が高まる．そこから水平内転位とすると，棘下筋はその走行上，水平外転作用が主体となるため，外旋運動は小円筋により行われる．この機能分化は，触診を通して簡単に判別できる（動画⑥）．骨頭を包み込むように検者の手を当て，示指を肩甲棘の下縁に沿わせて指を置く．屈曲90°位で外旋運動を行うと，検者の環指に位置する小円筋の収縮が強く感じられる（図7a）．外旋運動を続けながら徐々に外転90°位へと肢位を変えると，小円筋の活動は低下し，代わりに棘下筋斜走線維の収縮が強くなってくる（図7b）．最後に，外旋運動を続けながら下垂位とすると，棘下筋横走線維の収縮が強くなり，斜走線維ならびに小円筋の活動は低下してくる（図7c）．

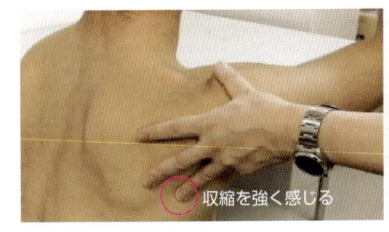

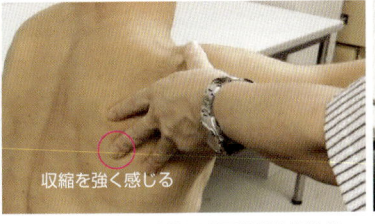

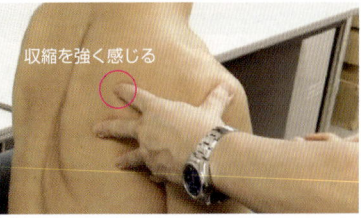

a：90°屈曲位での外旋は小円筋が主に働く．
b：90°外転位での外旋は棘下筋斜走線維が主に働く．
c：肩下垂位での外旋は棘下筋横走線維が主に働く．

[図7] 後方腱板筋に対する収縮誘導の工夫

2 小円筋の柔軟性改善のための技術

　小円筋の収縮に伴い後下方の関節包を引き込み，同部でのインピンジメントを防止していることを長軸動態観察の項で説明した．加えて，同部の線維化・癒着は，肩関節の挙上・内旋可動域を制限する．その予防には，確実に小円筋固有の収縮機能を誘導・改善し，後下方関節包と小円筋とのmusculo-capsular junction に張力を作用させることが大切である．実際の治療では，患者が持つ可動範囲の中で，肩関節の外旋運動をできるだけ水平内転位で反復することが大切である．特に最終域では，小円筋の収縮を，amplitude 一杯まで誘導する自動介助運動が，関節包への牽引効果やシナプスの反回抑制に伴う小円筋の弛緩を得るために重要な技術となる（図8a）．十分な小円筋の反復収縮の後に，骨頭が前方に変位しないように関節窩に対する slip 内旋運動を行うことで，後下方関節包ならびに小円筋に伸張を加えることができる（図8b）．

[図8] 小円筋に対する収縮誘導と伸張
a：小円筋の弛緩を目的とした自動介助運動，b：小円筋の伸張を目的とした slip 内旋運動

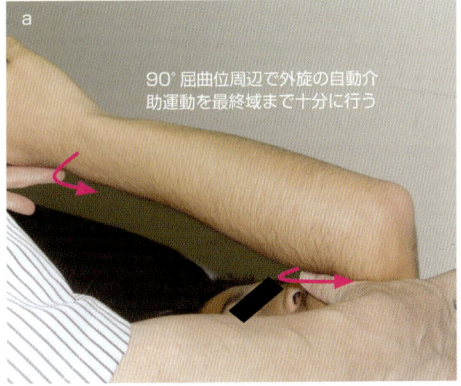

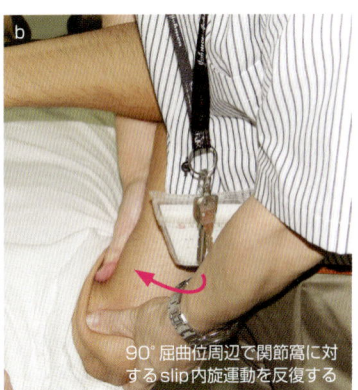

90°屈曲位周辺で外旋の自動介助運動を最終域まで十分に行う

90°屈曲位周辺で関節窩に対する slip 内旋運動を反復する

II 肘関節

1 上腕筋の超音波観察と拘縮との関連

- ▶ 上腕筋は純粋な肘関節屈筋であり，この筋肉の線維化は肘関節屈曲拘縮の重要な要因の一つである．
- ▶ 上腕骨滑車レベルで前方より短軸観察すると，上腕筋は滑車ならびに小頭の一部を覆い，残りの小頭部分は長橈側手根伸筋が被覆している．
- ▶ 肘関節終末伸展時の短軸動態を観察すると，筋線維は上腕筋膜内を内側へと移動し，滑車の内側壁を乗り越える現象が確認できる．
- ▶ 上腕骨滑車レベルで上腕筋を長軸観察すると，約30°屈曲までの筋線維配列は上腕骨長軸と平行であるが，終末伸展時の上腕筋線維は滑車より遠位で背側へと折れ曲がる．

1 上腕筋の超音波観察の手順

1 上腕中央部で上腕筋を短軸観察する

　上腕の中央部で前方よりプローブを当て，上腕筋を短軸観察してみる．このレベルの超音波画像では一見すると，筋層が3層存在するように見える．これは，上腕二頭筋の筋内腱が広く内外側へと広がっているためであり，上方の2層が上腕二頭筋，その下に上腕筋の層があり，一番深部に上腕骨が観察できる（図1）．短軸観察を続けたまま前腕の回外運動を反復させると，上腕筋の表面で上腕二頭筋が収縮する様子が観察でき，両筋の境界が明確になる（図2，動画①）．

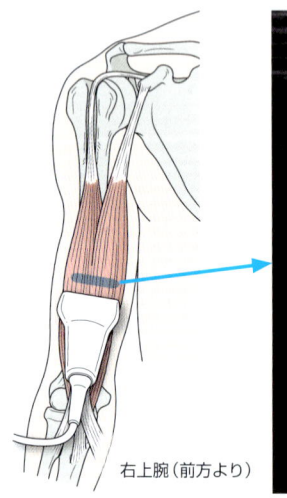

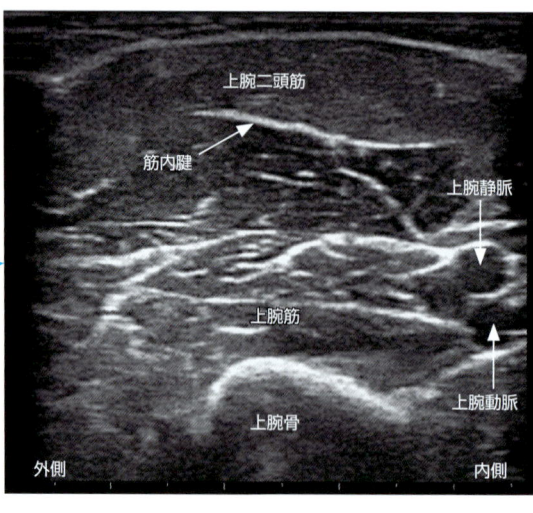

［図1］上腕中央での上腕筋短軸観察

[図2] 回外運動時の動態を観察する

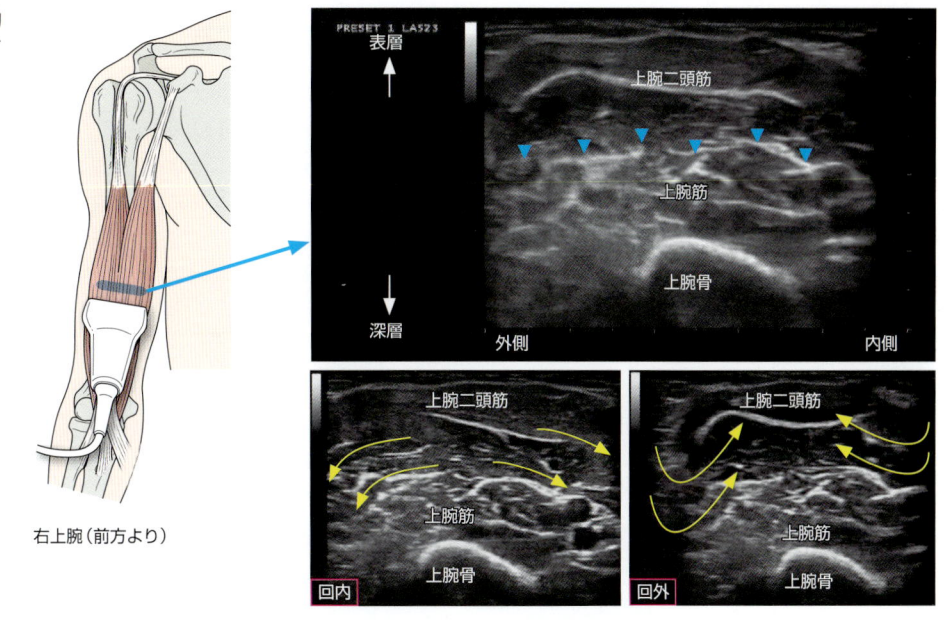

右上腕（前方より）

2　上腕中央部で上腕筋を長軸観察する

　上腕の中央部の短軸観察後，プローブを90°回転し長軸画像を観察してみる．短軸観察時にみられた上腕二頭筋の筋内腱は，上腕二頭筋腱から連続しており，そのまま筋腹内へと広がっている様子がわかる．上腕筋は遠位に向かうにつれてその筋厚が増し，近位へ向かうほど薄くなるのが観察できる（図3）．

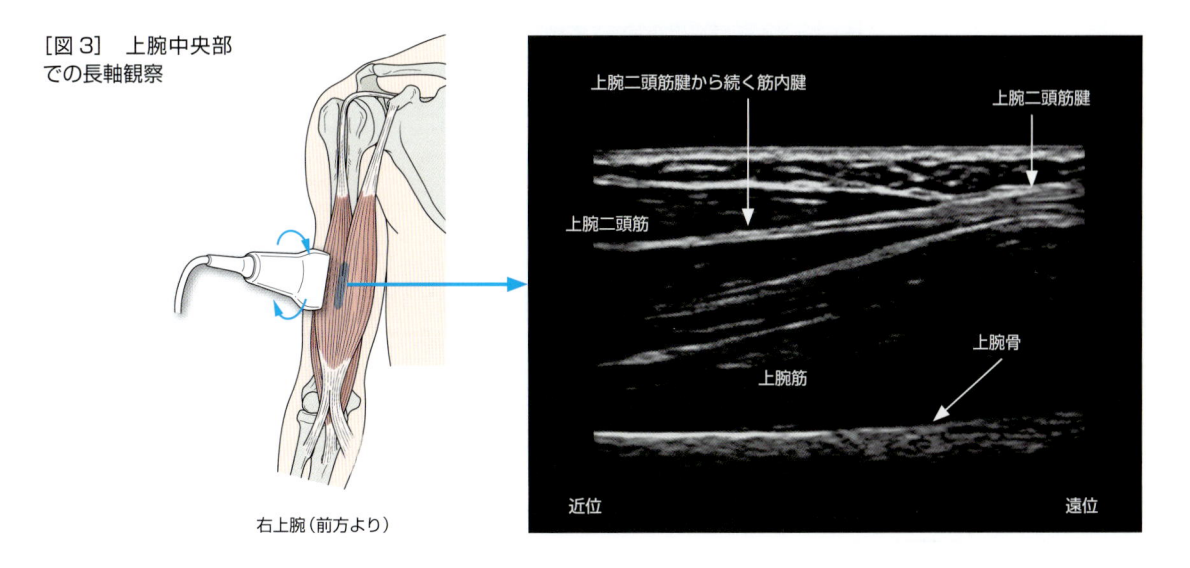

[図3] 上腕中央部での長軸観察

右上腕（前方より）

1　上腕筋の超音波観察と拘縮との関連　●　53

3　上腕遠位から肘関節周辺部の上腕筋を短軸観察する

　上腕中央より（図4①）プローブを遠位へと走査すると，上腕骨の幅が徐々に広がるのがわかる．上腕骨の前面は上腕筋により覆われるが，外側から長橈側手根伸筋（ECRL）の筋腹が観えてくる（図4②）．さらに遠位へと走査すると，橈骨窩と鉤突窩との2つの窪みが観察され，その表面が関節包により包まれているのがわかる．関節包の上には上腕筋が位置し，外側からECRLの筋腹が上腕筋の上に被さってくる様子が観察される（図4③）．肘関節レベルの短軸画像では，滑車，小頭ならびに両者の軟骨が明瞭に観察できる．上腕筋の幅はやや減少し，滑車と小頭の一部を被覆している．残った小頭の一部はECRLが覆っている．上腕筋とECRLとの筋間には橈骨神経が観察される（図4④）．プローブをさらに遠位へと進め，橈骨頭レベルになると，上腕筋の幅は急激に減少し，ECRLのそれとの比率は，ほぼ1：1となる．また，このあたりから，橈骨神経が浅枝と後枝とに分かれる様子が観察できる（図4⑤）．

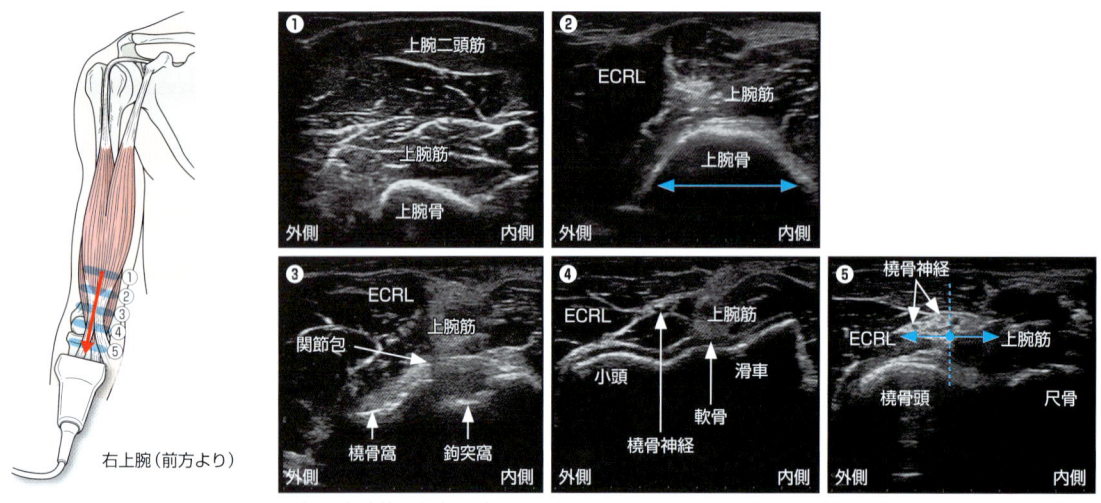

[図4] 上腕遠位から肘関節周辺部の上腕筋を短軸観察する

4　肘関節レベルで上腕筋を長軸観察する

　肘関節レベルでの短軸画像からは，滑車と小頭とが明瞭に観察され，その表面には上腕筋とECRLとが覆っている．その位置関係は，腕橈関節の外側で小頭の表面にECRLしか存在しない部分（図5①），腕橈関節の内側で上腕筋の上にECRLが位置する部分（図5②），そして，腕尺関節レベルで滑車の表面に上腕筋しか存在しない部分（図5③）に分けられる．それぞれの部分でプローブを90°回転させ長軸観察すると，図5①のレベルでは小頭と橈骨頭とを結ぶ関節包の表面にはECRLが自身のfibrillar patternとともに観察でき，図5②のレベルでは関節包の表面に上腕筋，その腹側にECRLが配列しているのがわかる．一方図5③のレベルでは，滑車の前には上腕筋しかないこと，そして，滑車から遠位の上腕筋は，大きく背側へと折れ曲がるように走行する様子がよくわかる．

[図5] 肘関節レベルで上腕筋を長軸観察する

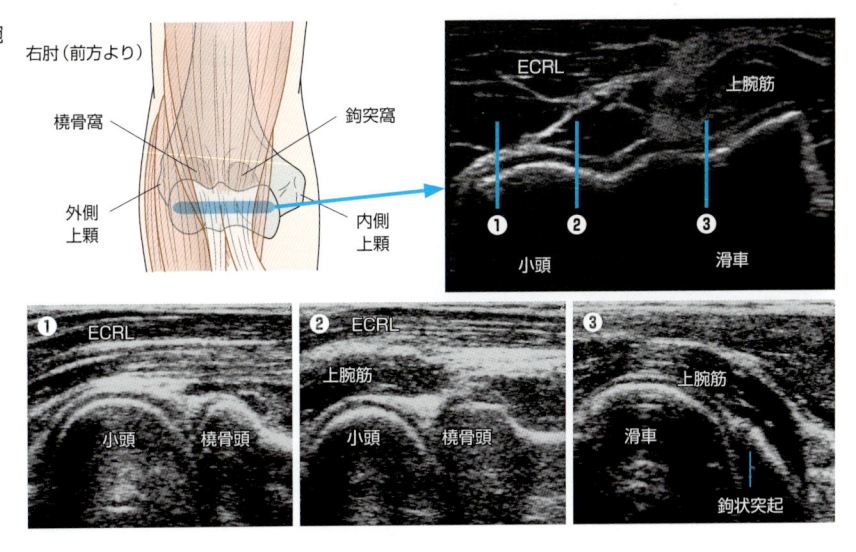

2 拘縮治療のための機能解剖学

1 超音波観察から上腕筋の立体構造を把握する

　上腕筋の短軸観察を総合すると，上腕筋の立体的な構造が把握できる．上腕筋の近位は三角筋前部線維の停止とほぼ同じ高さより起始し，上腕骨を取り囲むように遠位へと走行する．上腕骨の遠位1/4あたりから，上腕筋の筋腹は内側へと偏り出し，外側には長橈側手根伸筋の筋腹が張り出してくる．関節部に近づくにつれて上腕筋は，さらにその幅を減じながら内側へと変位し，小頭の正面には一部長橈側手根伸筋が位置することになる．

　その後，橈骨頭の高さに至ると，上腕筋の幅は橈尺骨幅の1/2程度となる(図6)．これを，体表からみた肘関節に上腕筋を当てはめてみる．肘窩の位置がほぼ橈骨頭と一致するので，上腕筋の幅は内側1/3程度であることがわかる(図7)．実際の症例を診療する際には，体表から上腕筋を操作することになるため，その立体構造を十分に理解しておく必要がある．

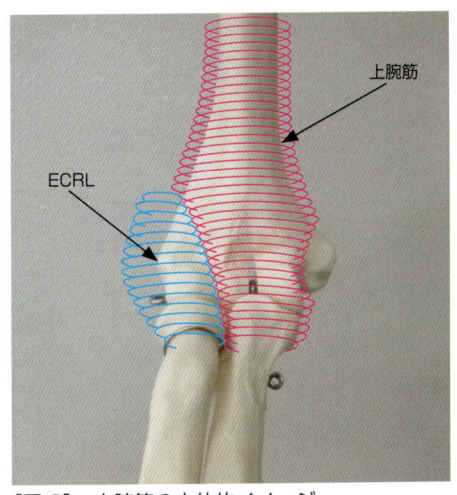

[図6] 上腕筋の立体的イメージ

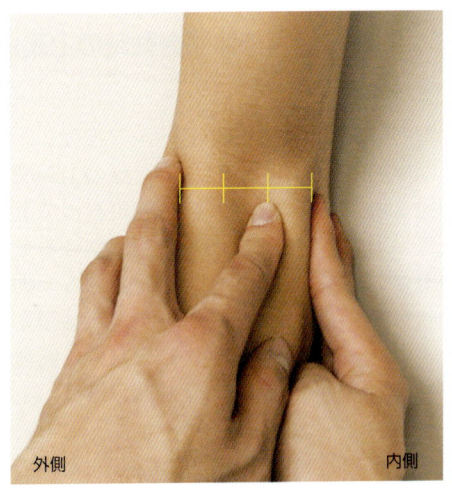

[図7] 体表からみた上腕筋の把握

1 上腕筋の超音波観察と拘縮との関連　55

2　肘関節終末伸展運動時の上腕筋の短軸動態

　上腕骨滑車レベルで上腕筋を短軸走査しながら，肘関節軽度屈曲位から完全伸展した際の上腕筋の短軸動態を観察する．上腕筋の短軸走査にて滑車を中央に描出し，肘関節の終末伸展運動を行う．すると，上腕筋の線維が筋膜内を内側方向へと移動する様子が観察される．さらに最終域まで肘関節を伸展すると，内側へ移動する筋線維は，滑車の内側壁を大きく乗り越えて移動することがわかる（図8，動画②）．その後，肘関節を屈曲すると，筋線維は滑車の内側壁を乗り越えながら外側へと戻る様子が観察される．つまり，肘関節が完全に伸展できるためには，上腕筋線維は線維方向への伸張とともに，筋膜内を内側へと移動できることが必要である．

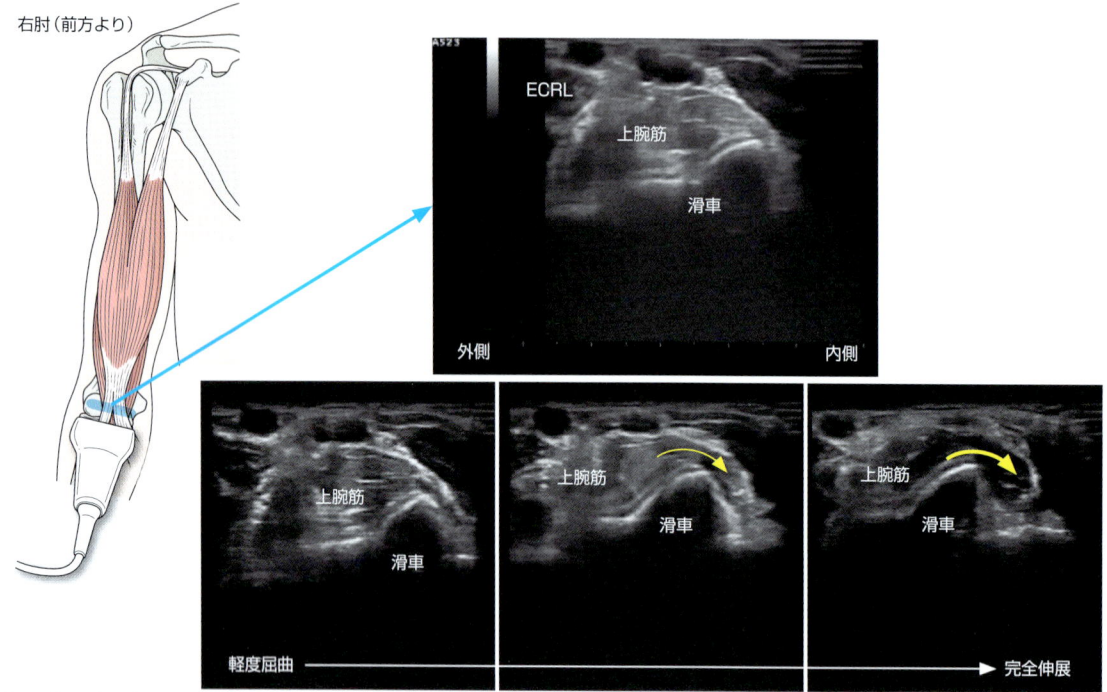

[図8]　肘関節終末伸展運動時の上腕筋の短軸動態

3　肘関節終末伸展運動時の上腕筋の長軸動態

　上腕筋の長軸画像を滑車レベルで走査し，肘関節を軽度屈曲位から完全伸展した際の上腕筋の長軸動態を観察する．上腕筋の短軸走査にて滑車を中央に描出し，プローブを90°回転させると，上腕筋滑車レベルでの長軸画像が得られる．画像上に鉤状突起を描出しておくことが，長軸観察をするコツである．そのまま肘関節の終末伸展運動を行わせる．屈曲30°程度の上腕筋線維は，上腕骨の長軸方向に一致しているが，伸展とともに滑車は腹側へと突出する．この際に上腕筋線維は，滑車を頂点として近位と遠位とで折れ曲がるように伸張する（図9，動画③）．これは伸展に伴い上腕筋の停止部が，背側へ移動するために生じる現象である．拘縮治療の観点からは，滑車前方に位置する上腕筋には，滑車の突出を許容できる柔軟性が必要であることを意味している．同時に，屈曲30°程度までの伸展制限の場合には，上腕筋に対し上腕骨の長軸方向を意識したストレッチングを行うことになるが，さらに伸展可動域を改善する場合には，上腕筋の伸張方向が背側方向へと変化するため，これらを意識した運動療法技術が必要となる．

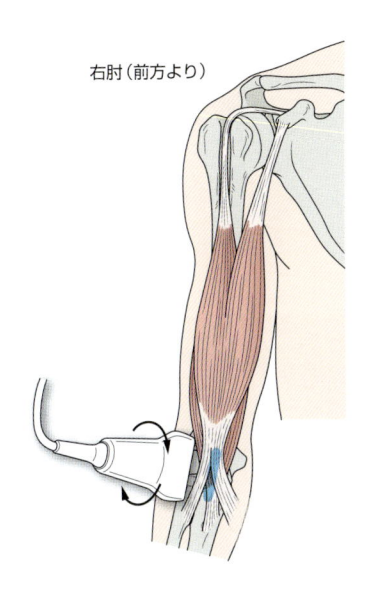

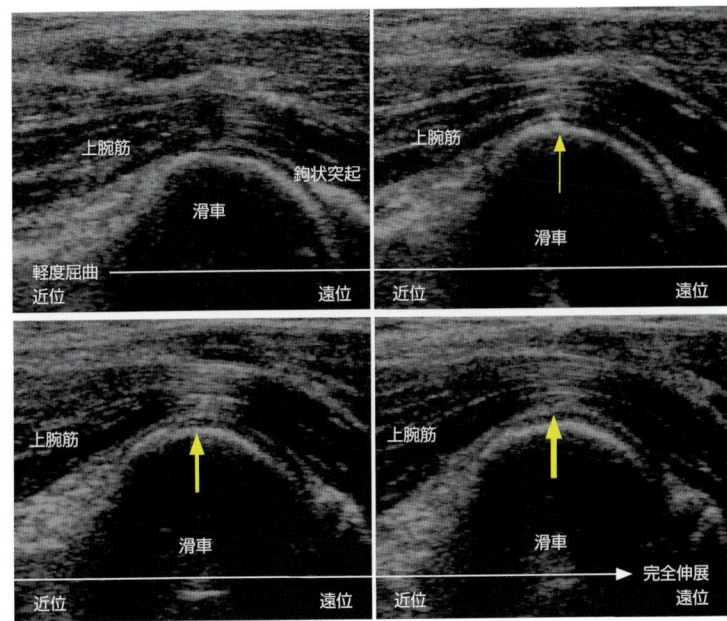

[図 9] 肘関節終末伸展運動時の上腕筋の長軸動態

3 超音波解剖・機能解剖所見を踏まえた運動療法技術

1 上腕筋に対する横方向への伸張・剥離操作（関節周辺部）

　肘関節伸展に伴い上腕筋線維が内側へと移動する現象を再現するように，上腕筋に対し横方向に伸張ならびに剥離操作を加える．セラピストの一方の指は，長橈側手根伸筋と上腕筋の外側縁との間に当て，他方の指は上腕筋の内側縁に置く．操作する上腕筋の外側には橈骨神経が，内側には尺骨神経が走行するので，上腕筋に対し当てる指を遠位よりやや寝かせて当てるようにすると，神経を直接刺激することなく，上腕筋に対し適切な伸張刺激を加えることができる．セラピストは外側から圧を加えた際に移動する上腕筋を内側の指で受け，再び上腕筋を外側へ押し返す要領で横方向への伸張ならびに剥離刺激を加えていく（図 10a，動画④a）．実際の伸張操作を超音波で観察してみると，上腕筋が上腕骨との間で横方向に移動しながら伸張されている様子がよくわかる（図 10b，動画④b）．

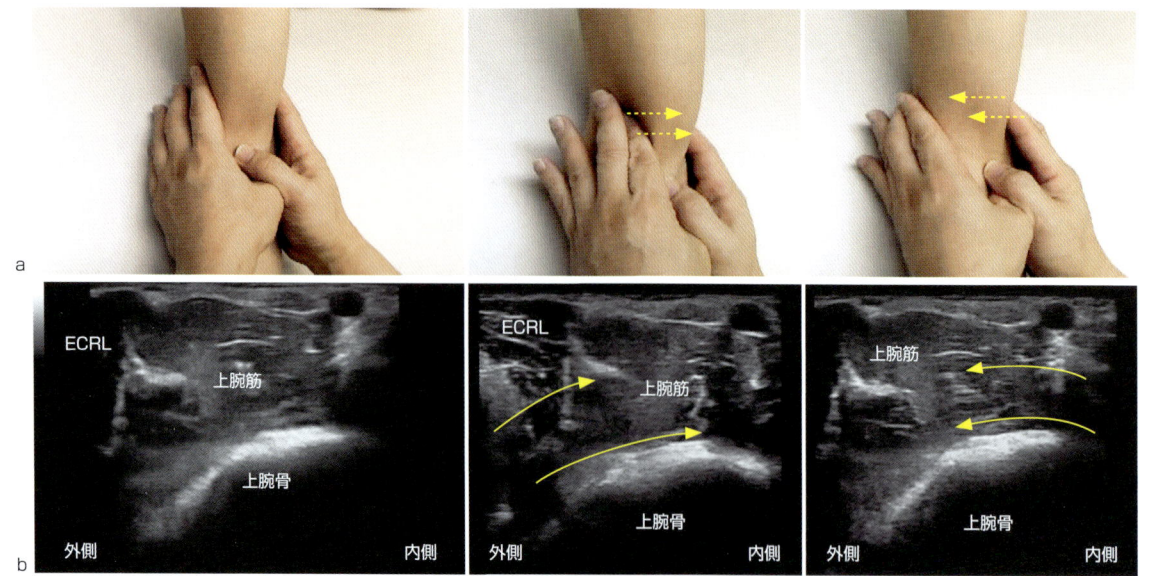

[図10] 上腕筋に対する横方向への伸張・剥離操作（関節周辺部）

2 上腕筋に対する腹側方向への伸張・剥離操作（上腕中央〜遠位）

　肘関節伸展に伴う滑車の突出を許容できるためには，上腕筋の深部線維の柔軟性が必要である．ここでは，上腕筋を骨から腹側へと引き離す要領で，深部線維を伸張ならびに剥離する操作を紹介する．症例の上腕をセラピストの母指と中・環指で前方より挟み，上腕骨骨幹部を内側と外側とから把持する．セラピストの指は，上腕筋の筋腹を指で捉えたまま上腕骨の骨縁に沿って腹側へと引き上げ，上腕骨から上腕筋の筋腹を持ち上げる（図11a，動画⑤a）．同様の操作を，上腕の中央あたりから徐々に遠位へと加えていく．実際の伸張操作を超音波で観察してみると，セラピストによる引き上げ操作により，上腕筋の形状が変形しながら，腹側方向へと伸張される様子がよくわかる（図11b，動画⑤b）．

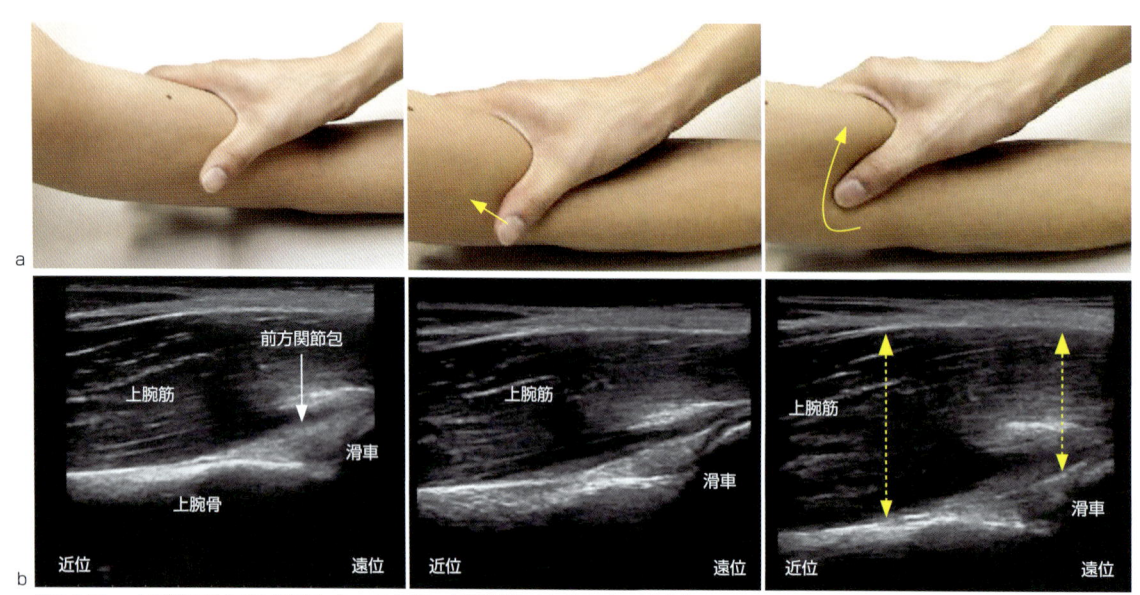

[図11] 上腕筋に対する腹側方向への伸張・剥離操作（上腕中央〜遠位）

II 肘関節

2 上腕三頭筋の超音波観察と拘縮との関連

▶ 上腕三頭筋の中で拘縮との関連性が最も強いのは内側頭である．
▶ 内側頭は，長頭と外側頭とにより形成される共同腱に深部より付着するとともに，関節筋として肘関節後方関節包に付着する．
▶ 内側頭の長軸観察からは，上腕骨から共同腱へと向かう内側頭の半羽状構造が観察できる．拘縮例では，関節包に隣接する遠位の線維群への対応が大切である．
▶ 内側頭の屈曲動態を短軸観察すると，屈曲に伴い内側頭線維は，上腕骨の外側縁を乗り越えて腹側へと移動する．拘縮例では，内側頭の短縮動態の改善も，重要なポイントである．

1 上腕三頭筋の超音波観察の手順

1 上腕三頭筋を観察するために知っておくべき解剖学

　上腕三頭筋は，内側頭が深部に位置し，その上を覆うように内側に長頭，外側に外側頭が位置する．長頭と外側頭は遠位で癒合し，共同腱を形成して肘頭に停止する．内側頭には肘頭へ停止する腱はなく，長頭と外側頭とにより形成される共同腱に深部より付着し，自身の張力を肘頭へと伝えている．内側頭は上腕骨背側遠位部より広く起始する筋肉であり，決して内側に限局する筋肉ではない．むしろ，深頭と呼んだ方がその構造を表現しているように思う（図1）．

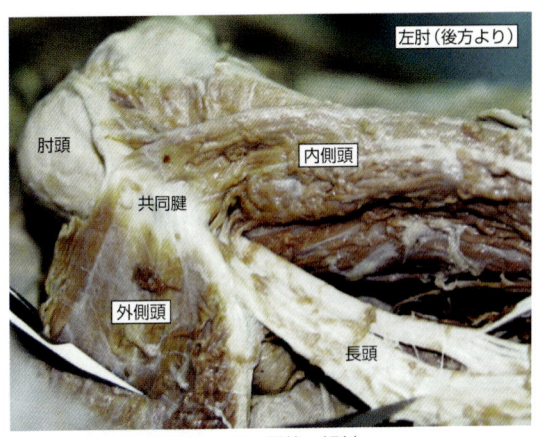

[図1] 知っておくべき上腕三頭筋の解剖

2 上腕三頭筋を長軸観察する

　肘関節を90°屈曲位として，上腕三頭筋を長軸観察する．プローブの端を肘頭に当て，肘関節後方レベルで長軸観察すると，上腕骨滑車，肘頭窩，上腕骨後縁が観える．加えて，上腕骨後縁から肘頭窩を覆いながら滑車にかけて張っている関節包も明瞭に観察できる．その関節包に隣接して，内側頭の線維束が走行しているのがわかる（図2a）．プローブをそのまま近位方向へ移動させ，上腕遠位1/4レベルで観てみると，上腕骨から起始する内側頭の線維束が，共同腱へ向かって斜め背側へと整然と配列する様子（半羽状構造）が観察できる（図2b）．

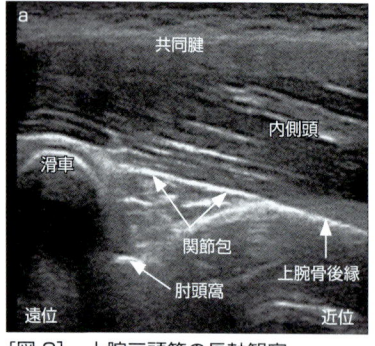

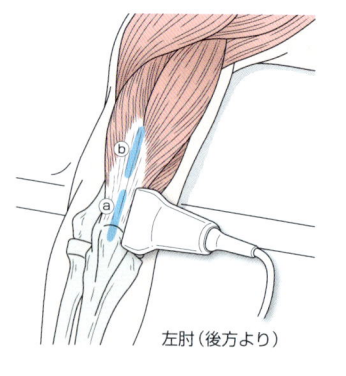

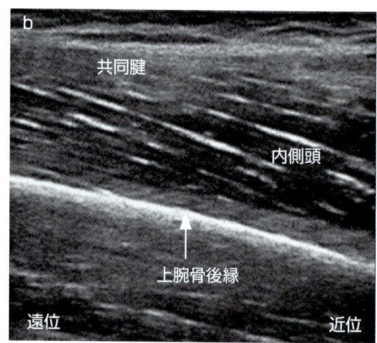

[図2] 上腕三頭筋の長軸観察
a：肘関節後方での長軸画像，b：上腕遠位1/4レベルの長軸画像

3　上腕三頭筋を短軸観察する

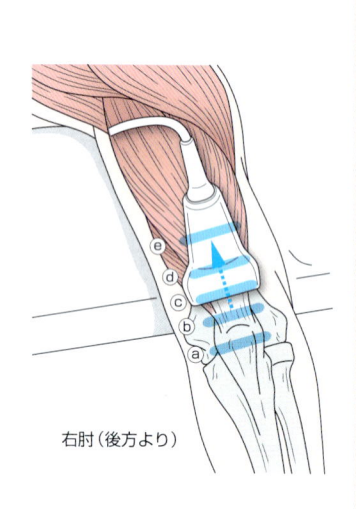

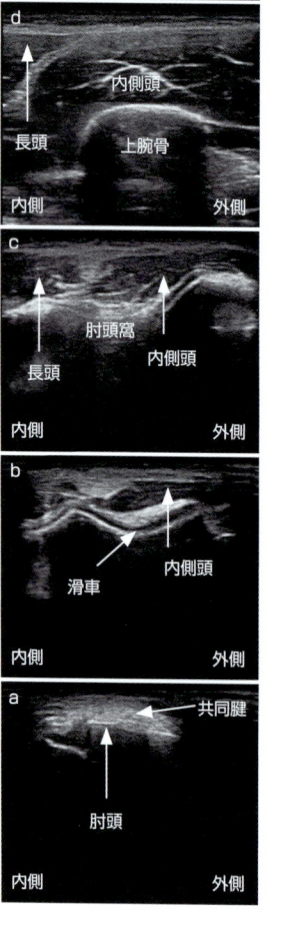

　肘関節を90°屈曲位として，上腕三頭筋を短軸観察する（**動画①**）．プローブを肘頭上に当て上腕三頭筋腱を画面上に描出する（図3a）．そのまま少し近位へプローブを移動させると上腕骨滑車の軟骨面が観えると同時に，外側から内側頭が観察できる（図3b）．その後，肘頭窩に移行する手前では，滑車軟骨はほぼ内側頭により覆われ，上腕骨内側顆後面には長頭が位置してくる（図3c）．肘頭窩のレベルでは，肘頭窩を覆う関節包はほぼ内側頭により覆われ，その内側では長頭のボリュームが増大してくる．肘頭窩の近位では，さらに内側頭により覆われる割合が増加し，内側顆上稜のレベルでは，上腕骨の背面はほとんど内側頭が覆い尽くす（図3d）．骨幹部へと移行するレベルでは，内側頭の表面に上腕三頭筋外側頭と長頭とが位置する様子が観察される（図3e）．

[図3]　上腕三頭筋遠位部の短軸観察

60 ● Ⅱ　肘関節

2 拘縮治療のための機能解剖学

1 肘関節伸展・屈曲運動時の内側頭の長軸動態

　肘関節伸展・屈曲運動時の上腕三頭筋の動態を，肘関節の後方で長軸観察してみる．内側頭のfibrillar patternが明瞭となるようにプローブを調整すると，明らかに共同腱へと付着する線維群と関節包周辺に付着する線維群とが存在することがわかる．肘関節の伸展運動時の動態を観察すると，共同腱に付着する線維群が，腱を近位へと引き込み伸展に関与している様子が観察できる．また，終末伸展域では関節包に付着する線維群が，関節包を引き上げる様子も観察することができる（図4，動画②）．屈曲運動時の動態を観察すると，内側頭は，後方関節包と一体化して肘頭に引かれる様子がよくわかる．同時に，後方関節包の伸張パターンをよく観察すると，脂肪体が存在する部分の関節包の長さはほとんど変化せず，屈曲時に滑車と接する関節包がよく伸びる様子が観察される（図5，動画③）．ちょうどこのあたりは，内側頭の線維束が関節筋として付着する部分であり（図5），同部の瘢痕化は屈曲可動域に強く関連する．

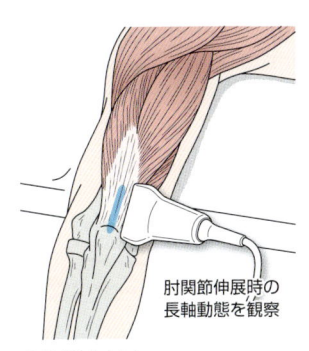

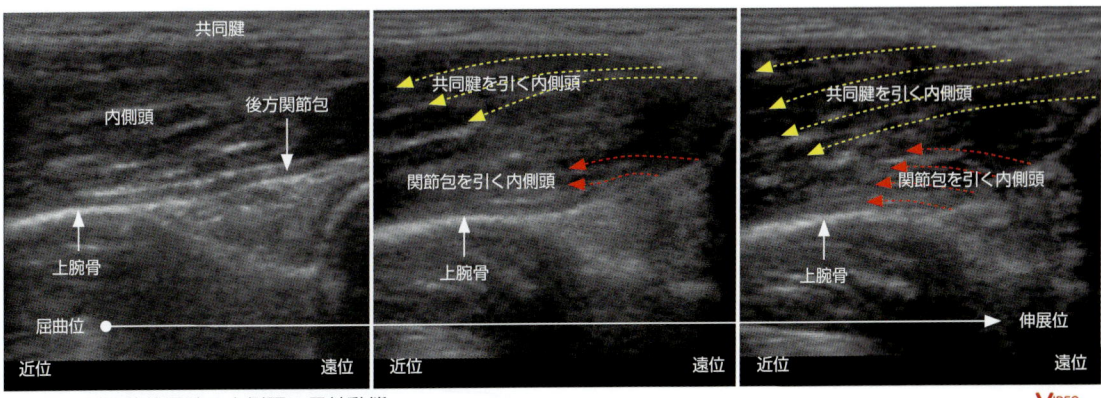

［図4］　肘関節伸展時の内側頭の長軸動態

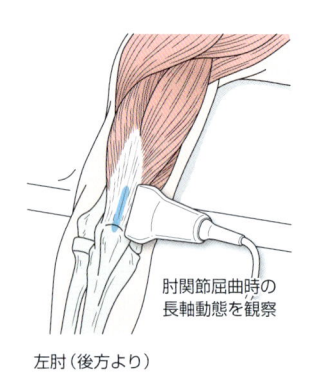

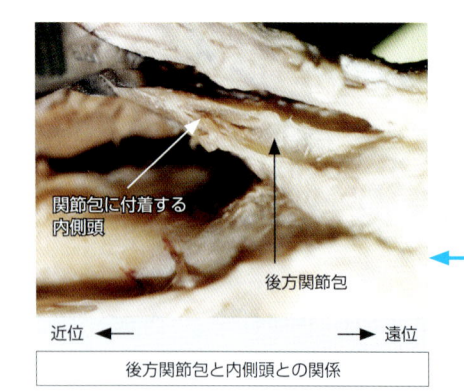

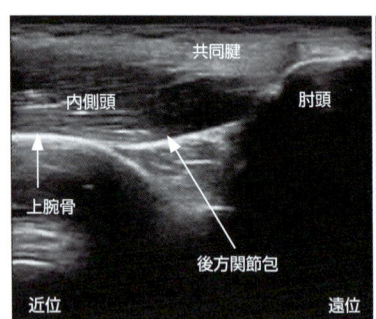

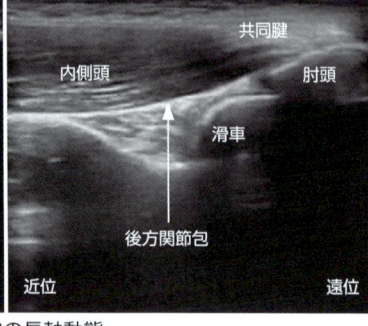

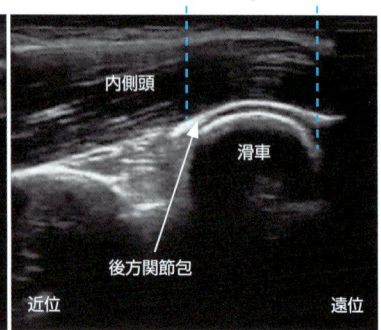

[図5] 肘関節屈曲時の内側頭と関節包の長軸動態

2 肘関節屈曲運動時の内側頭の短軸動態

　肘関節屈曲運動時の上腕三頭筋内側頭の短軸動態を，上腕骨内側顆上稜のレベルで，内側ならびに外側より観察してみる．肘関節を45°程度屈曲位とし，内側顆上稜レベルで背側よりプローブを当て，上腕骨の背側面が内側頭により覆われていることを確認する．続いて，プローブを内側へ移動すると，上腕骨内側の骨縁を中心にして，背側に内側頭，腹側に上腕筋が位置する様子が確認できる(図6a)．これより，肘関節を屈曲させると，内側頭の筋線維は腹側へ移動しようとするが，屈曲に伴う上腕筋の内側への張り出しとぶつかり合い，結果として内側頭の腹側移動は生じないことが観察される(動画④a)．プローブを内側顆上稜から骨幹部へと移行するあたりへと移動し同様に観察しても，内側頭と上腕筋とがぶつかり合う様子に変化はなく(図6b)，内側頭が骨縁を越えることはない(動画④b)．

　続いて，外側顆上稜レベルで観察すると，上腕骨外側の骨縁を中心にして，背側に内側頭，腹側に腕橈骨筋と長橈側手根伸筋が確認できる(図7a)．これより，肘関節を屈曲させると，内側頭の筋線維が骨縁を乗り越え，腹側へと移動する様子が観察できる(動画⑤a)．プローブを外側顆上稜から骨幹部へと移行するあたりで観察すると，内側頭はさらに大きく腹側へと移動するのが観察される(図7b，動画⑤b)．肘関節屈曲可動域と，内側頭の冠状面上での外側移動との関連性が窺える現象である(動画⑤b)．伊藤[3]は，肘関節拘縮症例の手術の際に，内側頭と外側筋間中隔との瘢痕化が屈曲可動域に大きく影響することを述べており，肘関節屈曲制限における筋性要因を探る方法として，内側頭の短軸観察が有用な情報を提供してくれる可能性がある．

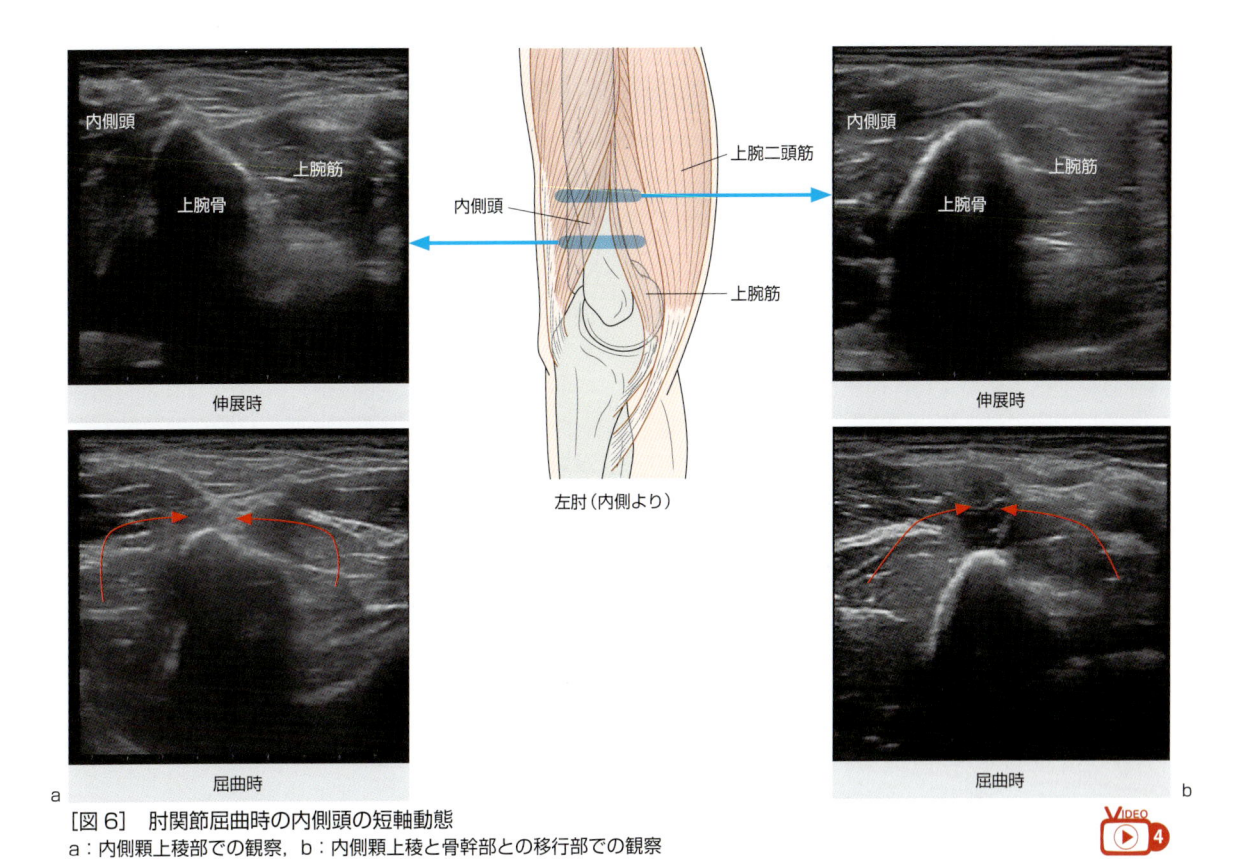

[図6] 肘関節屈曲時の内側頭の短軸動態
a：内側顆上稜部での観察，b：内側顆上稜と骨幹部との移行部での観察

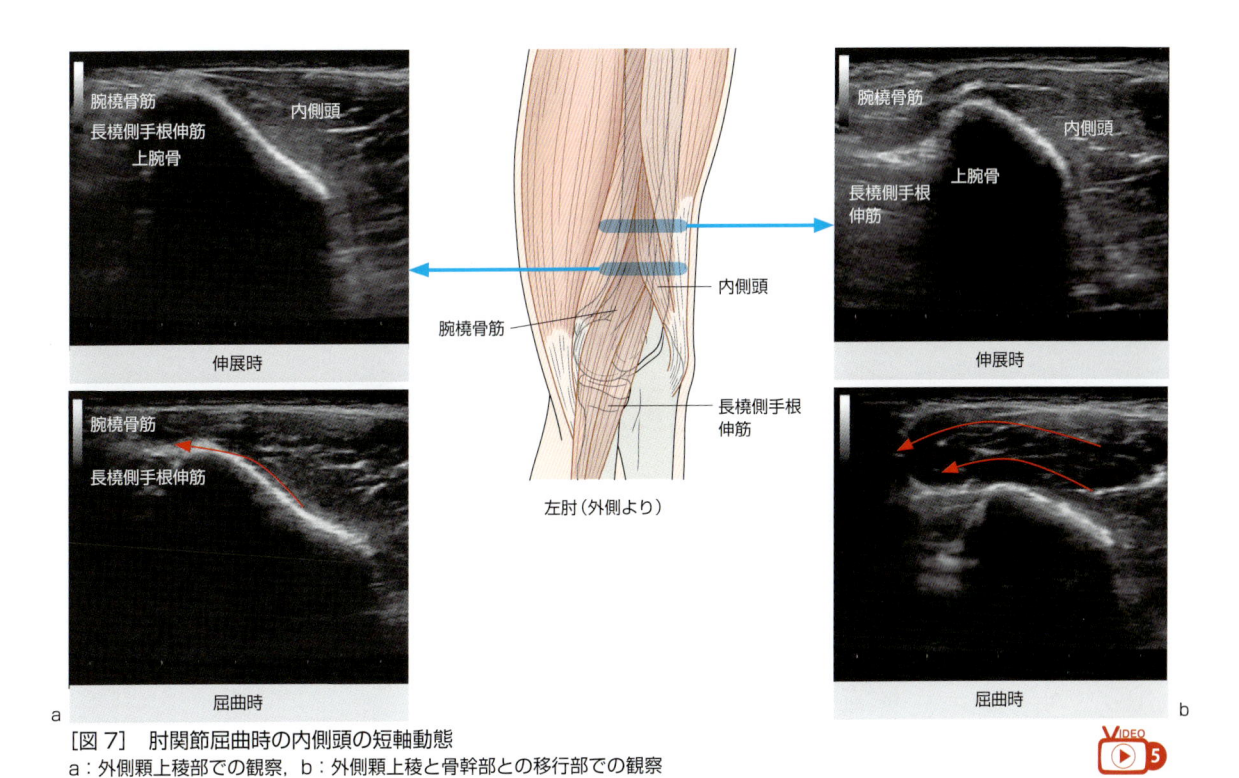

[図7] 肘関節屈曲時の内側頭の短軸動態
a：外側顆上稜部での観察，b：外側顆上稜と骨幹部との移行部での観察

3 超音波解剖・機能解剖所見を踏まえた運動療法技術

1 内側頭に対する筋収縮の誘導の工夫と技術

　肘関節後方関節包と内側頭線維との関節筋機能の存在について，長軸動態観察の項で説明したが，同部の線維化・癒着は肘関節屈曲可動域に影響する．その予防には，術後できるだけ早期に内側頭固有の収縮機能を改善し，後方関節包と筋とのmusculo-capsular junctionに内側頭の張力を作用させることが大切である．そのためには，長頭ならびに外側頭による伸展運動を極力排除し，内側頭による肘関節伸展運動を誘導する技術が必要である．具体的には，肩関節を過伸展位とし長頭の起始と停止を近づけ活動張力を抑え，これに肩関節内旋を加えた肢位とする．こうすることで前腕に作用する重力は，肘に対し外反ベクトルと屈曲ベクトルとして作用し，これに抗して収縮できる筋肉，すなわち，内側頭による運動を効率よく行わせることになる(図8a)．このようなポジションの設定により，肘関節伸展の自動介助運動および自動運動が内側頭をターゲットにした運動へとつながる．

　また，肘関節伸展の自動介助運動の際に，上腕の中央あたりで，内側頭の表層に位置する長頭と外側頭とを，一塊の状態で内側もしくは外側方向へと回転させることで，肘関節伸展運動への関与をブロックする(図8b)．このような技術を加えることで，内側頭が伸展運動にかかわる割合が必然的に多くなる．

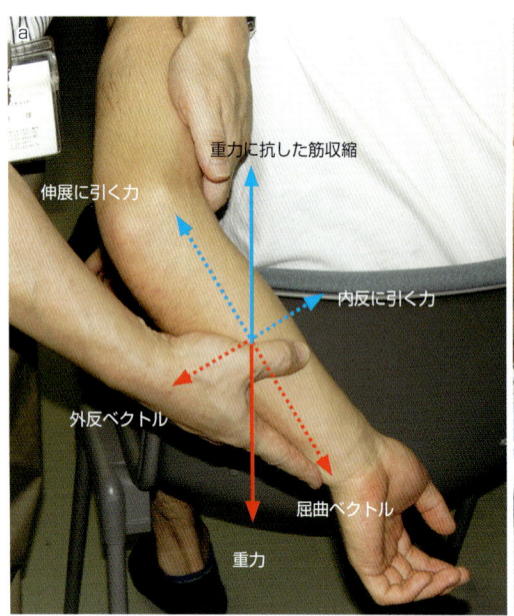

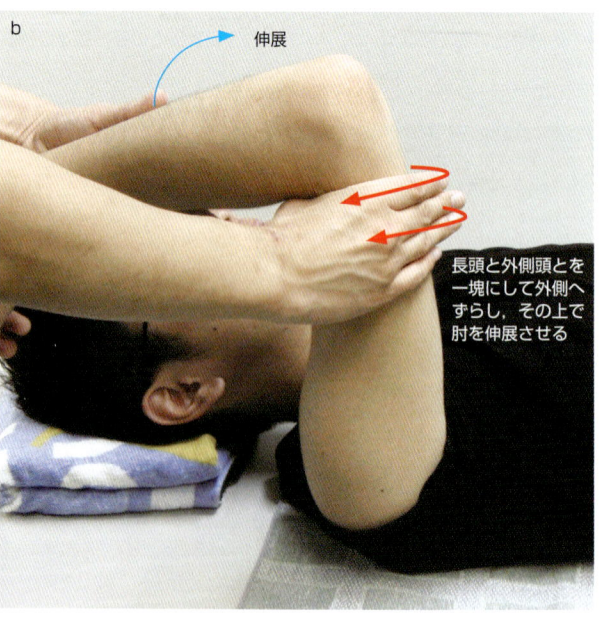

[図8] 内側頭の選択的収縮訓練
a：ポジションに留意した内側頭の収縮訓練，b：長頭と外側頭をブロックした状態での内側頭の収縮訓練

2　内側頭に対する伸張・剥離操作

　肘関節屈曲可動域の拡大には，内側頭の柔軟性が極めて重要である．まず，内側頭を骨から背側へと引き離す要領で伸張ならびに剥離する操作を紹介する．上腕骨遠位の上稜部から骨幹部へ移行するあたりで，セラピストの母指と中・環指とで後方より隙間がないように挟み，上腕骨自体を内側と外側とから把持する．セラピストの指は，内側頭の筋腹を指で捉えたまま背側へと引き上げ，上腕骨から内側頭の筋腹を持ち上げる（図9a）．引き上げる際に，セラピストの指と患者の上腕三頭筋を含めた軟部組織とが，常に密着した状態を保つのが操作のコツである．同様な操作を，上腕の遠位1/3周辺を中心に，徐々に指を移動させながら加えていく．

　次に，肘関節屈曲運動の短軸動態観察で得られた観察所見をもとに，内側頭の外側前方へのストレッチングを紹介する．先に述べた，内側頭の背側への引き上げ操作と同様に，セラピストの母指と中・環指とを用いて間隙がないように挟む．その後，肘関節の屈曲に合わせて，内側頭を外側前方へと回転させるようにストレッチを加える（図9b）．内側頭の引き上げ操作と外側前方への回転操作とを，適宜組み合わせながら患者に適応すると良い．

［図9］　内側頭の癒着剥離・伸張操作
a：内側頭の持ち上げ操作，b：内側頭の回転操作

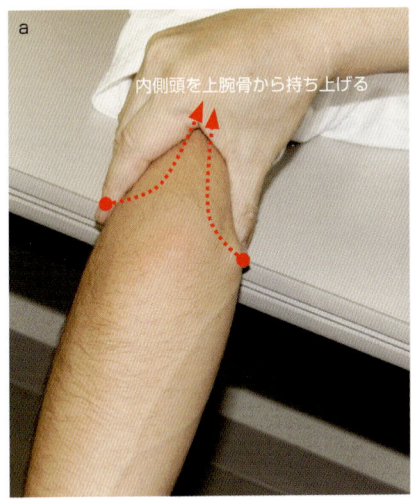

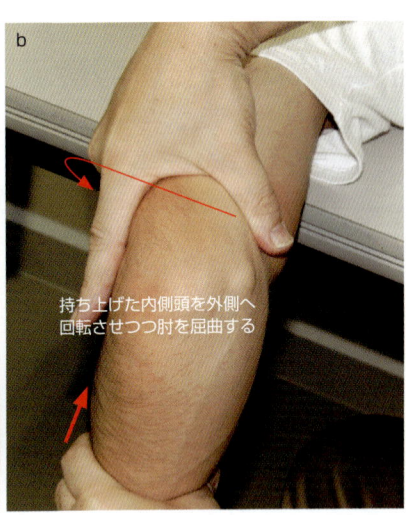

内側頭を上腕骨から持ち上げる

持ち上げた内側頭を外側へ回転させつつ肘を屈曲する

II 肘関節

3 長橈側手根伸筋の超音波観察と拘縮との関連

▶長橈側手根伸筋（ECRL）は手関節伸筋群の中の一つであるが、肘関節においては屈筋であり、腕橈関節レベルにおける屈曲拘縮の要因となる．
▶上腕骨小頭レベルの短軸観察では、小頭幅に対する約60％が上腕筋、約40％がECRLにより被覆されている．これが小頭の遠位となると、腕橈関節幅のほとんどがECRLにより被覆される．
▶肘関節終末伸展時の短軸動態を観察すると、ECRLの筋線維は、筋膜内を外側へと回転するように移動する現象が確認できる．
▶上腕骨小頭レベルでECRLを長軸観察すると、終末伸展に伴い小頭は腹側へと突出するが、この突出を許容するECRLと関節包との境界部の柔軟性が伸展制限に影響する．

1 ECRLの超音波観察の手順

1 小頭レベルでECRLを短軸観察する

肘関節の前方よりプローブを当て、上腕骨小頭を描出しECRLを短軸観察してみる．このレベルの超音波画像では、内側に滑車、外側に小頭が並んで観察できる．我々が調査した結果では、80肘中9肘で小頭すべてが上腕筋に覆われていたが（図1a），80肘中71肘では上腕筋とECRLとにより被覆されていた（図1b）．つまり、通常の肘関節では、小頭の前面は上腕筋とECRLとにより被覆されているのが普通である．我々の結果では、小頭幅に対する被覆割合は上腕筋が約60％、ECRLが約40％である．プローブを小頭の遠位まで進めると、橈骨頭が一部観察できるが、このレベルでは腕橈関節幅（橈骨頭幅）のほとんどがECRLにより被覆される（図1c）．

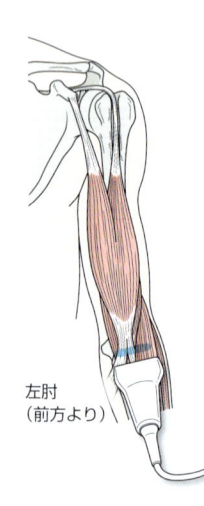

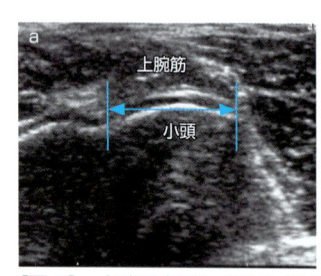

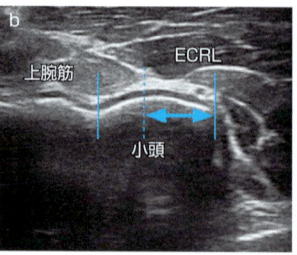

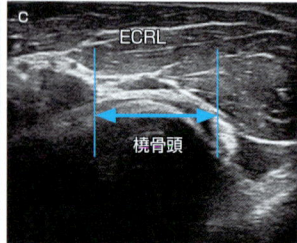

［図1］ 上腕骨小頭レベルのECRL短軸画像
a：9肘/80肘，b：71肘/80肘，c：小頭遠位レベルのECRL

左肘
（前方より）

2 小頭レベルで ECRL を長軸観察する

　上腕骨小頭を短軸走査し，ECRL が小頭を被覆しているところでプローブを 90°回転すると，ECRL の長軸画像が描出される．この画像からは小頭・橈骨頭を含めた腕橈関節，関節包，ECRL の線維構造が明瞭に観察できる．ECRL の大部分の線維は上腕骨へと向かって走行しているが，関節包に隣接する線維は，小頭から橈骨頭にかけての関節包に直接付着しているように見える．腕橈関節の前方に位置する関節包と ECRL との密接な関係が窺われる構造である（図2）．

[図2] 上腕骨小頭レベルの ECRL 長軸画像

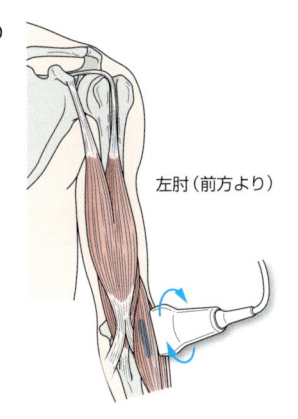

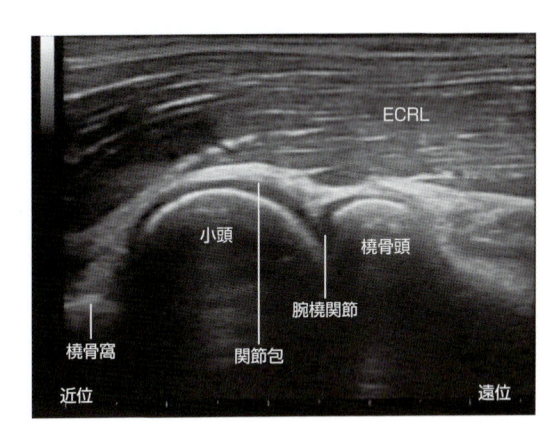

左肘（前方より）

ECRL／小頭／橈骨頭／腕橈関節／橈骨窩／関節包／近位／遠位

2 拘縮治療のための機能解剖学

1 肘関節終末伸展運動を小頭レベルで短軸観察する

　肘関節終末伸展時の ECRL の短軸動態について観察する．肘関節軽度屈曲位で小頭レベルの ECRL を短軸走査し，肘関節を徐々に伸展させる．伸展運動に伴い ECRL は，外側後方へと回転する様子が明瞭に観察される（図3，動画①）．ECRL 筋腹内にある筋内腱を指標にしてその角度を求めてみると，約 22.8°回転することがわかっている[2]．

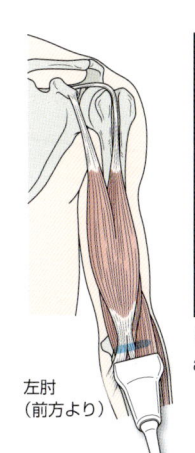

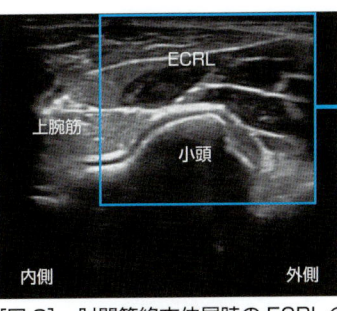

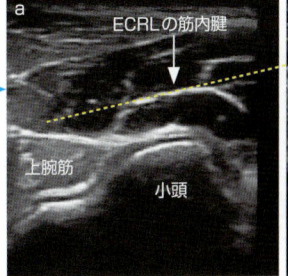

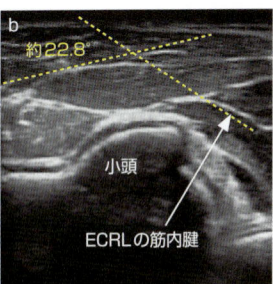

[図3] 肘関節終末伸展時の ECRL の短軸動態
a：軽度屈曲位，b：完全伸展位

左肘（前方より）

ECRL／上腕筋／小頭／内側／外側／ECRL の筋内腱／約22.8°

2 腕橈関節における肘関節終末伸展運動を長軸観察する

　ECRL が小頭を被覆しているレベルで，長軸画像を描出する．肘関節を軽度屈曲位とし，上腕骨縁が水平となるようにプローブを走査する（図4a）．上腕骨縁を水平位に維持しながら肘関節を伸展させると，橈骨頭が背側へ移動するとともに，小頭が前方関節包ならびに隣接する ECRL を伸張しながら腹側へと突出する様子を観察することができる（図4b，動画②）．

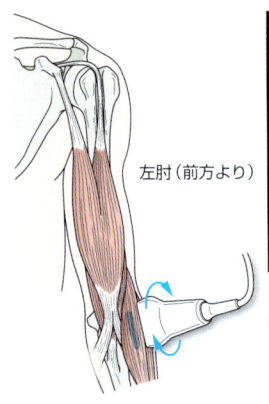

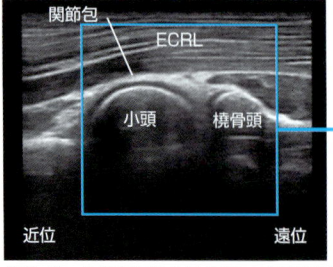

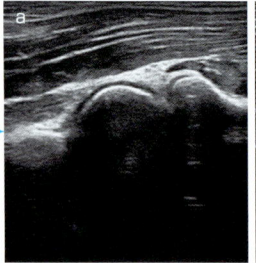

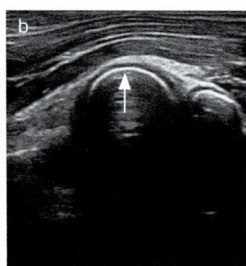

[図4] 肘関節終末伸展時の腕橈関節の長軸動態
a：軽度屈曲位，b：完全伸展位

3 肘関節終末伸展時の関節包の伸張パターン

　腕橈関節部の長軸走査を通して，関節包の伸張パターンについて観察する．ECRL が小頭を被覆している部位で長軸走査し，30°屈曲位と完全伸展位とで関節包の長軸長を比較してみると，30°屈曲で平均 39.4 mm が，完全伸展位では平均 45.3 mm と，平均 5.9 mm 程度伸張する．そこで，前方関節包の伸張パターンを関節包内にある脂肪体の有無により区別して検討してみると，脂肪体のある部分では平均 1 mm 程度しか伸張しないのに対し，脂肪体のない部分（小頭の前方に位置する関節包）は，平均 4.9 mm 伸張することがわかった（図5）．すなわち，終末伸展に必要な小頭の突出を許容するには，小頭軟骨を覆う関節包周辺組織の柔軟性が大切であり，同部の関節包と ECRL との間の硬さが，拘縮に影響すると考えられる．

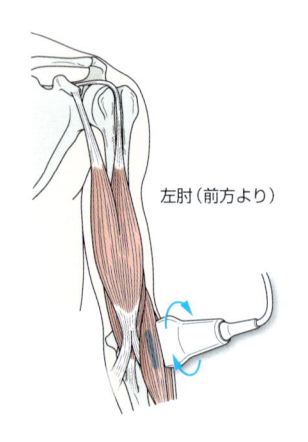

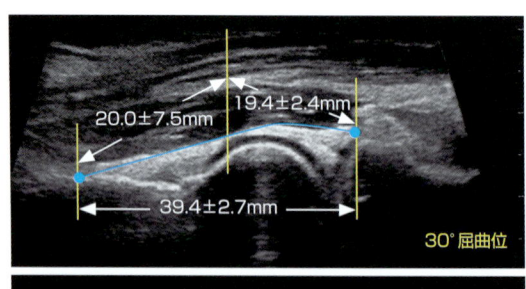

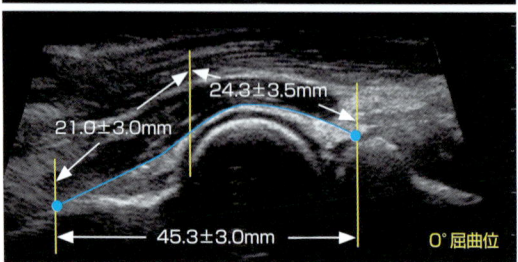

[図5] 肘関節終末伸展時の腕橈関節部関節包の伸張パターン

3　超音波解剖・機能解剖所見を踏まえた運動療法技術

1　ECRL に対する後外側方向への伸張・剥離操作（関節周辺部）

　肘関節伸展に伴い，ECRL 線維が冠状面上で後外側へと回転しながら移動する現象を再現するように，ECRL に対し伸張ならびに剥離操作を加える．セラピストの一方の母指を，ECRL と上腕筋との筋間に沿って当て，他方の 4 指は腕橈骨筋も含めて ECRL を包み込むように把持する．その後，症例の肘関節伸展とともに，ECRL の筋腹を同時に後外側へと回転させ，小頭の前方隣接組織への伸張ならびに剥離刺激を加える（図 6，動画③）．肘関節の伸展に少しずつ前腕の回外も加えながら行うと効果的である．

[図 6] ECRL に対する後外側方向への伸張・剥離操作

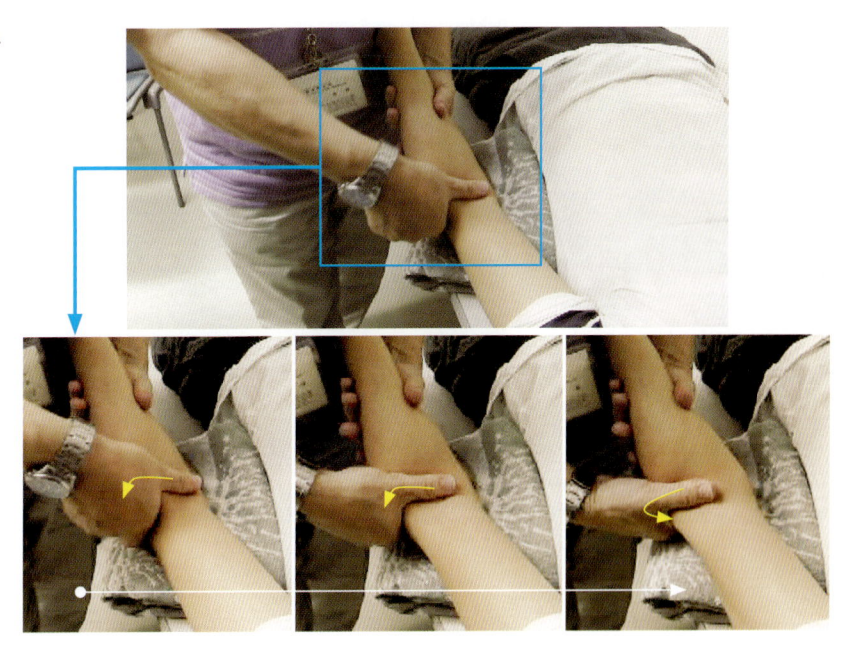

2　腕橈関節前方部の拘縮予防訓練としての ECRL 収縮

　肘関節の終末伸展に伴う小頭の突出を許容できるには，小頭前面の関節包ならびに隣接する ECRL との柔軟性が重要となる．肘関節周辺外傷ならびに何らかの手術後に行われる外固定中に，小頭前面に隣接する組織の柔軟性の維持が可能であれば，外固定除去後の拘縮改善がより円滑に進むと考えられる．実際の運動療法としては，示指の中手骨底が外側顆上稜に向かって最短距離で近づく運動（テーブルに対し 45°回内位で垂直に持ち上げる橈屈運動）を反復させ，ECRL と小頭との間に張力を与える（図 7a）．この ECRL の収縮が，小頭隣接部ではどのような作用を及ぼしているのかについて超音波で観察してみる．小頭レベルの短軸動態を見ると，筋収縮とともに ECRL 線維は内側へと移動し，上腕筋を外側より圧排する様子がよくわかる．この際，小頭前方の関節包に対しても，ECRL の移動とともに内側方向への張力が作用し，筋と関節包との間に横方向の刺激が作用している様子が観察される（図 7b，動画④a）．次に，長軸動態を観てみると，伸張に伴い ECRL 線維角は鋭角になり，筋収縮とともに鈍角となる様子がわかる（動画④b）．つまり，ECRL への伸張

3　長橈側手根伸筋の超音波観察と拘縮との関連　●　69

は，関節包に対し末梢への牽引力を作用させるとともに，ECRL の収縮に伴う張力は，関節包に対し腹側方向への張力を与えると考えられる(図7c).

このように，外固定中から可能な限り早期に ECRL の収縮訓練を実施することで，腕橈関節前方の関節包隣接組織の癒着，瘢痕化を予防できる可能性がある．

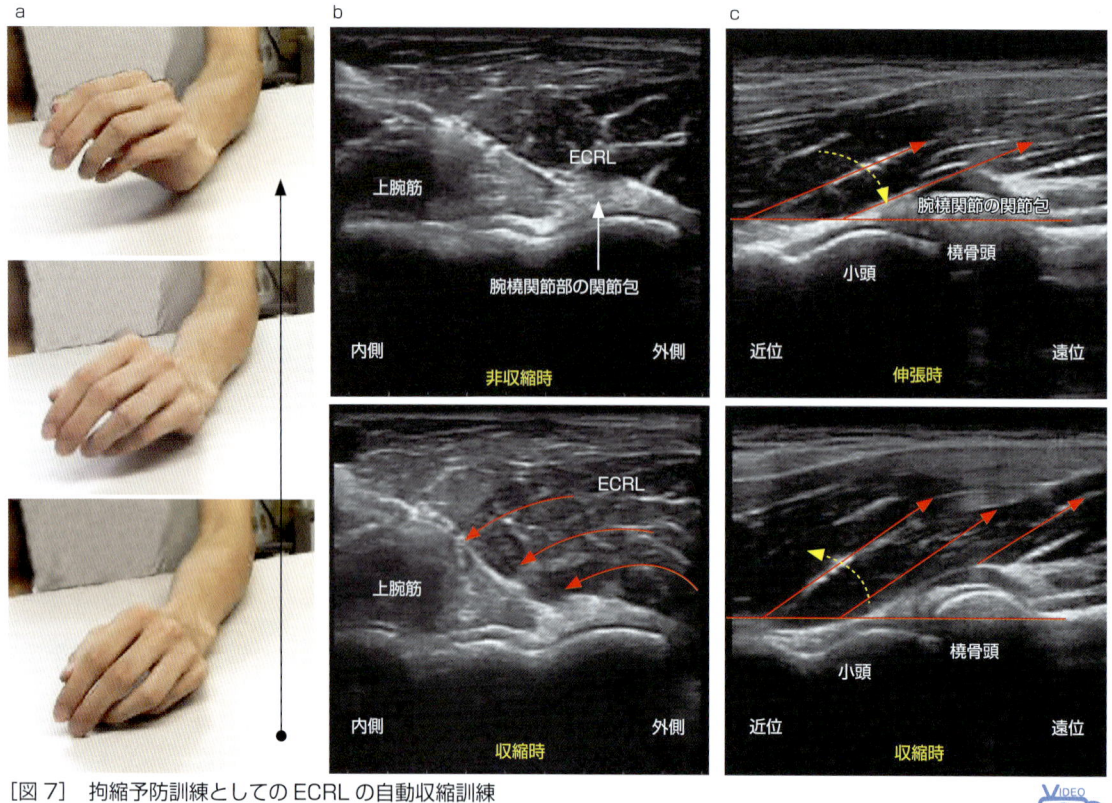

[図7] 拘縮予防訓練としての ECRL の自動収縮訓練
a：ECRL の自動収縮訓練，b：ECRL 自動収縮時の短軸動態，c：ECRL 自動収縮時の長軸動態

II 肘関節

4 肘関節後方脂肪体の超音波観察と拘縮との関連

- 肘関節後方の疼痛により肘関節終末伸展域が制限される場合には，肘関節後方脂肪体のインピンジメントを念頭に置き対処するとよい．
- 肘関節後方脂肪体は，関節包の内側かつ滑膜の外側に存在する．
- 肘関節後方脂肪体を長軸観察すると，肘頭の進入に伴い背側近位方向へと移動し，肘頭とのインピンジメントを回避している．
- 肘関節後方脂肪体インピンジメントの運動療法では，上腕三頭筋内側頭の硬さを改善しつつ，内側頭が持つ関節筋機能を有効に作用させることが大切である．

1 肘関節後方脂肪体の超音波観察の手順

1 肘関節後方脂肪体を観察するために知っておくべき解剖学

　肘関節後方脂肪体は，関節包の内側かつ滑膜の外側にある組織である（図1a）．肘関節が屈曲位の時には肘頭窩と関節包との間の間隙を埋めるように位置しているが，肘関節の伸展に伴い同部に肘頭が進入してくるため，インピンジメントが生じやすい環境にある．また，肘頭窩近位の上腕骨には全く筋の付着がない部分が一定範囲で存在し（図1b），このスペースの存在と肘関節後方脂肪体の動態との関係が大変興味深い．

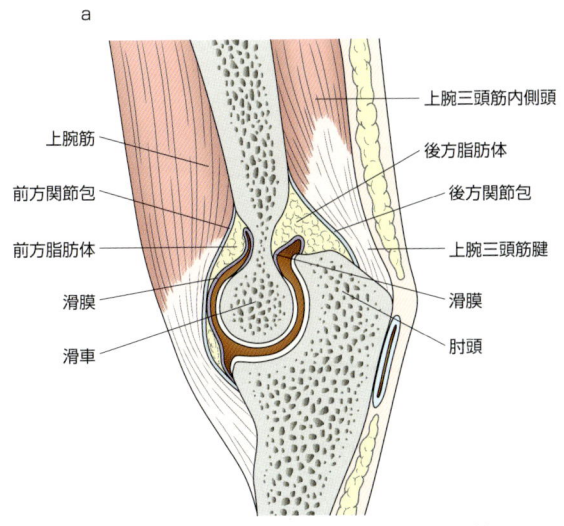

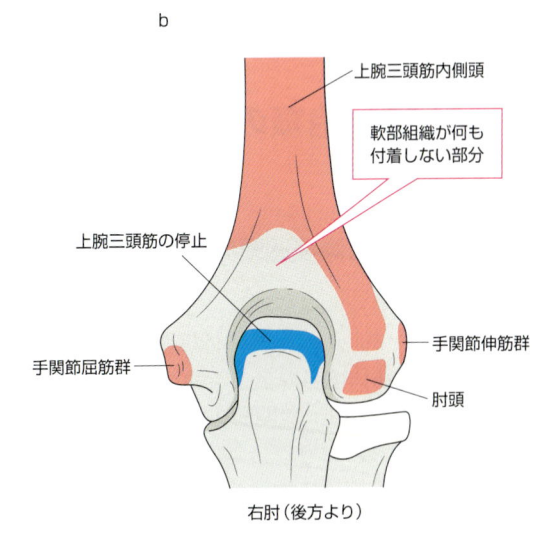

[図1] 知っておくべき肘関節後方脂肪体周辺の解剖

2　肘関節後方脂肪体を観察する

　肘関節を90°屈曲位として肘関節後方脂肪体を観察する．肘関節後方より肘頭にプローブを短軸方向で当て，肘頭の骨縁と上腕三頭筋腱を画面上に描出する（図2a）．そこから，プローブを徐々に近位へ移動させると，上腕骨滑車（図2b）に続いて肘頭窩が観察できる．肘頭窩の上には関節包が張っており，その深部の間隙を埋めるように後方脂肪体が描出される（図2c）．肘頭窩を描出後，プローブを90°回転し，後方脂肪体の長軸画像を描出すると，遠位より，肘頭，滑車，関節包ならびに後方脂肪体，上腕骨骨縁を，一つの画面上で観察することができる（図2d）．

[図2]　後方脂肪体の観察

a：肘頭上で短軸観察
b：滑車上で短軸観察
c：肘頭窩上で短軸観察
d：後方脂肪体を長軸観察

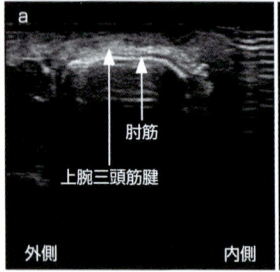

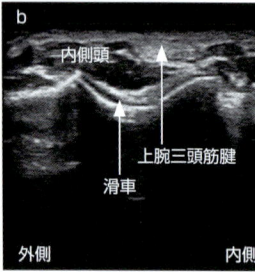

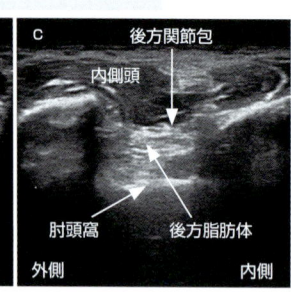

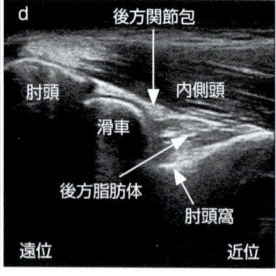

2　拘縮治療のための機能解剖学

1　肘関節伸展運動時の後方脂肪体の長軸動態

　肘関節屈曲30°からの終末伸展運動において，肘関節後方脂肪体はどのような動態をするのかについて観察してみる．肘関節屈曲30°位で後方から長軸走査し，被験者に自動伸展運動を行わせ，その際の後方脂肪体の動態を長軸観察してみる．伸展運動に伴う肘頭の進入により，後方脂肪体はいったん背側へと移動し，その後，最終伸展域となるにつれて，全体として近位へと移動する様子が観察できる（図3，動画①）．後方脂肪体の近位への移動は，肘関節90°屈曲位において観察される関節包の付着点より，明らかに近位へと移動する．この後方脂肪体は，肘頭の進入を避けるように機能的に変形を伴いながら移動しており，この脂肪体移動を妨げる何らかの要因が存在すると，後方脂肪体は肘頭と肘頭窩との間で挟まれ，疼痛が出現すると考えられる．

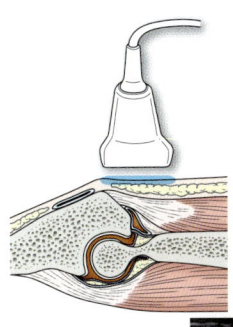

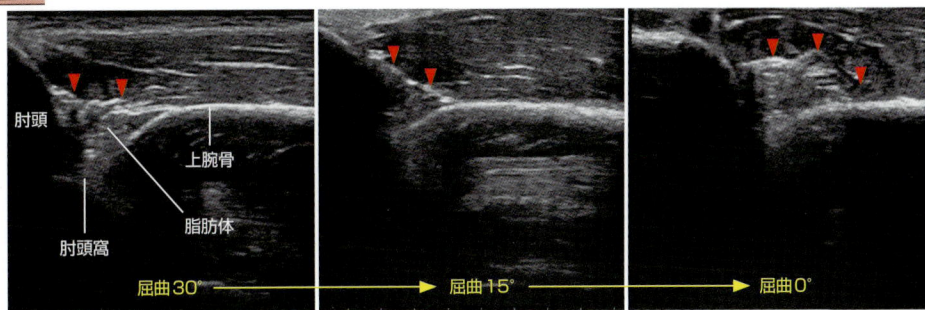

[図3] 肘関節終末伸展時の後方脂肪体の動態

2　肘関節後方脂肪体インピンジメント症例の長軸動態

　実際の症例を供覧する．実業団ソフトボールの外野手である．肘関節内遊離体の除去後，残存した肘関節後方部痛により伸展制限を呈していた．後方脂肪体を長軸観察すると，肘関節伸展に伴い，肘頭と肘頭窩との間で明らかに脂肪体が挟まれていた（図4，動画②）．エコー観察でインピンジした際に疼痛を認め，その疼痛は通常感じている肘伸展時の疼痛と同様であるとの回答を得た．後方脂肪体の移動性を改善する運動療法（後述）により改善し，トップリーグの外野手として競技復帰を果たした．

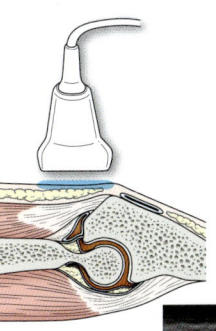

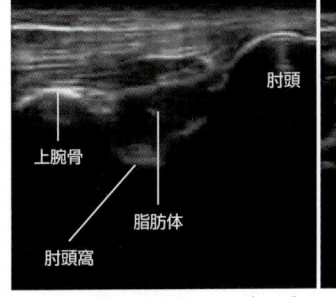

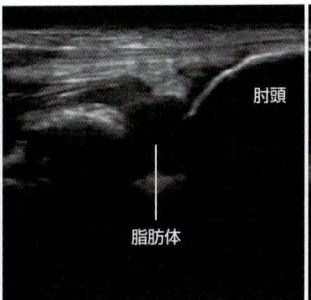

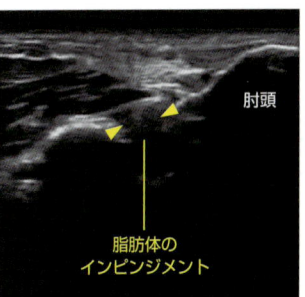

[図4] 肘関節終末伸展時の後方脂肪体インピンジメント

3 超音波解剖・機能解剖所見を踏まえた運動療法技術

1 後方脂肪体インピンジメントに対する運動療法

　後方脂肪体のインピンジメントは，肘頭の進入に伴い背側近位へと移動すべき脂肪体が，何らかの原因により移動できない状況が存在する結果生じた現象である．その原因としては，後方脂肪体が背側近位へ移動した際に，「本来収まるべきスペースに移動できない状態にある」ことが多い．すなわち，上腕三頭筋内側頭の硬さや癒着が，移動スペースを閉鎖してしまうことで後方脂肪体の移動が制限され，その結果，後方インピンジメントが生じると考えている（図5）．

　具体的な運動療法としては，内側頭に対する柔軟性の改善ならびに癒着剥離（上腕三頭筋の項（59頁）参照）操作に加えて，内側頭の関節筋線維を有効に作用させ，後方関節包ごと直接近位へと引き込ませる技術が必要となる（図6）．他動運動のみでは関節包に対して直接牽引力を作用させることはできないので，内側頭の自動収縮運動を利用する方が効果的である．さらに，内側頭の収縮前に内側頭を上腕骨から引き上げる操作を加えると，関節付着を背側方向へ延長することになり，内側頭の関節筋線維による引き込み張力を有効に作用させることが可能となる（図7，動画③）．

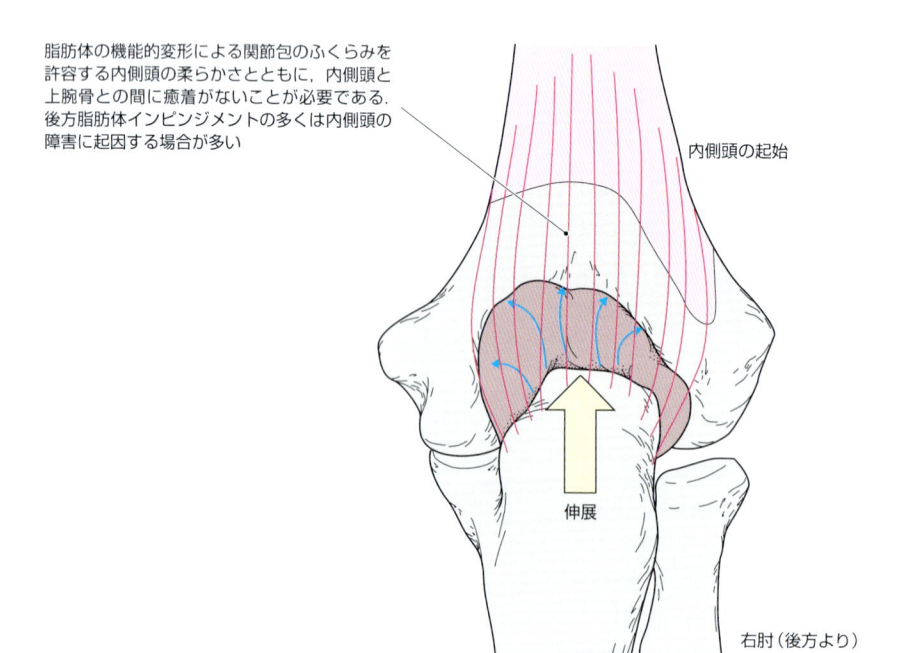

脂肪体の機能的変形による関節包のふくらみを許容する内側頭の柔らかさとともに，内側頭と上腕骨との間に癒着がないことが必要である．後方脂肪体インピンジメントの多くは内側頭の障害に起因する場合が多い

内側頭の起始

伸展

右肘（後方より）

[図5]　後方脂肪体インピンジメントのメカニズム

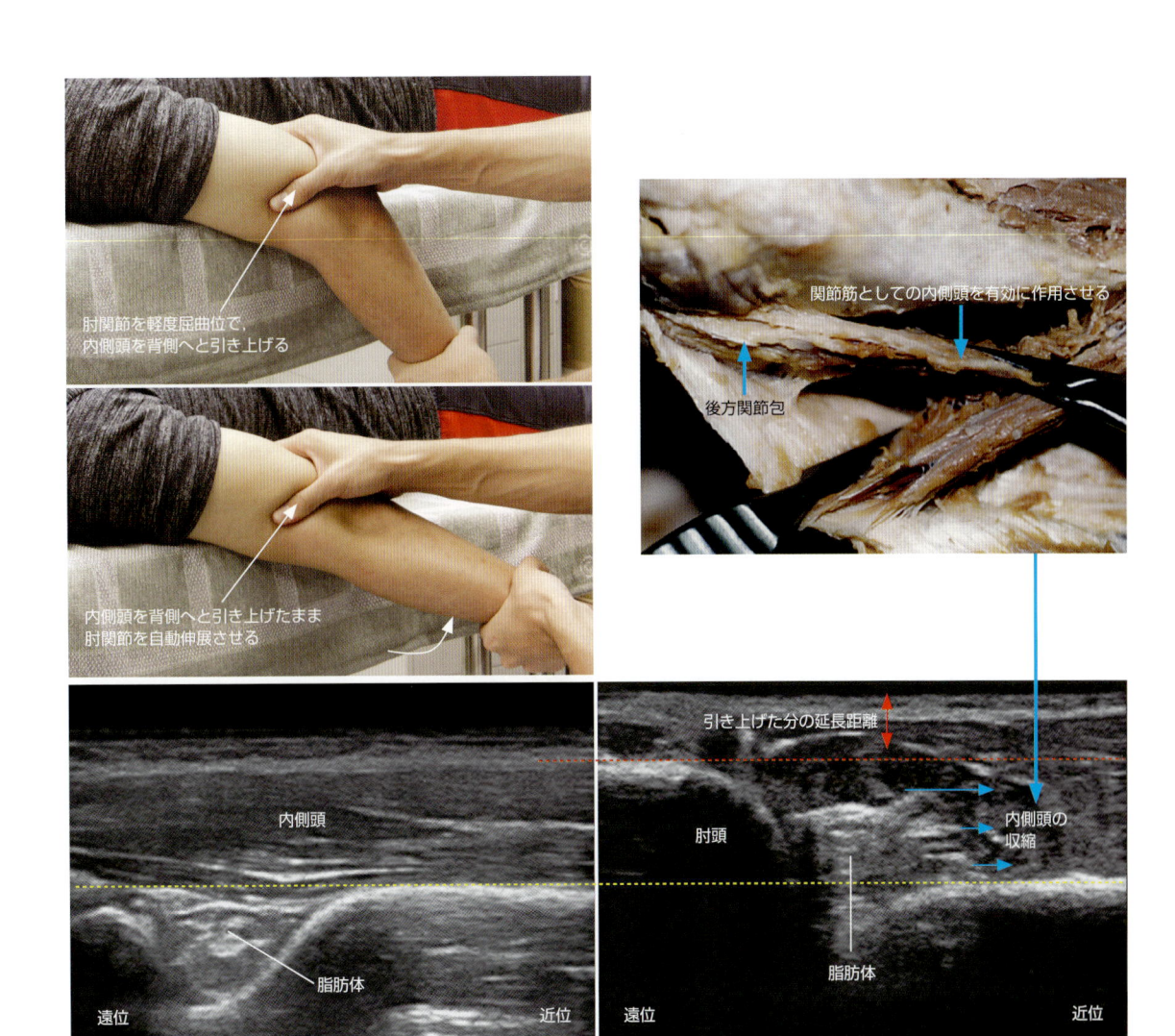

[図6] 後方脂肪体インピンジメントに対する運動療法理論

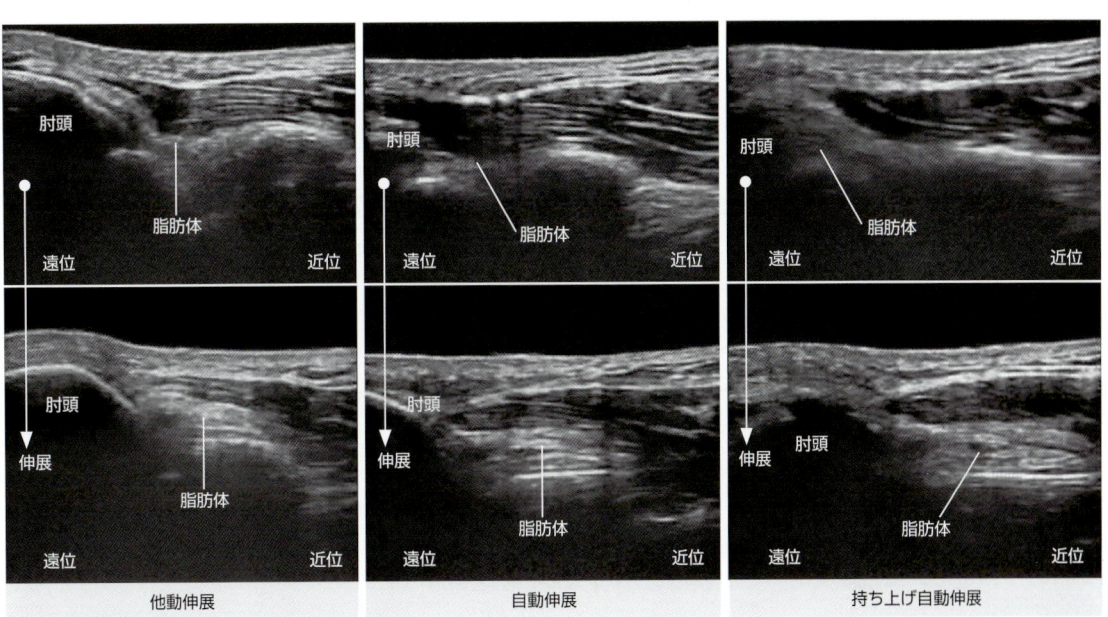

[図7] 技術の違いによる後方脂肪体の動態

4 肘関節後方脂肪体の超音波観察と拘縮との関連 ● 75

Ⅲ 前腕，手

1 回内運動における橈骨輪状靱帯の超音波観察と拘縮との関連

- ▶近位橈尺関節を構成する橈骨輪状靱帯は，前腕の回旋運動，とりわけ回内制限において治療対象となる組織である．
- ▶前腕の回内に伴い橈骨頭は，外方への移動とともに外側遠位へと傾斜する．この橈骨頭の運動は，橈骨輪状靱帯の柔軟性があって円滑に遂行できる．
- ▶回内運動に伴う橈骨輪状靱帯の伸張は，総指伸筋区画を中心に行われる．
- ▶橈骨輪状靱帯には回外筋が進入している例が大部分であり，回外筋の弛緩も橈骨輪状靱帯の緊張に影響する．
- ▶回内制限を呈する例では，回外筋の攣縮の解除とともに，橈骨輪状靱帯の総指伸筋区画への伸張が重要な技術となる．

1 橈骨輪状靱帯の超音波観察の手順

1 橈骨輪状靱帯を観察する上で知っておくべき解剖学

　近位橈尺関節は，尺骨の橈骨切痕と橈骨頭とにより構成される関節で，前腕の回旋にのみ関与する車軸関節である．この関節は fibro-osseous ring とも呼ばれ，「fibro」に該当するのが橈骨輪状靱帯，「osseous」に該当するのが橈骨切痕である．
　MRIと違い超音波は，観察面の反対側は描出されないため，橈骨輪状靱帯の観察では，橈骨頭の周囲を取り囲む緒組織について理解しておくことが大切である．近位橈尺関節の後方より順に，肘筋，尺側手根伸筋，総指伸筋，長・短橈側手根伸筋，上腕筋が位置しており(図1)，超音波観察においては，各々の筋区画を同定して観察する．

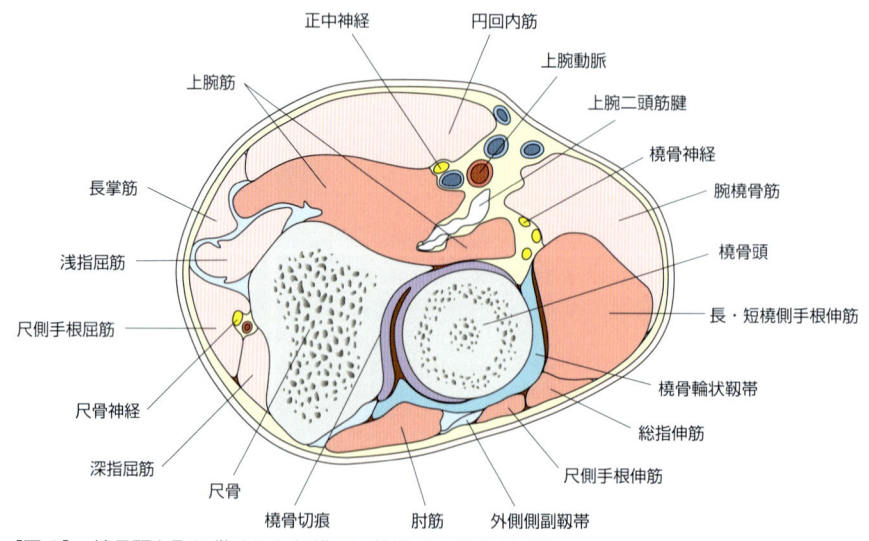

[図1] 橈骨頭を取り巻く周囲組織の冠状断面の解剖（右側）

2 橈骨輪状靱帯を各筋区画ごとに観察する

　回旋中間位で前腕の近位1/4あたりで橈骨を外側より短軸観察すると(図2a)，橈骨が回外筋に取り囲まれている様子が描出される．そのままプローブを橈骨頭の高さまで移動させ(動画①)，橈骨頭を取り巻く橈骨輪状靱帯と靱帯の周囲に位置する各筋区画とを確認する(図2b，c)．各筋区画の同定には，まず総指伸筋区画を見つけ，その後方または前方へとプローブを移動するとよい．橈骨輪状靱帯と各区画を描出したまま，被験者に示指から小指のMP関節の自動伸展運動を反復させ(動画②)，総指伸筋区画を見つけた後(図3a)，橈骨頭に沿ってプローブを後方へ進めると，尺側手根伸筋区画と肘筋区画が観察でき，その後方に尺骨を確認することができる(図3b)．再び総指伸筋区画を同定後(図4a)，橈骨頭に沿ってプローブを前方へと進めると，長・短橈側手根伸筋区画が観察できる(動画③)．この区画をよく観察すると，橈骨輪状靱帯に回外筋が進入している様子が確認できる(図4b)．

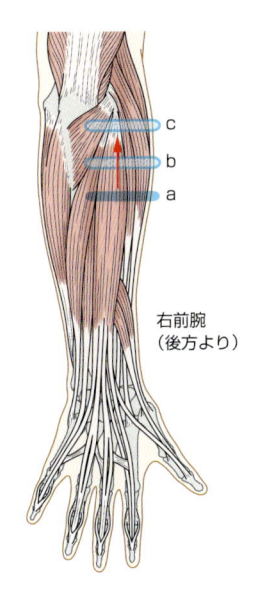

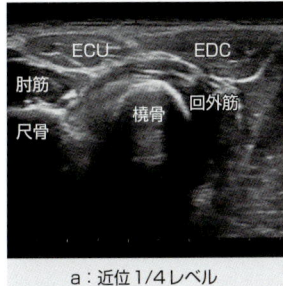

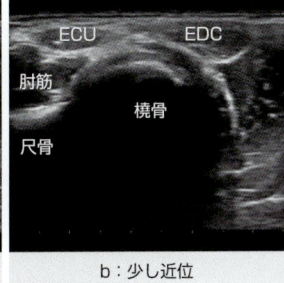

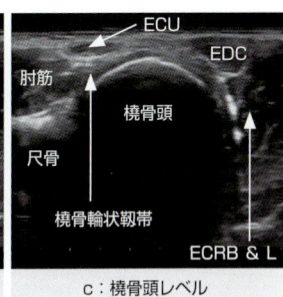

[図2] 橈骨頭遠位から橈骨輪状靱帯を同定
ECU：尺側手根伸筋，EDC：総指伸筋，ECRB & L：長・短橈側手根伸筋

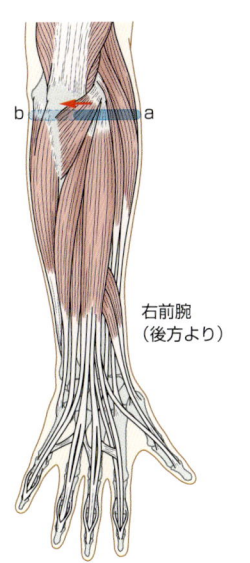

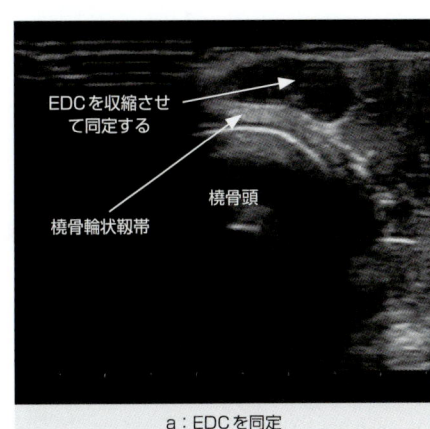

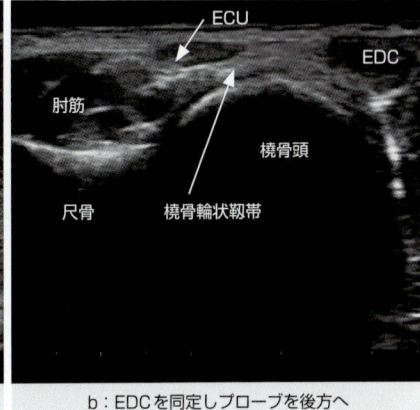

a：近位1/4レベル
b：少し近位
c：橈骨頭レベル

右前腕（後方より）

[図3] 総指伸筋区画を確認し尺側手根伸筋区画・肘筋区画を同定

a：EDCを同定
b：EDCを同定しプローブを後方へ

右前腕（後方より）

[図4] 総指伸筋区画を確認し長・短橈側手根伸筋区画を同定

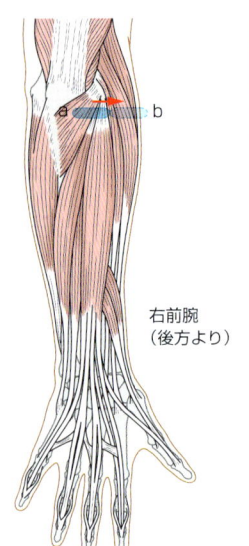

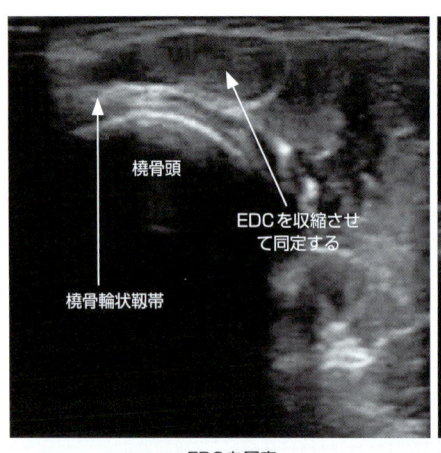

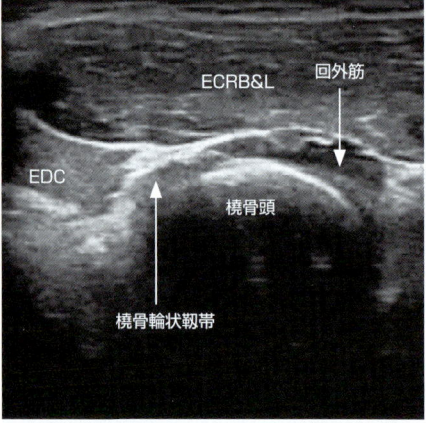

2　拘縮治療のための機能解剖学

1　前腕の回旋運動と橈骨輪状靱帯のlength patternとの関係を観察する

　尺側手根伸筋区画と肘筋区画とが接する橈骨輪状靱帯のlength patternは，前腕の回旋の違いによる変化はほとんどなく（動画④），この区画は前腕の回旋制限をきたす原因にはならないことが示唆される（図5）．

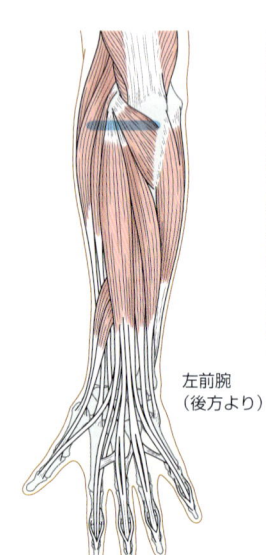

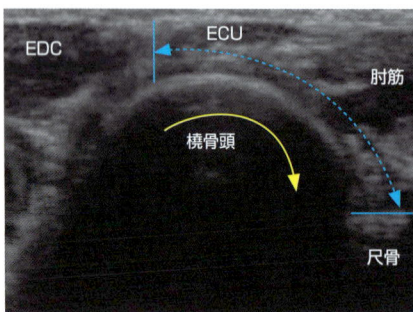

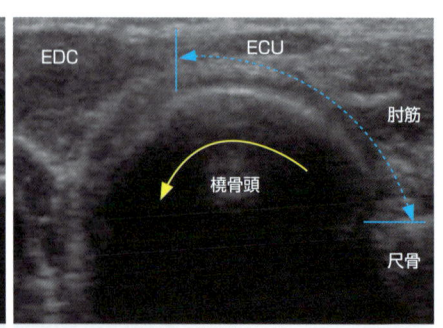

[図5] 回内外運動時のECU・肘筋区画の動態

総指伸筋区画が接する橈骨輪状靱帯の length pattern は，回外に伴い短縮し，回内に伴い伸張する様子が明瞭に観察できる（動画⑤）．我々の結果では，総指伸筋区画は回旋の違いにより約5mm程度幅が変化することがわかっている．つまり，この区画の拘縮は，前腕の回内可動域を制限する原因となることがわかる（図6）．

　長・短橈側手根伸筋区画が接する橈骨輪状靱帯の length pattern は，橈骨輪状靱帯に進入する回外筋を含めて長さを検討する場合と，回外筋を含めないで検討する場合で異なってくる．前腕回旋運動時のこの区画の動態は（動画⑥），回外運動では，橈骨輪状靱帯を絞めるように回外筋が収縮し区画距離は短縮するが（図7a），回内運動では，回外筋の弛緩とともに区画距離が延長する様子が観察できる（図7b）．この時，回外筋を除いた橈骨輪状靱帯部分に注目してみると，回旋の違いによる長さの差はないことが，我々の研究でわかっている．つまり，長・短橈側手根伸筋区画における橈骨輪状靱帯の length pattern は，単純な伸縮ではなく，回外筋の収縮と弛緩とによりコントロールされていることがわかる．回外筋の攣縮（spasm）の存在は橈骨輪状靱帯の緊張を高め，前腕の回内可動域を制限する要因になることが示唆される．

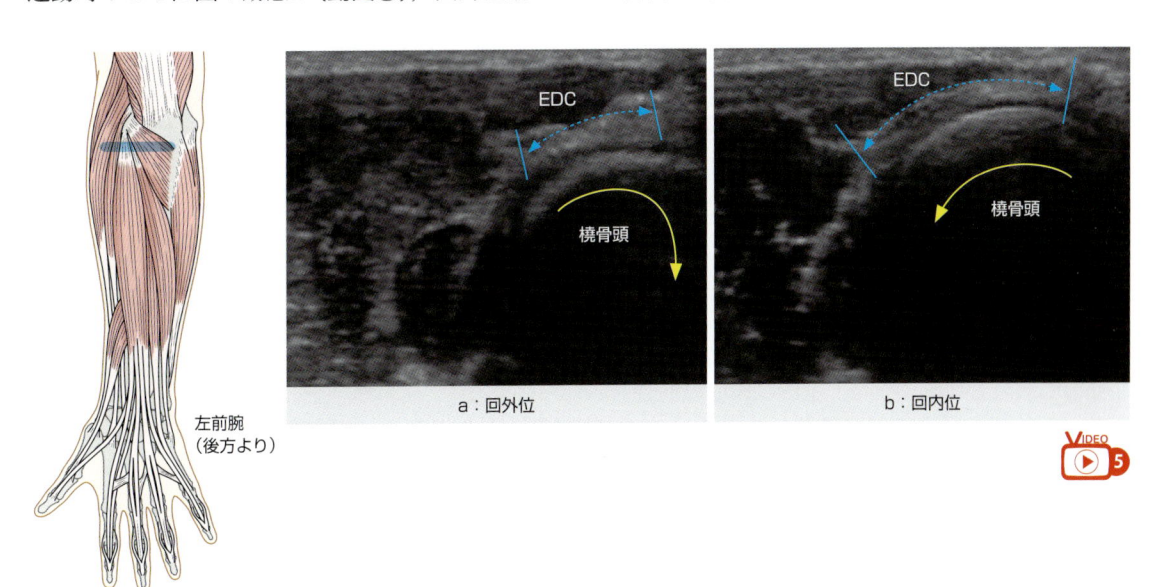

[図6]　回内外運動時の EDC 区画の動態

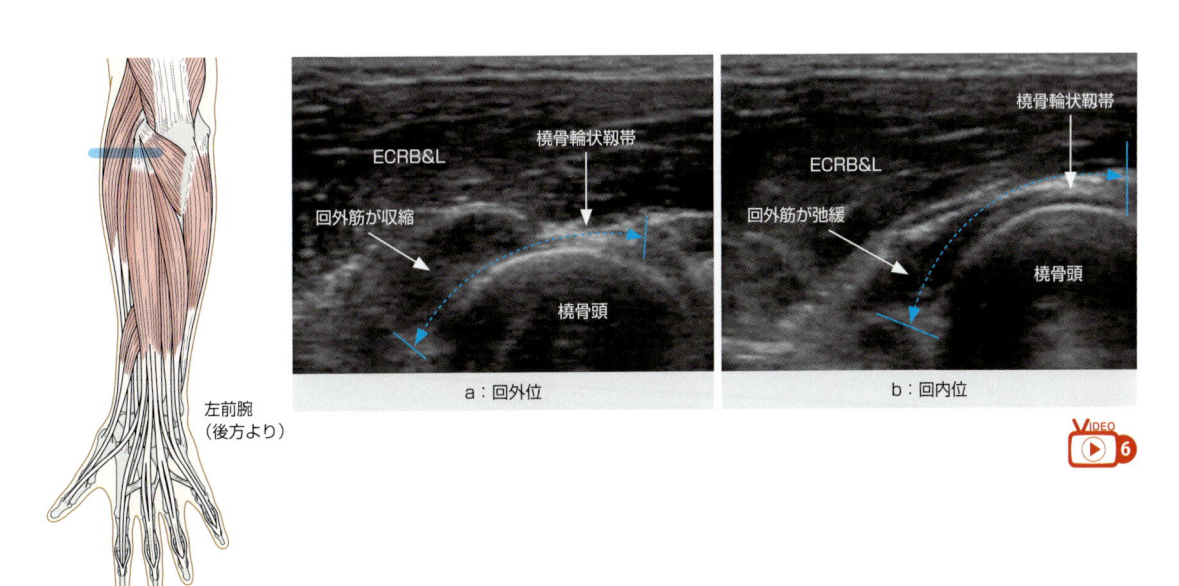

[図7]　回内外運動時の ECRB&L 区画の動態

3 超音波解剖・機能解剖所見を踏まえた運動療法技術

1 回外筋の攣縮の改善

　前腕の回内制限に対する運動療法では、橈骨輪状靱帯の柔軟性の改善を図り、近位橈尺関節における橈骨頭の円滑な回転運動を再現することが目的となる．

　長・短橈側手根伸筋区画の緊張性は、回外筋の十分な弛緩に依存することから、まず最初に回外筋の攣縮を改善した後に、橈骨輪状靱帯の伸張技術へと展開する必要がある．回外筋の弛緩には、回外筋単独の運動を自動介助運動で行わせることによるシナプス反回抑制を利用する．前腕の回外運動には、上腕二頭筋が主動作筋として作用するため、治療の際には、症例が実施する回外運動に、上腕二頭筋をいかに参加させないようにするか工夫する必要がある．

　具体的な技術としては、症例の肘関節を完全に屈曲した肢位とすることで、上腕二頭筋の筋長を緩め、回外運動への参加を排除する．その上で、自動介助運動による回外運動を反復させることでリラクセーションを図る．特に回外最終域では、セラピストの介助量を増やしながら、正確に回外筋の収縮を誘導することがコツである（図8）．運動の際には回外筋の筋腹を触診し、その筋活動の程度を把握することが望ましい．

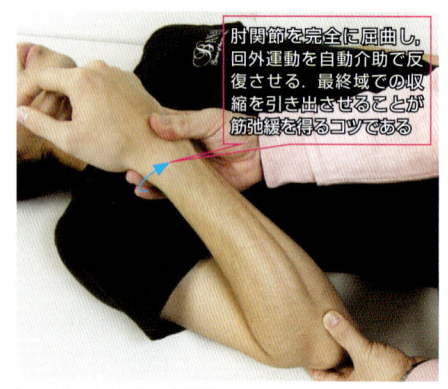

[図8] 回外筋の攣縮改善技術

2 橈骨輪状靱帯への伸張技術

　回外筋の十分な弛緩を得た上で、橈骨輪状靱帯への伸張を実施する．セラピストは、患者の前腕近位1/3程度の場所に、橈側より母指を当てる．その後、患者の肘関節を90°ほど屈曲させた後、セラピストの親指の上に症例の橈骨を乗せるように回内、内反させる（図9a）．この際、セラピストは母指で無理に圧迫を加える必要はない．症例の橈骨がセラピストの母指に乗った時点で、セラピストの母指が支点、前腕の遠位が力点、橈骨頭が作用点の第1のテコが作用する（図9b）．回内、内反の運動を行うたびに、テコの原理を利用したストレッチングを、橈骨輪状靱帯に加えることができる．

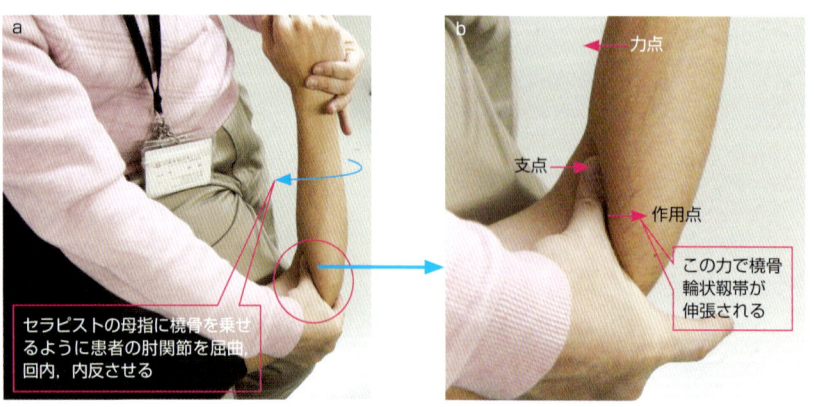

[図9] 橈骨輪状靱帯の伸張技術

III 前腕, 手

2 回外運動における前腕骨間膜の超音波観察と拘縮との関連

- ▶前腕骨間膜は，前腕の回旋運動とりわけ，回外制限において治療対象となる組織である．
- ▶前腕骨間膜は遠位を構成する膜様部と中央から近位を構成する腱様部に分類される．
- ▶前腕骨間膜の腱様部は，回外運動に伴い折れ曲がり，その結果として橈尺骨間距離が減少する．
- ▶前腕骨間膜の膜様部では，回内に伴い屈筋群の筋腹が橈尺骨間に進入することで橈尺骨間距離が減少し，回外では伸筋群の筋腹が橈尺骨間に進入し橈尺骨間距離が延長する．
- ▶回外制限が骨間膜に起因する場合には，膜様部に対して前腕伸筋群を圧迫することで癒着や短縮を予防ないし改善させることができる．

1 前腕骨間膜の超音波観察の手順

1 前腕骨間膜を観察する上で知っておくべき解剖学

　前腕骨間膜は，橈骨と尺骨との間をそのほぼ全長にわたり存在している膜組織であり，腱様部と膜様部に分類される(図1)．腱様部は中央1/3に存在し，その線維構造は非常に密である．腱様部を挟んで遠位と近位に膜様部が存在するが，前腕の回旋運動に影響するのは，遠位に位置する膜様部である．膜様部の線維構造は疎であり，この部の瘢痕に起因する回外制限では，外科的治療の対象となることがある．

　前腕骨間膜についての解剖学的報告では，腱様部は橈骨から尺骨へ向かって遠位尺側へと斜めに走行する線維束とされているが，超音波でそのfibrillar patternを観察することは難しい．

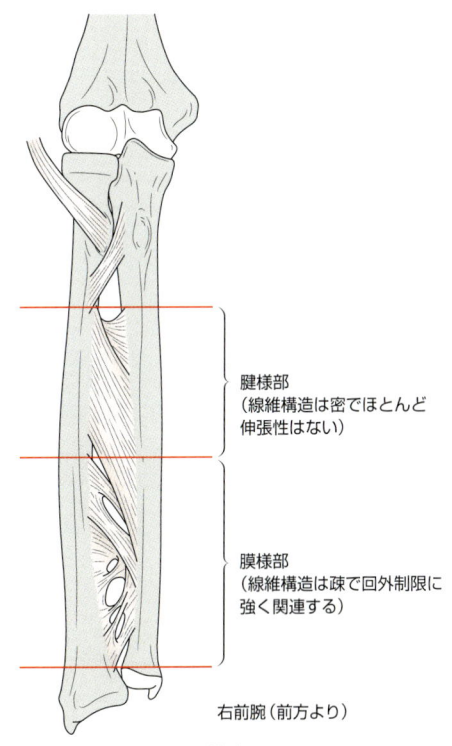

[図1] 前腕骨間膜の基本構造

腱様部（線維構造は密でほとんど伸張性はない）

膜様部（線維構造は疎で回外制限に強く関連する）

右前腕（前方より）

2　前腕骨間膜を観察する

　前腕を回外位とし，手関節近位より肘関節方向へ向かって短軸観察する．手関節近位では橈骨と尺骨とをつなぐ方形回内筋が観察される．方形回内筋の深部に骨間膜（ここでは膜様部）が位置するのがわかる（図2a）．徐々にプローブを近位へ移動させ方形回内筋が画像から消えたところ（前腕の遠位1/4辺り）では，橈骨と尺骨とをつなぐ骨間膜が明瞭に観察できる．この位置では，骨間膜の橈側に長母指屈筋，尺側に示指・中指へ向かう深指屈筋が位置する（図2b）．そのままプローブを前腕の中央部まで移動させると，骨間膜は腱様部となり，明瞭な高エコー域として観察できる．このあたりでは，長母指屈筋の筋腹が消え，骨間膜（ここでは腱様部）全体を深指屈筋が覆うようになる（図2c）．我々の研究では，長母指屈筋の筋腹は前腕長の遠位より平均50.2％（最大：54.0％，最小：45.8％）まで存在すること，前腕遠位1/4の部分では，膜様部の橈側36.8％を長母指屈筋が，尺側63.2％を示指・中指の深指屈筋が位置することがわかっている．つまり，膜様部では長母指屈筋と深指屈筋が，腱様部では深指屈筋が骨間膜の緊張に影響する可能性がある．

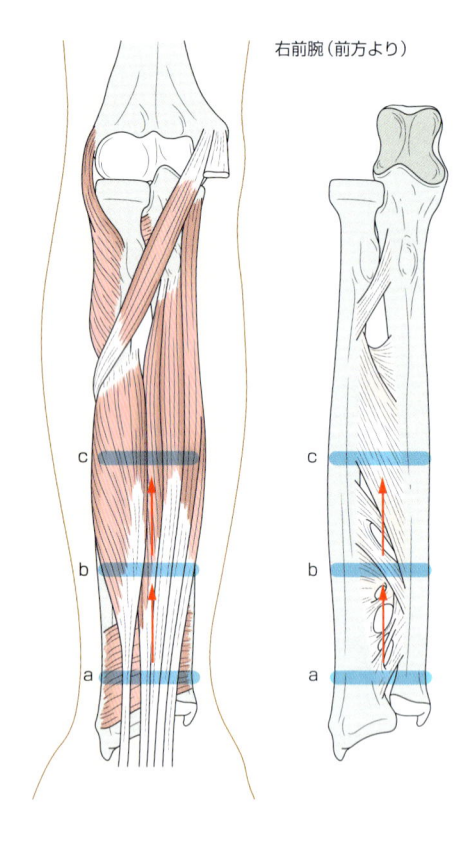

[図2]　前腕骨間膜と前腕屈筋との解剖学的関係

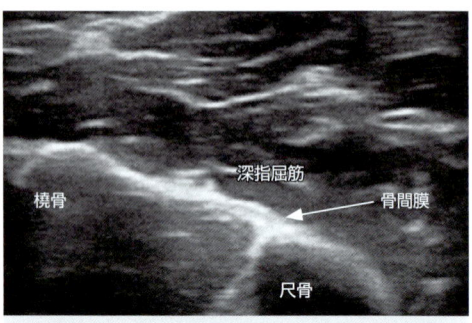

c：前腕長50％レベル

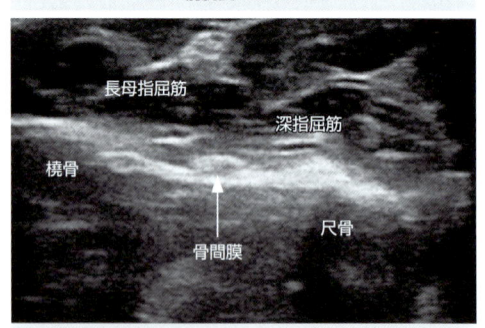

b：前腕長遠位25％レベル（方形回内筋の近位）

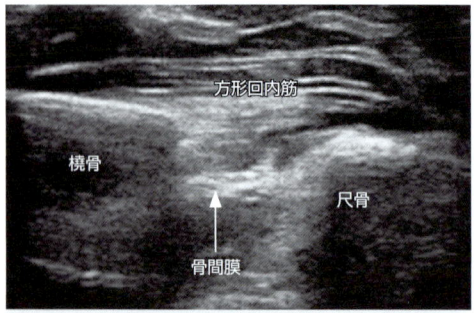

a：方形回内筋の中央レベル

2 拘縮治療のための機能解剖学

1 回外運動に伴う前腕中央部の骨間膜動態を観察する

　回外運動に伴う前腕中央部の骨間膜の動態を観察する．プローブを掌側より前腕中央に当て，深指屈筋に覆われた骨間膜を確認する．回旋中間位から回外位までの範囲で回旋運動を反復しながら，その様子をプローブで追従して観察する．橈骨と尺骨との間の距離は中間位で広がり，回外位となることで明らかに短縮する（動画①）．しかし，この時の骨間膜をよく観察すると，回外運動によって骨間膜は折れ曲がり（図3b），中間位に戻すことで直線化する動態が観察される（図3a）．つまり，橈尺骨間の距離調節は，骨間膜の中でも組織的に硬い腱様部が折れ曲がることによって生じており，決して骨間膜自体が伸縮しているのではないことがわかる．結果として，腱様部が原因で回外制限を生じる可能性は低いと考えられる．

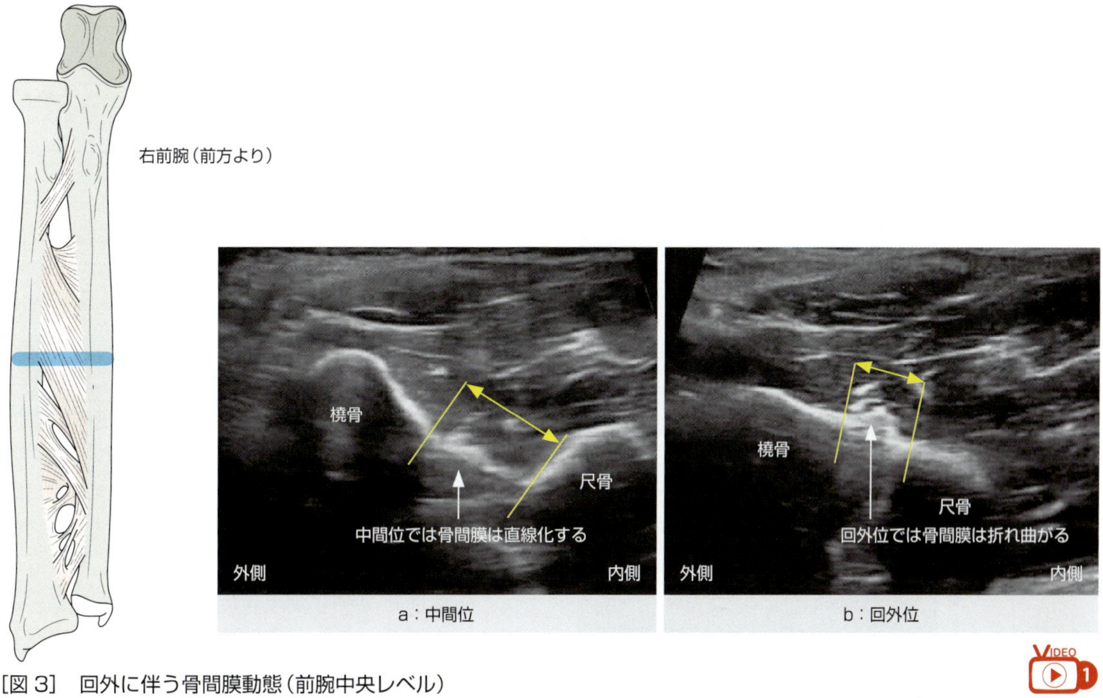

[図3] 回外に伴う骨間膜動態（前腕中央レベル）

a：中間位　中間位では骨間膜は直線化する
b：回外位　回外位では骨間膜は折れ曲がる

2 回外運動に伴う前腕遠位1/4レベルの骨間膜動態を観察する

　回外運動に伴う前腕遠位1/4レベルの骨間膜の動態を観察する．プローブを掌側より前腕遠位に当てると，方形回内筋と橈尺骨が観察される．そのまま，方形回内筋が画面上から消えるまでプローブを近位へ移動すると，ほぼ前腕の遠位1/4レベルに一致し，ここで観察される骨間膜は膜様部に一致する．前腕中央部の観察と同様に，回旋中間位から回外位までの範囲で回旋運動を反復しながら，その様子をプローブで追従して観察する（動画②）．橈骨と尺骨との間の距離は中間位から回外位となることで明らかに延長する（図4）．つまり，何らかの原因により同部の骨間膜の延長が

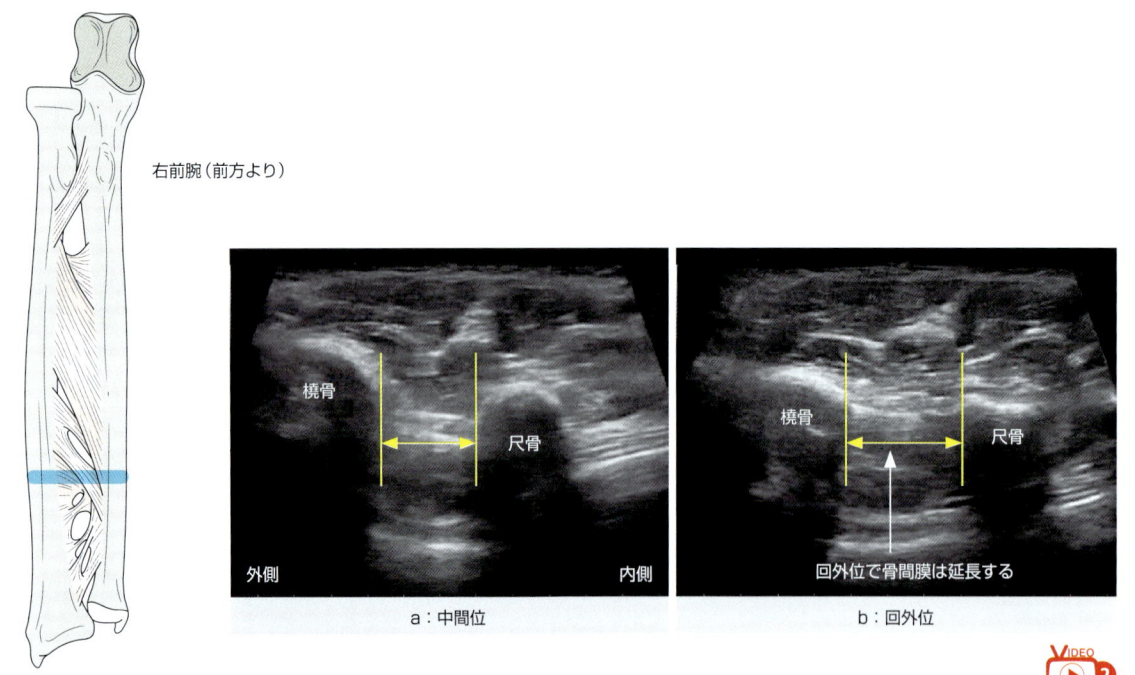

[図4] 回外に伴う骨間膜動態（前腕遠位1/4レベル）

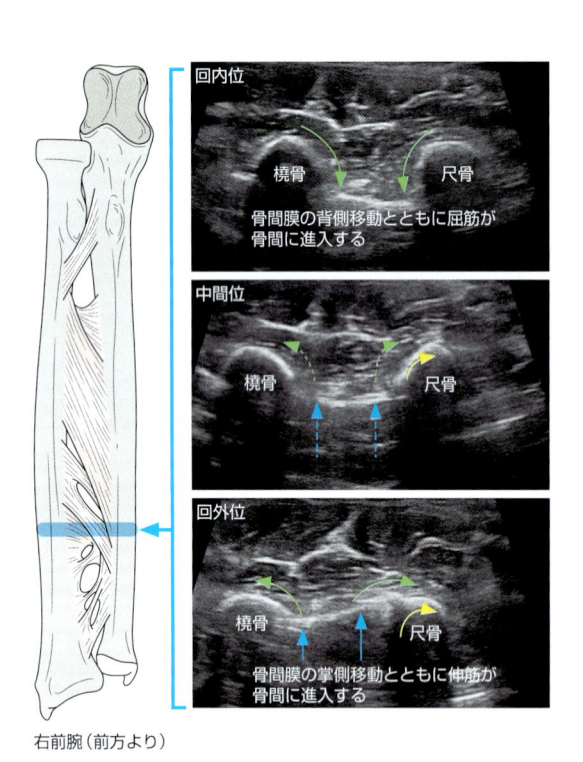

a：中間位
b：回外位
回外位で骨間膜は延長する
橈骨　尺骨
外側　内側

[図5] 回外に伴う伸筋による骨間膜の押し上げ作用（前腕遠位1/4レベル）

回内位：骨間膜の背側移動とともに屈筋が骨間に進入する
中間位
回外位：骨間膜の掌側移動とともに伸筋が骨間に進入する

阻害されると，回外制限が生じることになる．

　回旋運動の際の骨間膜をよく観察すると，前腕中央部の骨間膜に観られた折れ曲がりは観察されず，むしろ，回外運動に伴う骨間膜の掌側移動とともに背側の伸筋が橈尺骨間へと入り込むことで橈尺骨間距離が延長し，回内運動では逆に，骨間膜の背側移動とともに屈筋が橈尺骨間に進入することで，橈尺骨間距離が短縮すると考えられる（図5）．つまり，屈筋が橈尺骨間に進入する際には，骨間膜の骨付着側を徐々に橈尺骨に押しつけるように接触させながら橈尺骨間距離をコントロールしていると考えられ，骨間膜自体の伸縮が橈尺骨間距離の変化を与えているのではないと考えられた．

　したがって，膜様部に相当する部分は回外制限の原因となるが，その予防としては橈尺骨に接触している骨間膜と骨との間の癒着をいかに防ぐかが運動療法の技術として求められる．

3 超音波解剖・機能解剖所見を踏まえた運動療法技術

1 骨間膜と付着筋との間の柔軟性の維持

　一度完成した回外制限の改善は極めて困難であり，可能な限りその予防を意識した運動療法が求められる．その一つとして，骨間膜とそれに付着する筋肉との間の瘢痕化は，何とか防ぎたい病態である．前腕遠位1/4レベルでは，長母指屈筋と示指・中指へ向かう深指屈筋が一定の割合で位置しており，前腕中央部では深指屈筋が骨間膜と接する．これら2つの筋肉に対する十分な自動運動や最終域までの他動伸張を通して，早期に筋と骨間膜との結合部への張力負荷を与えることが，骨間膜の柔軟性の維持に有効である（図6，7，動画③，④）．

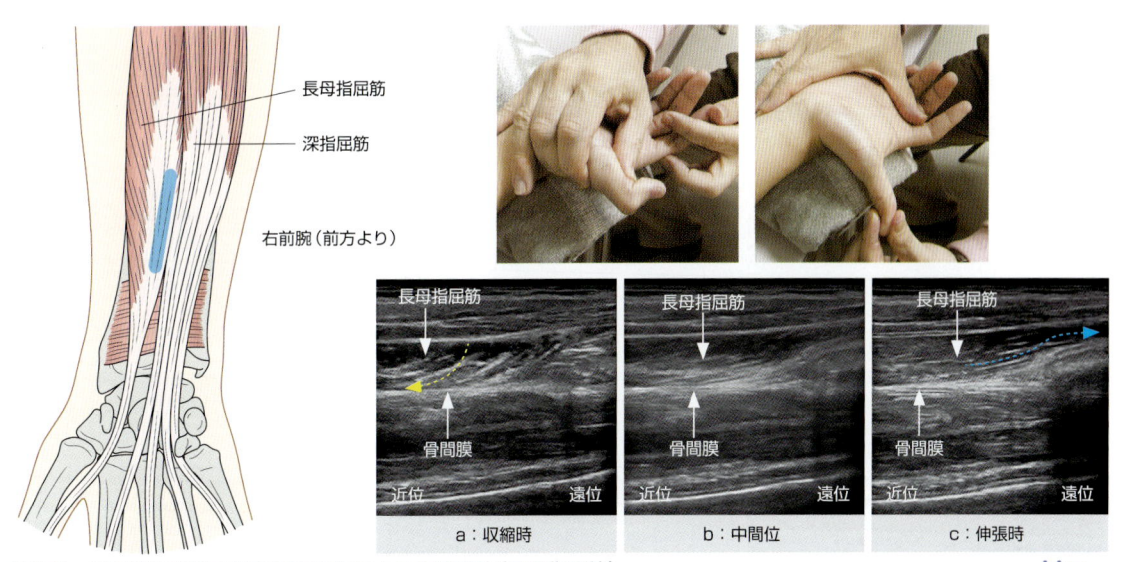

[図6] 骨間膜付着筋の収縮伸張操作による拘縮予防（長母指屈筋）

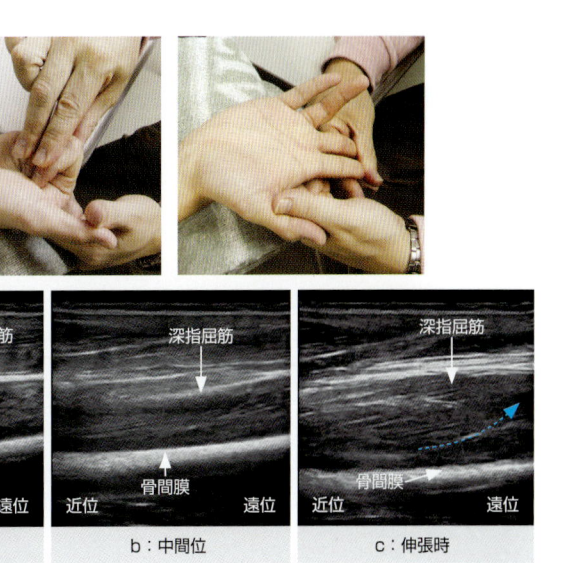

[図7] 骨間膜付着筋の収縮伸張操作による拘縮予防（深指屈筋）

2　背側からの伸筋圧迫による骨間膜への伸張技術

　骨間膜の動態観察を通して，前腕遠位に位置する膜様部の柔軟性が回外制限に関連することは理解できたとしても，症例によっては長期の固定を余儀なくされる場合も少なくない．このような場合，橈尺骨の位置関係は変化させずに，骨間膜の柔軟性を維持することはできないだろうか？　遠位1/4レベルの動態観察からわかるように，前腕の回外運動時には，伸筋が橈尺骨間に進入し骨間膜を押し上げ，骨間膜距離が延長する．つまり，前腕背側より伸筋を橈尺骨間内に押し入れるように圧迫することで，骨間膜に対し伸張刺激を加えることが可能である(動画⑤)．その際には，橈尺骨間の中央ばかりではなく，両骨縁に近い部分に圧を加えるように操作することが，骨と骨間膜との癒着予防に有効である(図8)．

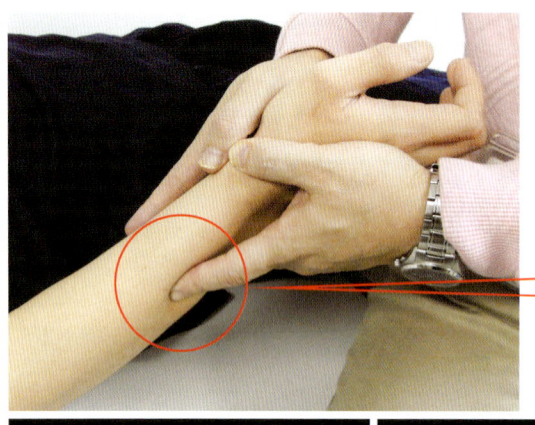

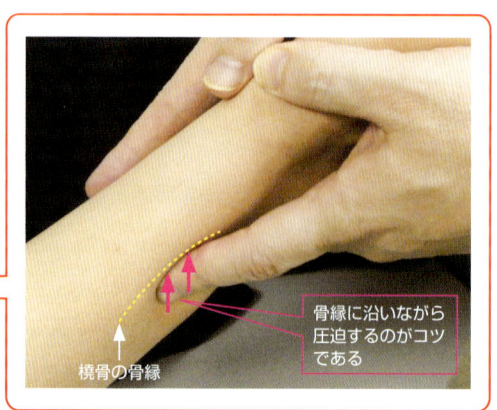

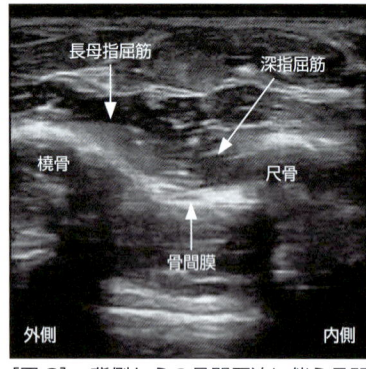

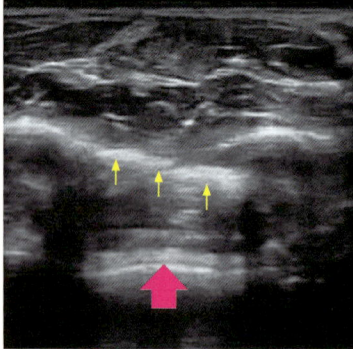

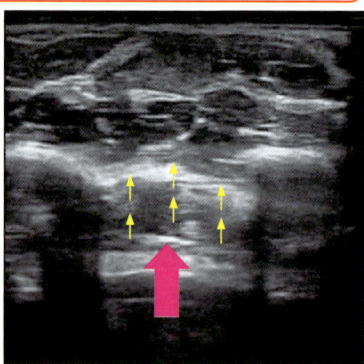

[図8]　背側からの骨間圧迫に伴う骨間膜の伸張

86　●　Ⅲ　前腕，手

III 前腕，手

3 回外運動における尺骨頭の超音波観察と拘縮との関連

- ▶ 前腕回外運動において，尺骨頭を取り巻く組織は拘縮の治療対象となる組織である．
- ▶ 橈骨を基準に前腕回外運動を観察すると，尺骨頭は回内しながら掌側へ突出する．
- ▶ 方形回内筋の尺骨付着は前面ではなく尺骨に巻き付くように背側まで伸びる．
- ▶ 前腕回外運動において尺骨頭は，三角骨に対して掌側へ移動する．
- ▶ 回外制限の要因として尺骨頭の運動を制限する軟部組織すなわち方形回内筋，掌側尺骨手根靱帯は拘縮治療の対象となる．

1 遠位橈尺関節としての尺骨頭の超音波観察の手順

1 遠位橈尺関節として尺骨頭を観察する

　遠位橈尺関節は近位橈尺関節と協同して前腕の回旋運動に関与する．一般に，近位橈尺関節では橈骨輪状靱帯内で回転する spin movement が生じ，遠位橈尺関節では尺骨頭の周りと橈骨が回転する wiper movement が生じることで回旋運動が成立する．遠位橈尺関節の運動を超音波で観察する際には，回旋運動に伴い変位する橈骨をプローブで追従しながら観察する必要があるため，実際の超音波画像上に描出される動態は，橈骨を基準として尺骨頭が回転する様子を観察することになる（図1）．

　回旋運動時の尺骨頭の動態を観察するためには，

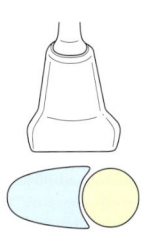

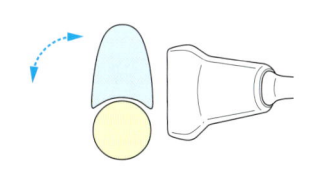

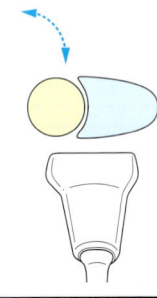

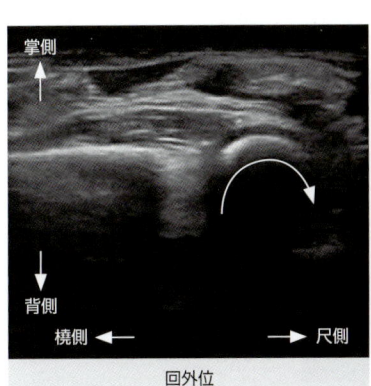

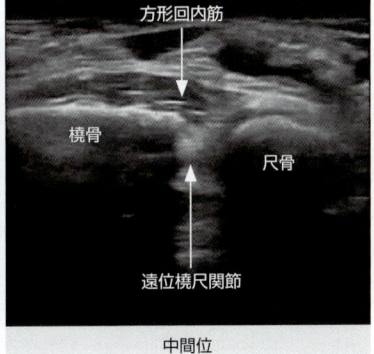

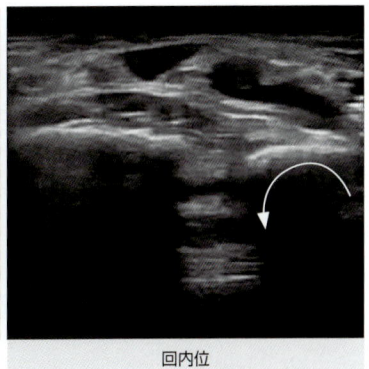

[図 1]　遠位橈尺関節における超音波観察方法

観察点を明確化することが大切である．橈骨遠位部を掌側より短軸観察すると，橈骨の遠位前面は凹面を形成している(図2a)．凹面を確認後，近位へプローブを移動させると徐々に凹面は消失し(図2b)，橈骨の骨縁が直線化してくる(図2c)．

この橈骨の形態に注意してプローブ操作を行えば，常に一定した位置で遠位橈尺関節における尺骨頭の短軸動態を観察することができる．この観察点で，回外運動時の橈骨に対する尺骨の動態を観察する．

[図2] 遠位橈尺関節の超音波観察点の決定

2　橈骨手根関節(尺骨手根関節)として尺骨頭を観察する

尺骨頭と三角骨との関係を長軸で観察する．観察にはゲルパッドを用いた方が明瞭な画像が得られる．豆状骨をランドマークとして，豆状骨に付着してくる尺側手根屈筋腱のfibrillar patternが描出されるように走査すると，豆状骨ならびに尺側手根屈筋腱の深部に尺骨頭と三角骨の骨縁を観察することができる(図3)．この画像を基本として，回外運動時の三角骨に対する尺骨頭の動態を観察する．

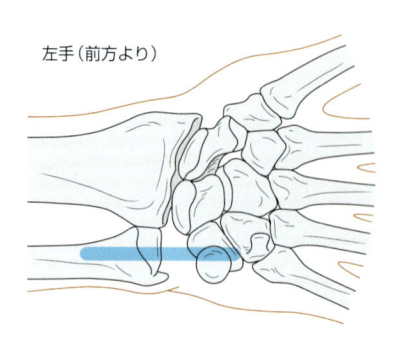

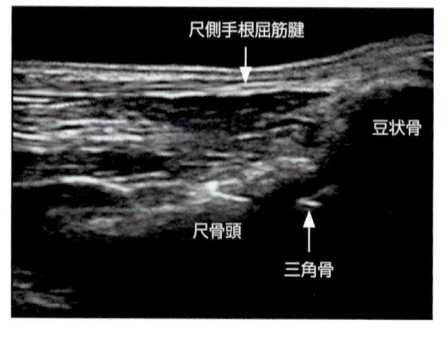

[図3] 橈骨手根関節(尺骨手根関節)における尺骨頭の観察方法

3　方形回内筋の付着部位を確認する

　方形回内筋の起始は尺骨遠位前面，停止は橈骨遠位前面として知られているところであるが，その付着点を超音波を用いて観察する．プローブを橈骨遠位部で長軸に当て，方形回内筋の短軸画像を確認後，その中央部でプローブを90°回転し方形回内筋の長軸画像を描出する（図4）．その後，プローブを橈側ならびに尺側へと移動させ付着部を確認する．方形回内筋の橈骨付着は，一般解剖学成書に記されているとおり橈骨の橈側前面に停止するが，尺骨付着は前面をはるかに超えて背側へと回り込んで付着する様子が観察できる（図5，動画①）．

[図4]　方形回内筋長軸画像の描出方法

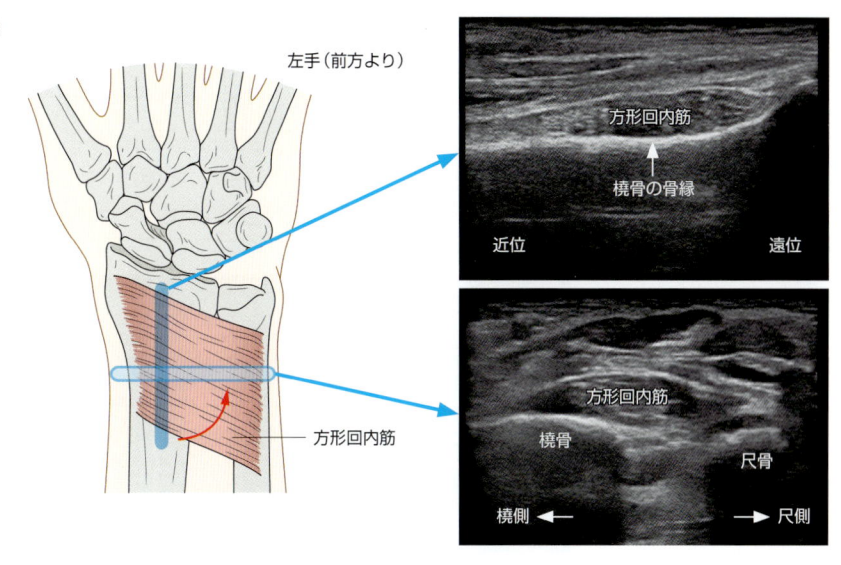

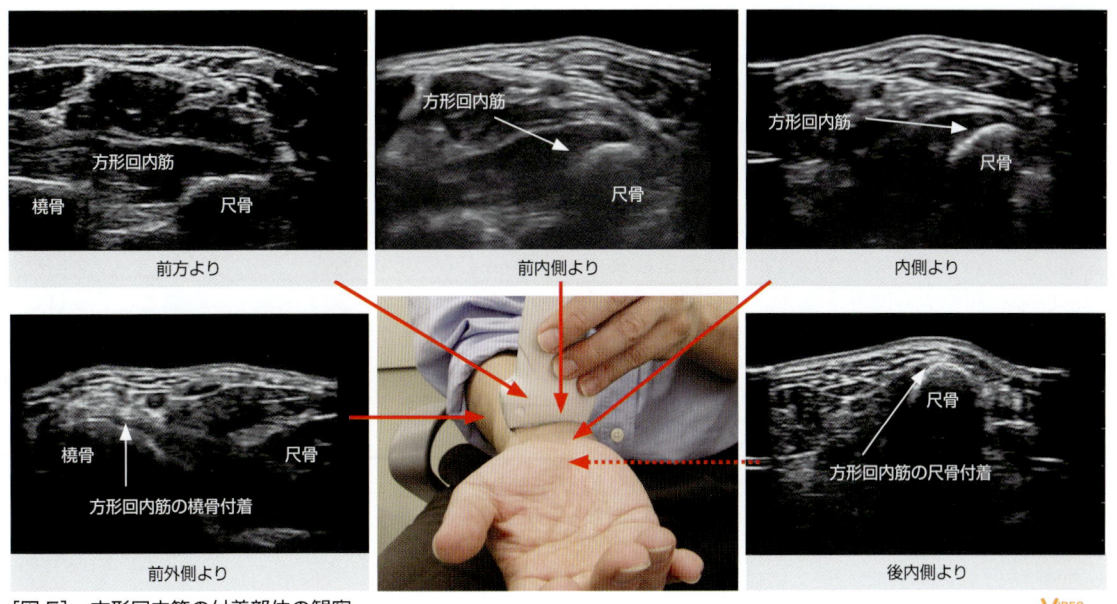

[図5]　方形回内筋の付着部位の観察

2 拘縮治療のための機能解剖学

1　回外運動に伴う尺骨頭の動態を遠位橈尺関節で観察する

　遠位橈尺関節における短軸観察を通して，回外運動に伴う尺骨頭の動態を観察する．回旋中間位から回外すると，超音波画像上は尺骨の回内運動として観察でき，その尺骨の運動は方形回内筋の尺側停止部を巻き取るように回転しながら掌側へ変位（translation）していた（動画②）．同様な観察方法を用いた我々の研究において，尺骨の掌側移動の距離は平均3.6mmであった．方形回内筋の尺骨付着ならびに遠位橈尺関節の尺骨動態の超音波観察を通して，回外制限に対する方形回内筋の関与を考えてみると，特に，方形回内筋の尺側部の硬さが，可動域の制限因子の1つとして，クローズアップされる（図6）．また，方形回内筋の尺側部の表面には環指・小指へと向かう深指屈筋腱が走行しており，固定中における環・小指の自動屈曲運動ならびに他動的な環・小指の過伸展運動が，筋膜レベルの癒着を予防する基本的な運動療法と考えられる．

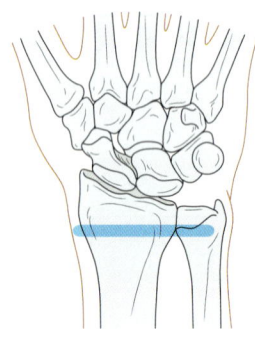

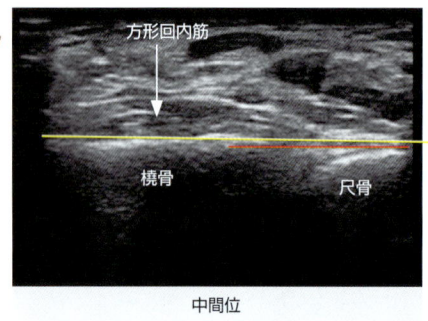

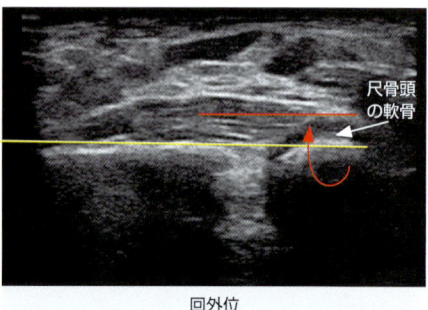

[図6]　橈尺関節における尺骨頭の動態

2　回外運動に伴う尺骨頭の動態を橈骨手根関節（尺骨手根関節）で観察する

　橈骨手根関節（尺骨手根関節）における長軸観察を通して，回外運動に伴う尺骨頭の動態を観察する．回旋中間位から回外すると，尺骨頭は三角骨に対し掌側へと突出する様子が観察でき，その尺骨の運動により掌側尺骨手根靱帯と思われる関節包靱帯が伸張されることがわかる（動画③）．同様な観察方法を用いた我々の研究において，尺骨の掌側移動の距離は平均4.1mmであった．この超音波観察を通して前腕の回外制限の要因を解釈すると，尺骨頭は遠位橈尺関節のレベルだけで掌側移動するのではなく，三角骨に対しても掌側移動しており，その移動を制限する組織として，TFCC（三角線維軟骨複合体）を含めた掌側尺骨手根靱帯周辺の肥厚や瘢痕化も要因の1つとして考慮すべきである（図7）．回外制限に対する運動療法では，手関節の橈屈・背屈を組み合わせた可動域のチェックならびに改善が重要となる．

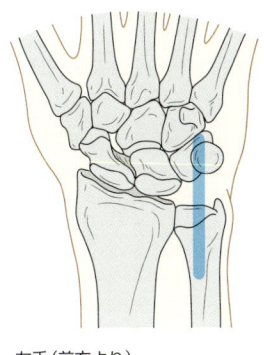

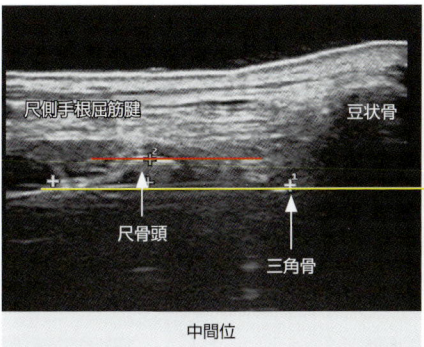

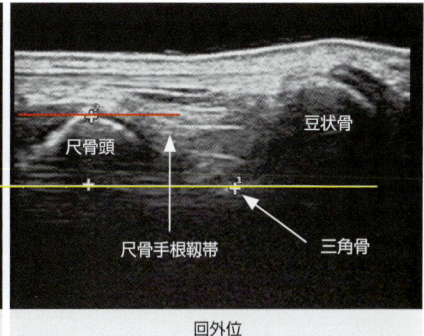

[図7] 橈骨手根関節(尺骨手根関節)における尺骨頭の動態

3 超音波解剖・機能解剖所見を踏まえた運動療法技術

1 方形回内筋尺側部への選択的な伸張技術

　先に示した超音波観察より，方形回内筋の付着が尺骨において特異的であることを踏まえた伸張操作について解説する．セラピストの母指は掌側より橈骨の橈側縁に当て，示指から環指の指先は方形回内筋の尺骨付着部を背尺側より固定する．

その上で症例に，小さな可動範囲で回内の自動介助運動を反復させると，橈骨の回転と同期して方形回内筋の尺側部には，尺骨から剥離されるような伸張が加わる(図8)．

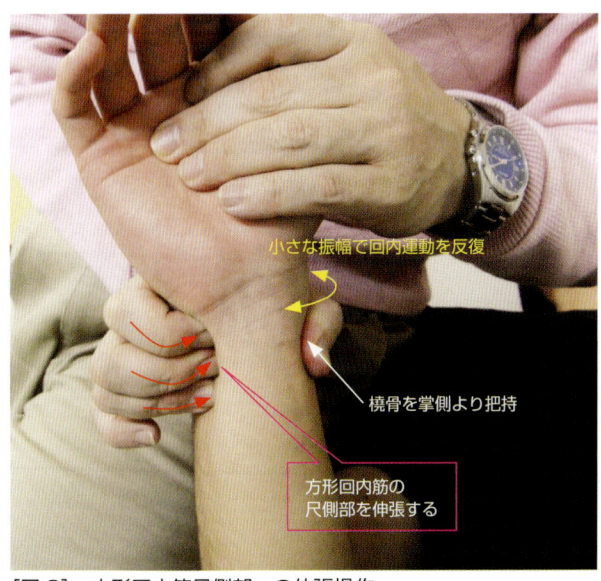

[図8] 方形回内筋尺側部への伸張操作

2　掌側尺骨手根靭帯への伸張技術

　掌側尺骨手根靭帯への伸張は，機能解剖学を考えれば難しいものではない．回外に伴う尺骨の掌側への突出も含めた形でその伸張程度をコントロールするとよい．患者の拘縮程度に合わせて前腕の回旋を設定した上で，手関節に対し橈屈を加える．この際，セラピストの一方の指で舟状骨を尺側へ，もう一方の指で尺骨頭を背側から掌側へ圧迫するように保持するとよい．この手関節肢位をキープしたまま回外の自動介助運動を反復し，掌側尺骨手根靭帯を伸張する(図9)．

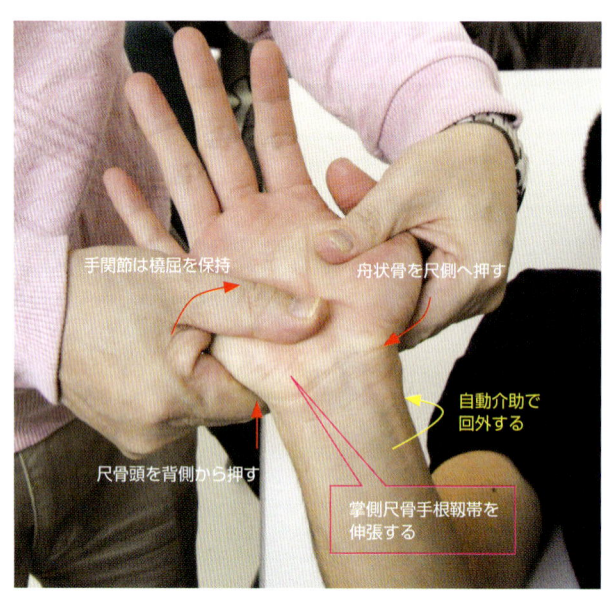

[図9]　掌側尺骨手根靭帯への伸張操作

III 前腕，手

4 月状骨と舟状骨の超音波観察と拘縮との関連

> ▶ 手関節の背屈・掌屈運動は，橈骨と月状骨との間の橈骨手根関節，月状骨と有頭骨との間の手根中央関節の運動が基本であり，その中でも特に，月状骨運動の把握が拘縮改善においてのキーポイントである．
> ▶ 月状骨運動の理解には，舟状骨と月状骨との関係についての理解が必要である．月状骨運動をコントロールする重要な骨が舟状骨である．
> ▶ 手関節背屈において舟状骨は，掌側への傾きを減じる．この運動と連動して月状骨は背屈する．この際の月状骨の背屈は，掌側へ移動するというより，月状骨の掌側部が遠位へ引かれるように動く．
> ▶ 手関節掌屈において舟状骨は，掌側への傾きを増加させる．この運動と連動して月状骨は掌屈する．この際の月状骨の掌屈は，背側へ移動するというより，月状骨の背側部が遠位へ引かれるように動く．
> ▶ 手関節拘縮の際の橈骨手根靱帯へのストレッチングは，月状骨を遠位へ牽引しながら行う方法が，正常動態を再現した技術となる．

1 月状骨と舟状骨の超音波観察の手順

1 月状骨を観察する上で知っておくべき解剖学

月状骨は近位手根列の中心となる手根骨で，近位は橈骨と，遠位は有頭骨と関節を形成する．前者は橈骨手根関節，後者を手根中央関節と呼ぶ．月状骨と有頭骨は手関節背屈・掌屈運動の要であり，特に月状骨の運動性が，大きく関節可動域に影響する．超音波観察においては，リスター結節尺側と中指の中手骨底とがランドマークとして重要で，両者を結んだ線上に月状骨と有頭骨が位置する（図1a）．

月状骨と舟状骨は極めて重要な関係を形成している．手関節中間位において舟状骨は，掌側へ約45°傾斜しており，この傾斜が背屈により減少し，掌屈により増加する．この運動に伴う傾斜の変化に連動して，月状骨の背屈・掌屈運動が規定される（図1b）．すなわち，手関節拘縮の改善には，舟状骨と月状骨に付着する靱帯に対する運動療法が重要となる．

2 月状骨ならびに舟状骨を観察する

手関節背側からの観察について解説する．橈骨背側遠位にあるリスター結節尺側と中指中手骨底を結んだ線上にプローブを当てると，近位より橈骨，月状骨，有頭骨の順に配列しているのが観察できる（図2a）．そのまま，プローブを橈側へ平行移動させると，舟状骨を観ることができる（図2b）．

手関節掌側からの観察について解説する．手関節近くの母指球皮線と中指の中手骨底を結んだ線上にプローブを当てると，近位より橈骨，月状骨，有頭骨の順に配列しているのが観察できる．ちょうどこれらの手根骨上に正中神経が一致するため，超音波画像上でもそのfibrillar patternが観察できる（図3a）．そのまま，プローブを橈側へ平行移動させると，掌側へ傾斜した舟状骨を観ることができる（図3b）．

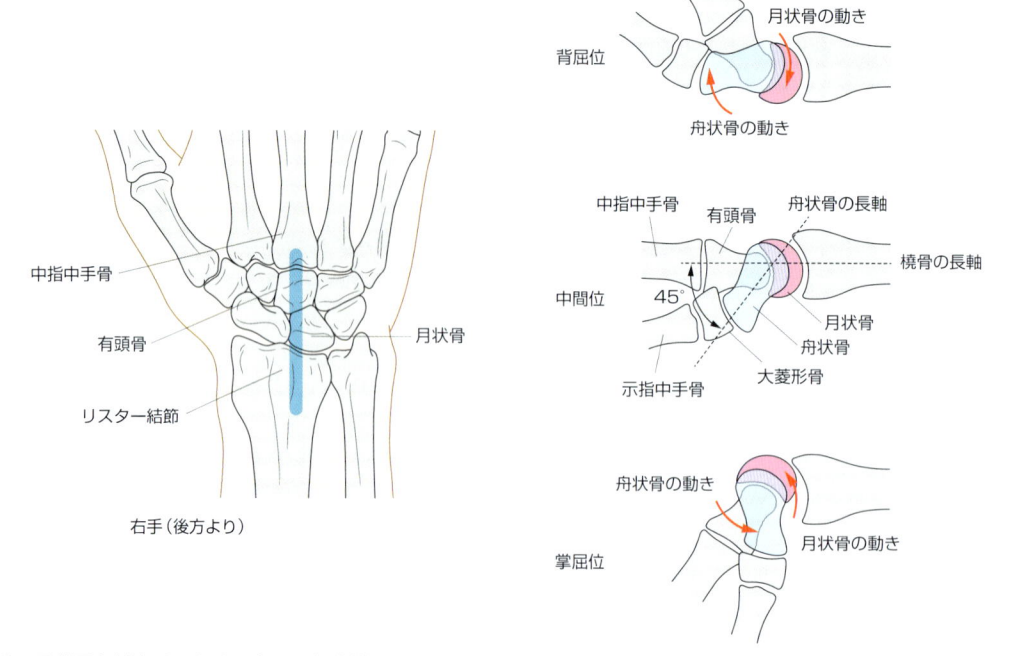

[図1] 月状骨を観察するために必要な解剖学
a：月状骨観察のためのランドマーク，b：舟状骨と月状骨との密接な関係

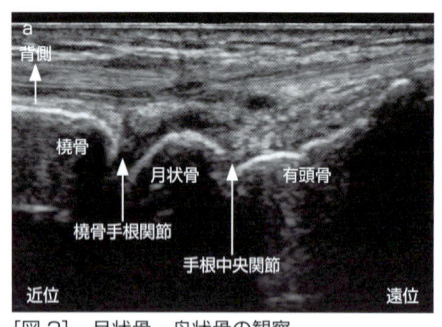

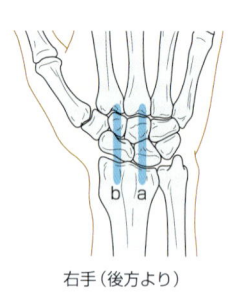

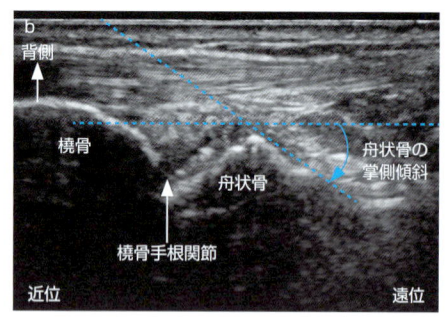

[図2] 月状骨・舟状骨の観察
a：手関節中間位での月状骨の観察，b：手関節中間位での舟状骨の観察

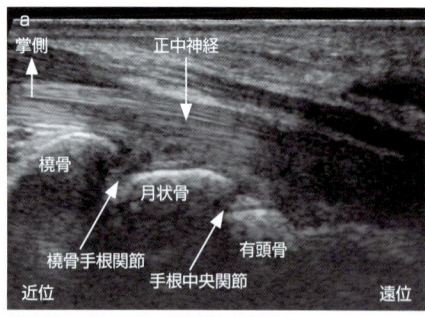

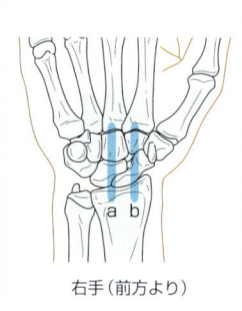

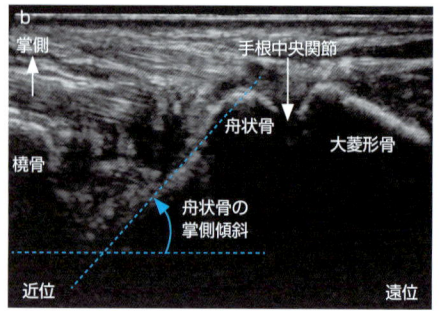

[図3] 月状骨・舟状骨の観察
a：手関節中間位での月状骨の観察，b：手関節中間位での舟状骨の観察

2　拘縮治療のための機能解剖学

1　手関節背屈運動時の月状骨ならびに舟状骨の動態を観察する

　手関節背屈運動時の月状骨の運動はプローブを掌側より当てて観察する．プローブは母指球皮線と中指の中手骨底を結んだ線上に当て，橈骨が画像上動かないようにプローブを固定し，被験者の手関節を他動的に背屈する．手関節の背屈運動に伴い月状骨は関節面を背側へ向けるように回転（背屈）する（動画①）．この際の橈骨に対する月状骨の掌側への移動はわずかであり，月状骨の掌側部が遠位へ引かれるように回転する（図4）．我々の研究において，手関節背屈運動に伴う月状骨の掌側移動は約1mmという結果を得ている．

　続いて，舟状骨の運動について観察する．プローブを橈側へ移動し舟状骨を描出する．その後，橈骨が画面上動かないようにプローブを固定し，手関節を他動的に背屈する．手関節の背屈運動に伴い，橈骨と舟状骨とを結ぶ関節包靱帯を伸張しながら舟状骨は水平位へと近づく．この際の橈骨に対する舟状骨の掌側への移動は月状骨に比べやや大きいが，関節包靱帯の伸張は，舟状骨近位の掌側移動というより水平化に伴う距離の延長により得られていることが観察できる（図5，動画②）．この舟状骨運動が生じることで月状骨は背屈できるため，橈骨と舟状骨とをつなぐ組織の伸張性の改善が拘縮治療のポイントとなる．

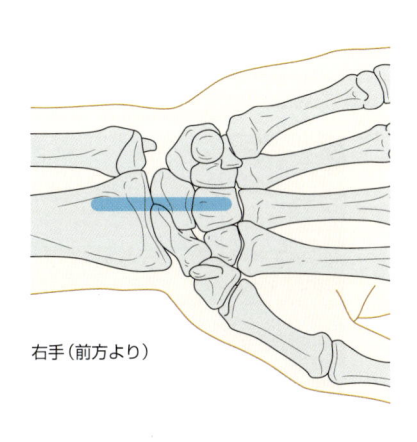

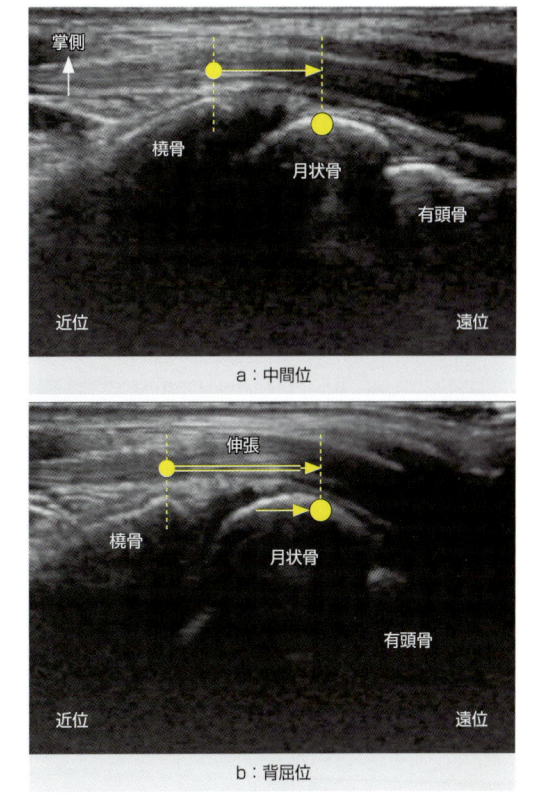

［図4］手関節背屈運動に伴う月状骨の動態

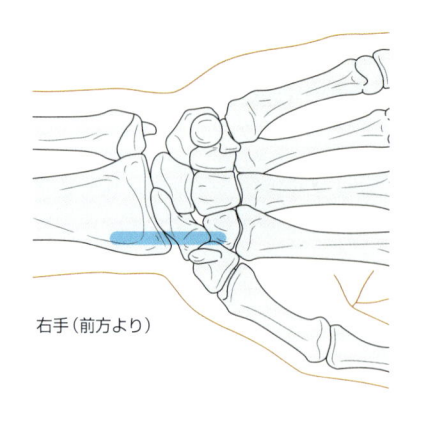

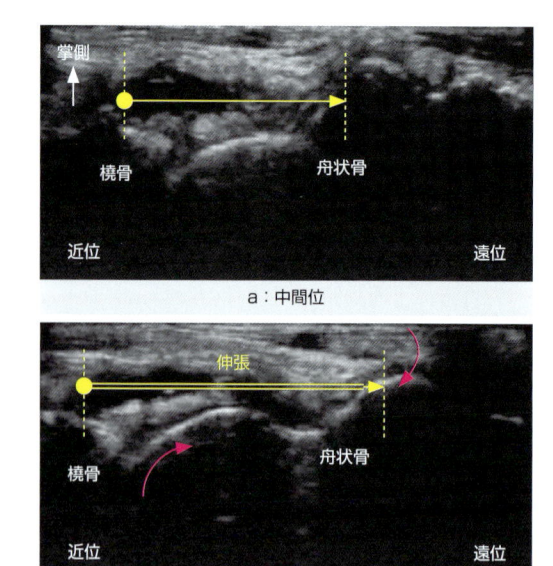

[図5] 手関節背屈運動に伴う舟状骨の動態

a：中間位
b：背屈位

2　手関節掌屈運動時の月状骨ならびに舟状骨の動態を観察する

　手関節掌屈運動時の月状骨の運動は，プローブを掌側より当てて観察する．プローブはリスター結節尺側と中指中手骨底を結んだ線上に当て，橈骨が画像上動かないようにプローブを固定し，被験者の手関節を他動的に掌屈する．手関節の掌屈運動に伴い月状骨は，関節面を掌側へ向けるように回転（掌屈）する（動画③）．この際の橈骨に対する月状骨の背側への移動はわずかであり，月状骨の背側部が遠位へ引かれるように回転する（図6）．

a：中間位
b：掌屈位

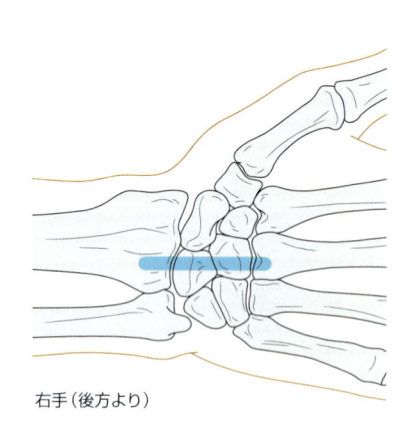

[図6] 手関節掌屈運動に伴う月状骨の動態

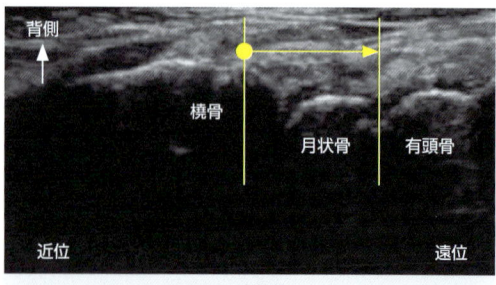

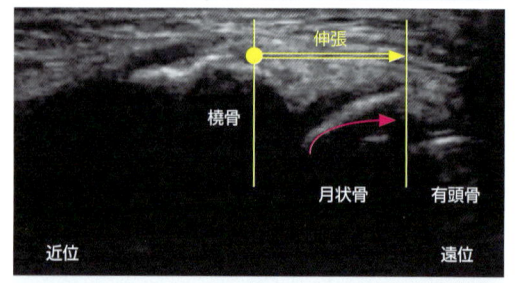

続いて，舟状骨の運動について観察する．プローブを橈側へ移動し舟状骨を描出する．その後，橈骨が画面上動かないようにプローブを固定し，手関節を他動的に掌屈する．手関節の掌屈運動に伴い，橈骨と舟状骨とを結ぶ関節包靱帯を伸張しながら舟状骨が回転する様子が観察できる（動画④）．この際の関節包靱帯の伸張は，回転に伴う舟状骨背側部の遠位への移動よりもたらされていることが観察できる（図7）．

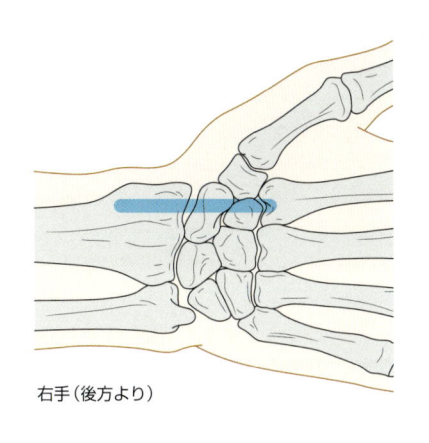

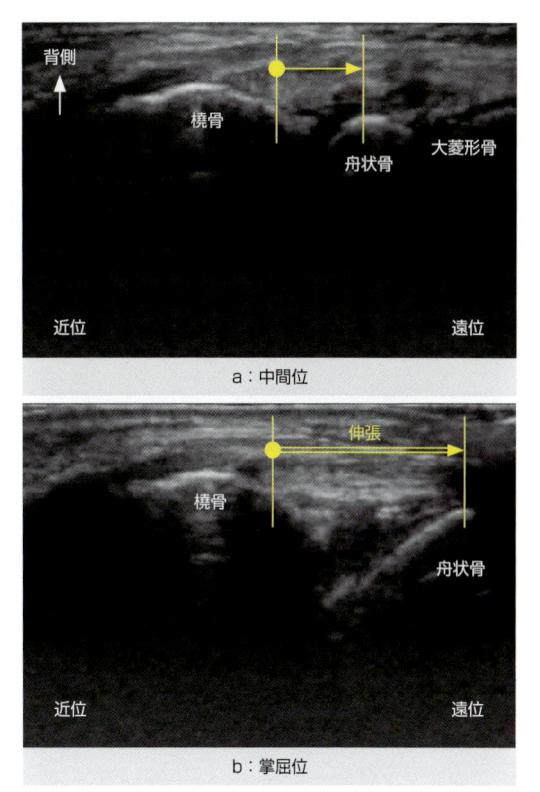

[図7] 手関節掌屈運動に伴う舟状骨の動態

3 超音波解剖・機能解剖所見を踏まえた運動療法技術

1 手関節背屈可動域改善のための月状骨ならびに舟状骨への操作

手関節周辺外傷後の可動域改善において，背屈可動域の早期改善は ADL 諸動作の自立において重要である．特に，舟状骨と月状骨との機能解剖学的関係は重要で，橈骨に対していかに舟状骨を操作するか，また月状骨を操作するかが技術上のポイントである．

超音波観察からわかるように，背屈運動に伴う正常な月状骨の掌側移動はわずかであり，むしろ月状骨の掌側部が遠位へ移動しながら回転する．セラピストによる技術も，この正常な月状骨運動を模倣するように操作すればよい．患者の手を回外位で把持し，セラピストの示指の橈側で月状骨を掌側へと圧迫しつつ，両母指は月状骨を遠位へ牽引しながら橈骨と月状骨とをつなぐ関節包靱帯を伸張する（図8）．同様な操作にあらかじめ橈屈しておくことで，関節包靱帯の尺側に伸張が入る．また，尺屈しておくことで，関節包靱帯の橈側に伸張を加えることができる．

舟状骨に対する操作も背屈に伴う舟状骨動態に準じて行う．背屈運動時の舟状骨は，近位側はや

や掌側へ移動しつつ,自らが水平化することにより関節包靱帯が伸張される.セラピストの示指の橈側で舟状骨近位を掌側へと圧迫しながら,舟状骨を水平化させるように母指列を遠位へ牽引を加えることで,橈骨と舟状骨とをつなぐ関節包靱帯を伸張する.同様な操作にあらかじめ橈屈しておくことで,関節包靱帯の尺側に伸張が入る.また,尺屈しておくことで,関節包靱帯の橈側に伸張を加えることができる(図9).

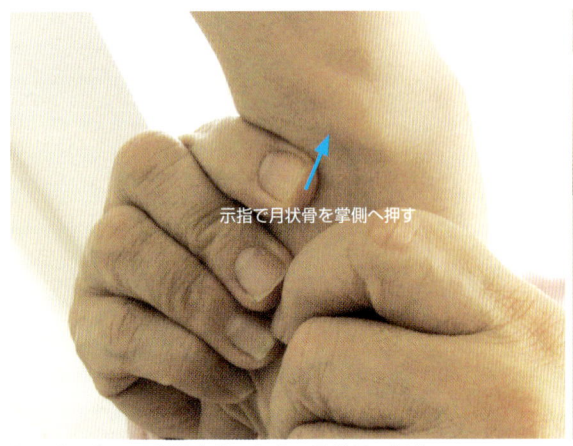

[図8] 背屈可動域改善のための月状骨の操作

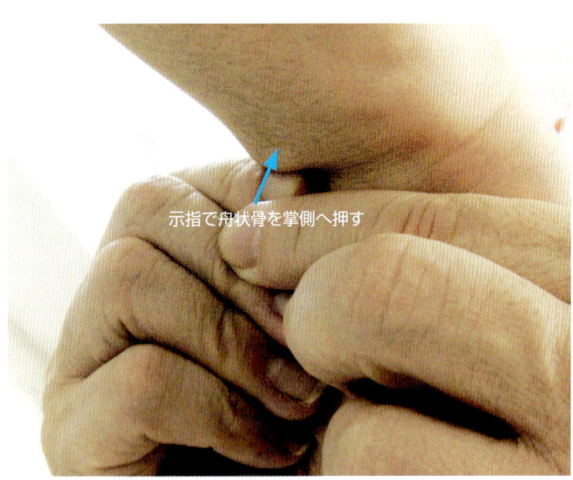

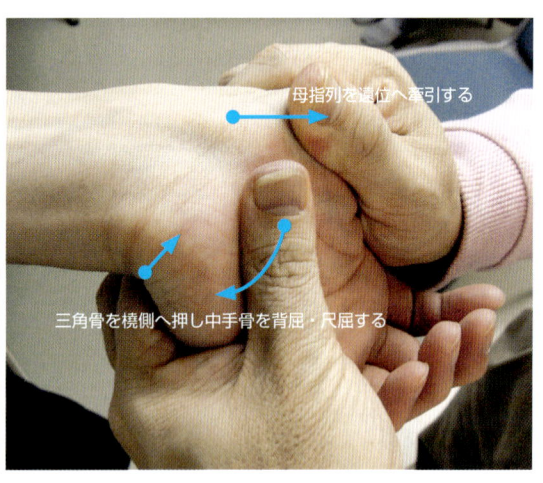

[図9] 背屈可動域改善のための舟状骨の操作

2　手関節掌屈可動域改善のための月状骨ならびに舟状骨への操作

　掌屈可動域を改善させるセラピストとしての操作も,背屈運動で行うコンセプトと同様に,正常な超音波動態を再現した操作により関節包靱帯を伸張することである.掌屈運動に伴う正常な月状骨の運動も背側移動はわずかであり,むしろ,月状骨の背側部が遠位へ移動しながら回転する.セラピストによる技術もこの正常な月状骨運動を模倣するように操作すればよい.患者の手を回内位で把持し,セラピストの示指の橈側で月状骨を背側へと圧迫しつつ,両母指は月状骨を遠位へ牽引しながら橈骨と月状骨とをつなぐ関節包靱帯を伸張する(図10).同様な操作にあらかじめ橈屈しておくことで,関節包靱帯の尺側に伸張が入る.また,尺屈しておくことで,関節包靱帯の橈側に伸張を加えることができる.

　舟状骨に対する操作も,掌屈に伴う舟状骨動態に準じて行う.背屈運動時の舟状骨は,背側への移動はほとんどなく,舟状骨の近位側が遠位へ移

動することで関節包靱帯が伸張される．セラピストの示指と母指球で患者の母指中手骨を把持し，舟状骨の遠位を掌側へ回転させつつ遠位へ牽引し，橈骨と舟状骨とをつなぐ関節包靱帯を伸張する(図11)．同様な操作にあらかじめ橈屈しておくことで，関節包靱帯の尺側に伸張が入る．また，尺屈しておくことで，関節包靱帯の橈側に伸張を加えることができる．

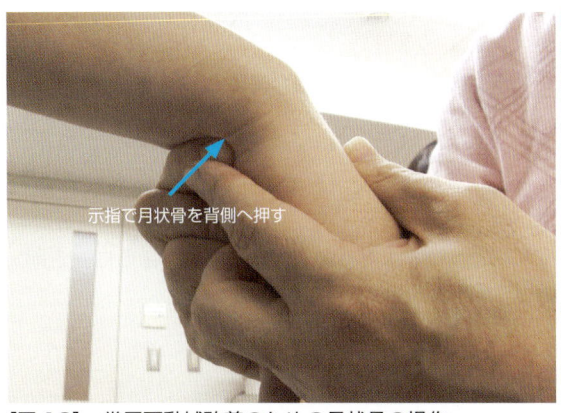

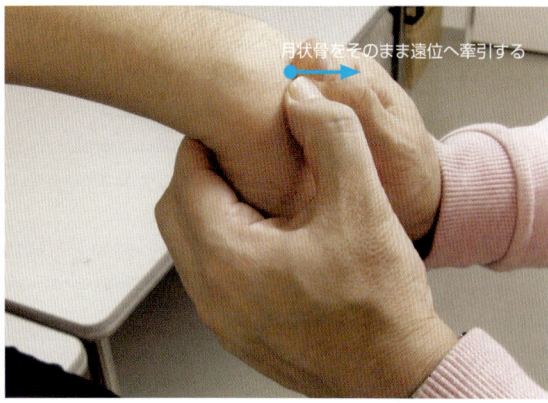

[図10] 掌屈可動域改善のための月状骨の操作

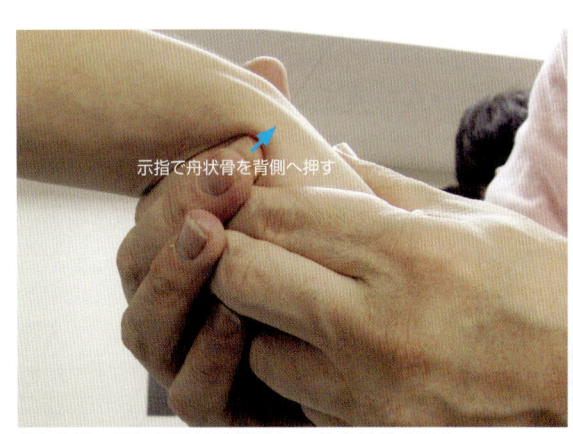

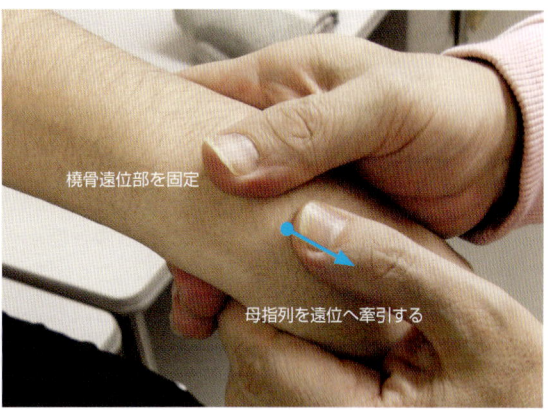

[図11] 掌屈可動域改善のための舟状骨の操作

III 前腕，手

5　MP関節側副靱帯の超音波観察と拘縮との関連

- ▶ MP関節屈曲制限の主要因となる側副靱帯の拘縮は，その改善に難渋することが多く，予防的見地からのリハビリテーションが重要である．
- ▶ MP関節の屈伸軸との関係，中手骨頭の形態的特徴より，側副靱帯は伸展位で弛緩し，屈曲位で伸張する．
- ▶ エコーを利用した我々の計測では，MP関節伸展位と屈曲位との側副靱帯長の差は平均1.2mmである．この長さの差が屈曲制限の要因となる．
- ▶ MP関節の屈曲が許される症例では，早期より積極的な運動が奨励されるが，伸筋腱断裂のように一定期間伸展位での固定が必要な場合には，伸展位での牽引操作が有効である．

1　MP関節側副靱帯の超音波観察の手順

1　MP関節側副靱帯を観察する上で知っておくべき解剖学

　MP関節側副靱帯は中手骨頭の側面にある小さな隆起と基節骨底を結んでいる．この靱帯は伸展位で弛緩し屈曲位で緊張するため，その伸張性が欠如するとMP関節の屈曲制限を引き起こす．スポーツなどでは，バレーボールでの突き指に起因して，靱帯損傷や裂離骨折をきたすことが多い．

　MP関節の屈曲角度により中手骨頭と基節骨との位置関係が変化するため，画像上描出される中手骨頭の形態が屈曲角度により違うことに留意したエコー走査が重要となる．伸展位では中手骨頭の側面にある窪んだ溝に沿ってやや斜め掌側に向かって走行するが，屈曲位では中手骨頭の側面を中手骨長軸に直交する形で走行することになる．この際の中手骨頭の骨縁は独特のひょうたん型であり，伸展位のそれとは明らかに異なる．逆にこれが，側副靱帯を観察する上でのランドマークとなる（図1）．

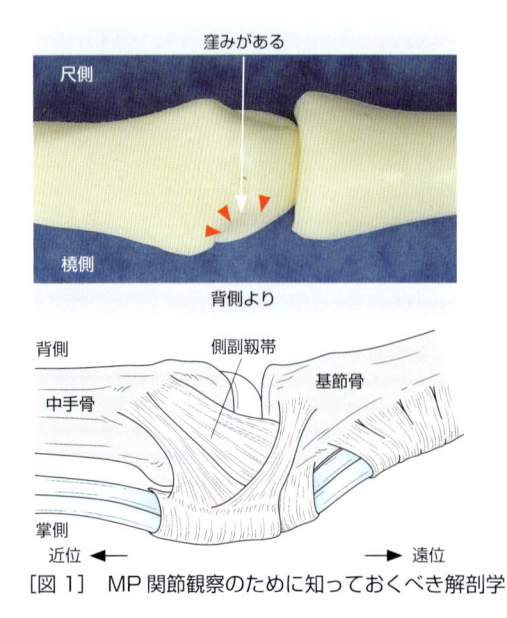

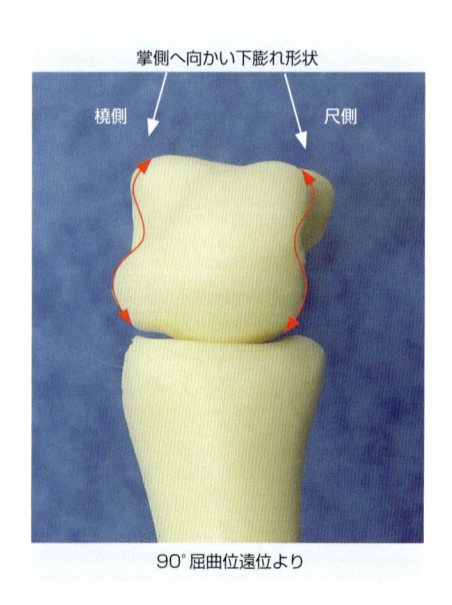

[図1]　MP関節観察のために知っておくべき解剖学

2　MP関節の側副靭帯を観察する

　示指の橈側にある側副靭帯を例に解説する(動画①)．示指中手骨頭の遠位にプローブを短軸方向に当て，丸い中手骨頭と側副靭帯を確認する(図2a)．そのまま，ゆっくりとプローブを近位へ移動させると，丸い中手骨頭の背側が窪みはじめる(図2b)．さらに近位へ観察すると，中央が窪み，その位置に側副靭帯が位置するのがわかる(図2c)．そのまま，付着部まで観察すると，側副靭帯が背側の隆起に付着するのがわかる(図2d)．

　中手骨の側面の窪みに側副靭帯が位置する様子が描出できたら，プローブを回転し側副靭帯の走行に合わせて長軸画像を描出する(動画②)．画像からは中手骨頭の隆起に起始し底部へ向かう側副靭帯が整然と配列したfibrillar patternとともに観察できる(図3)．

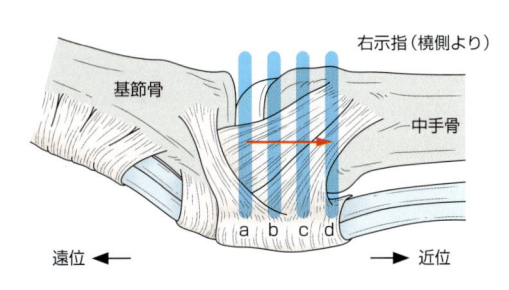

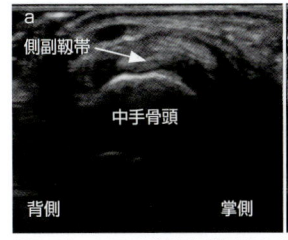

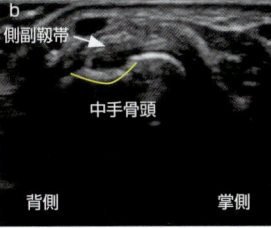

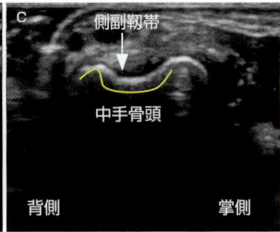

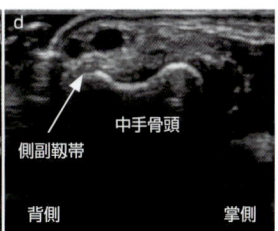

[図2]　MP関節側副靭帯の短軸観察

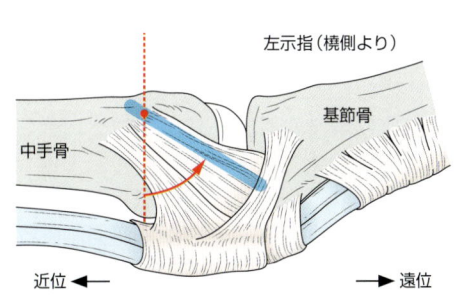

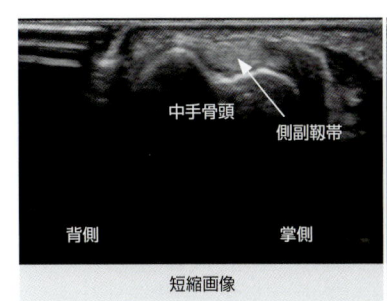

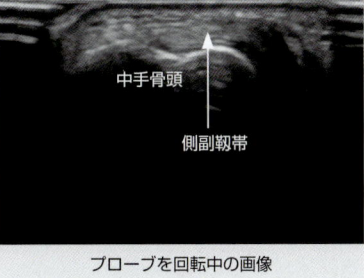

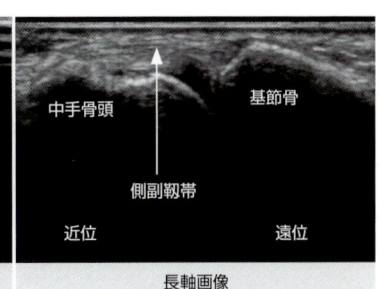

[図3]　MP関節側副靭帯の長軸観察(MP関節伸展位)

2 拘縮治療のための機能解剖学

1 MP関節側副靱帯を伸展位と屈曲位とで比較する

　MP関節側副靱帯を伸展位と屈曲位とで比較してみる．伸展位で側副靱帯の描出後MP関節を屈曲し，中手骨側を支点にプローブの遠位を基節骨に合わせるように回転させると，独特なひょうたん型を呈した中手骨頭の骨縁とともに側副靱帯が観察できる．MP側副靱帯を伸展位と屈曲位とで並べてみると，屈曲位の側副靱帯は明らかに2点間距離が延長するとともに，中手骨頭掌側の膨らみにより伸張されている様子が観察できる．MP関節伸展位では手指に側方動揺性が認められるが，屈曲位では全く動揺しなくなる現象は，この側副靱帯の緊張によるものである（図4）．

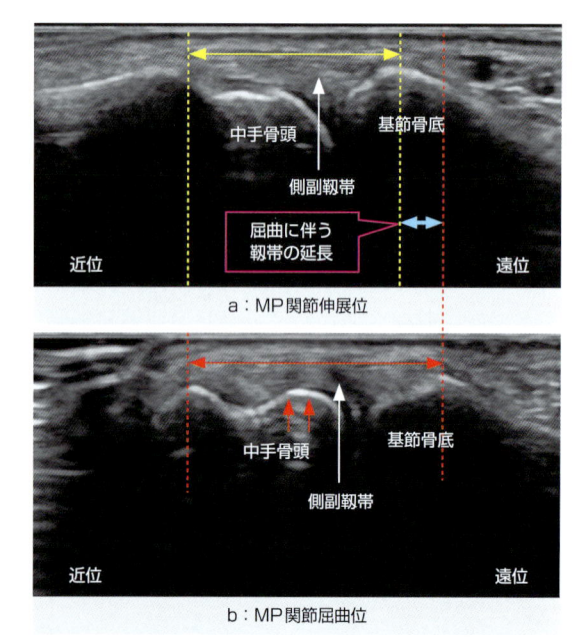

[図4] MP関節側副靱帯の長軸観察（MP関節伸展位と屈曲位との比較）

2 手指外転・内転時のMP関節側副靱帯を観察する

　MP関節の側副靱帯が伸展位から屈曲位とすることで生じる2点間距離の増大は，側副靱帯のどの部分が伸張するのであろうか？　これについてはMP関節の内外転運動時の側副靱帯を観察すると，そのヒントが得られる（動画③）．MP関節伸展位で側副靱帯を描出し，示指を外転強制すると側副靱帯は弛緩するが，その際に靱帯がたわむ部位は，主に基節骨側であることが観察される（図5a）．逆に，示指を内転させ側副靱帯を観察すると，その主たる伸張部位もやはり基節骨側であることがわかる（図5c）．つまり，MP関節側副靱帯が原因となる屈曲制限は，主に基節骨側の伸張性の低下と考えられる（図5）．

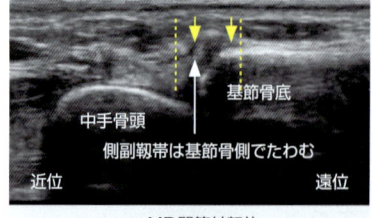

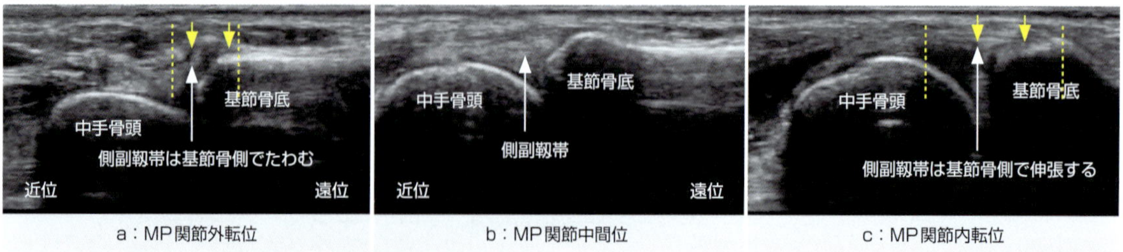

[図5] MP関節内外転時の側副靱帯の動態観察

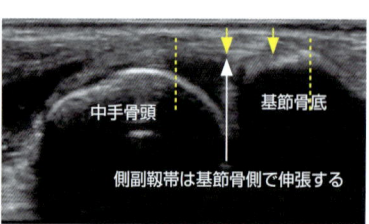

3 超音波解剖・機能解剖所見を踏まえた運動療法技術

1 MP関節の伸展位固定時のMP関節側副靱帯の拘縮予防技術

　MP関節側副靱帯の緊張が伸展位と屈曲位とで異なることは，従来より指摘されていることであり，手関節外傷時のギプス固定では，MP関節の運動を制限しないように手部のギプスのトリミングを行うことが推奨されている．しかしながら，伸筋腱断裂症例などでは，腱の癒合が優先されるため，一定期間はMP関節の屈曲が制限される．このような場合には，MP関節の伸展拘縮は少なからず発生し，その拘縮程度によってはその後のリハビリテーションが遷延する．我々はこのような症例においては，MP関節伸展位で軽い手指牽引操作を行うことでMP関節側副靱帯の拘縮を予防している．その方法はきわめて簡単であり，MP関節を軽度伸展位でそのまま手指を遠位へ牽引する．牽引の目安は，側副靱帯の緊張により基節骨の移動が制限される程度までとしている（図6）．この牽引技術がいかに側副靱帯に作用しているかについて超音波観察してみると，牽引操作により効果的な靱帯の伸張が行われていることが確認できる（**動画④**）．また，我々の研究でも，牽引操作による靱帯長は，MP関節屈曲位の靱帯長と遜色ない2点間距離が確認されており，MP関節の伸展位固定が余儀なくされる症例では，試みられてよい方法の一つと考えている．

[図6] MP関節側副靱帯の拘縮予防のための手指牽引操作

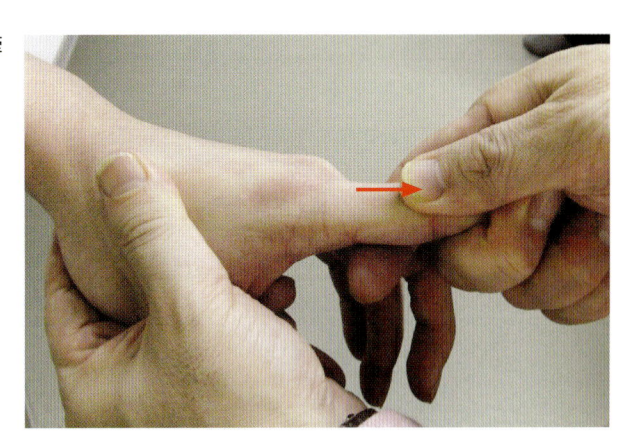

IV 股関節

1 腸腰筋，恥骨筋の超音波観察と拘縮との関連

- ▶腸腰筋は股関節屈曲拘縮の原因となる最重要の組織であり，その拘縮程度を評価する有名な検査にThomas test（トーマステスト）がある．
- ▶股関節前方に加わる侵害刺激に対しては大腿神経が反応するため，その反射性筋攣縮は同じ大腿神経に支配される腸腰筋と恥骨筋で観察されることが多い．
- ▶股関節伸展運動時（立位では骨盤後傾時）では，大腿骨頭が臼蓋から前方へと突出するため，腸腰筋は骨頭部を頂点に前方凸の走行となる．
- ▶腸腰筋，恥骨筋ともに停止は大腿骨の後方であり，その伸張性の評価においては股関節伸展位での内旋可動域のチェックも大切である．
- ▶腸腰筋の攣縮改善には頚部軸屈曲運動の反復が有効であり，恥骨筋の攣縮改善には股関節屈曲内転運動に外旋を組み合わせると効果的である．

1 腸腰筋，恥骨筋の超音波観察の手順

1 腸腰筋の拘縮を知る簡単な徒手検査

　腸腰筋は大腰筋と腸骨筋とを合わせた筋肉であり，股関節の屈曲だけでなく，立位では腰椎の前弯，骨盤の前傾程度をコントロールする重要な姿勢保持筋である．腸腰筋の拘縮評価としてはThomasテストが有名であり，臨床で頻用されている．Thomasテストは非検査側の股関節の屈曲とともに骨盤を後傾させることで，検査側の大腿が持ち上がってくるか否かを観るテストである．腸腰筋が拘縮している場合，骨盤の後傾とともに腸腰筋が緊張し大腿を引き上げる．この時の大腿の長軸とベッドとの角度をもって屈曲拘縮の角度とする（図1）．また，股関節伸展位で背臥位をとらせた際，正常ではベッドと腰椎との間には手のひら一つ分の腰椎前弯が存在するが，腸腰筋拘縮があると，腸腰筋に骨盤や腰椎が牽引され，通常より腰椎前弯の程度が増大する現象がみられる（図2）．どちらも，腸腰筋の拘縮を示唆する所見であり常に双方を確認しておくとよい．

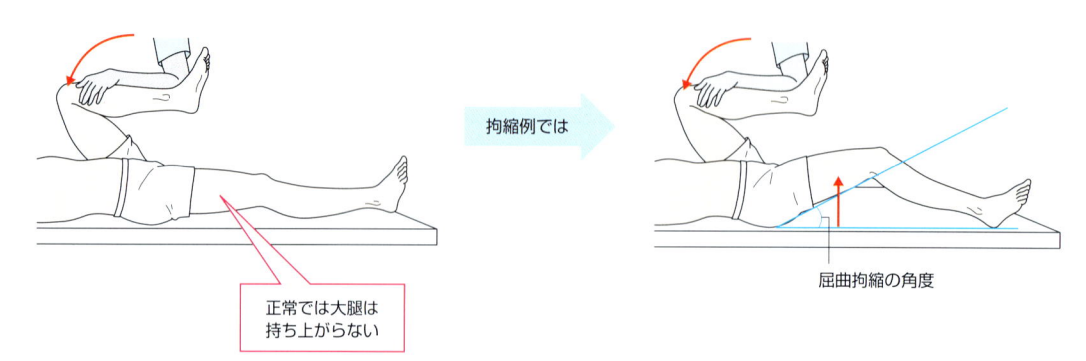

[図1] 腸腰筋の硬さを診る簡単な徒手検査：Thomasテスト

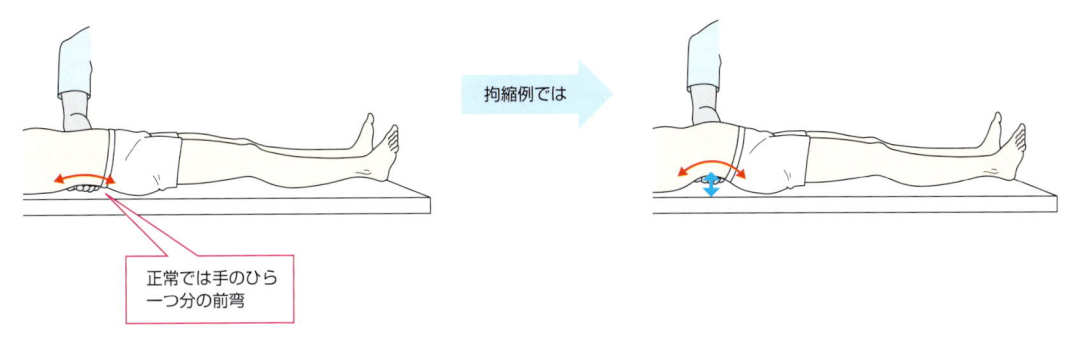

[図2] 腸腰筋の硬さを診る簡単な徒手検査：股関節伸展位での腰椎前弯評価

正常では手のひら一つ分の前弯
拘縮例では

2 大腿骨頭をランドマークに腸腰筋と恥骨筋を短軸観察する

　スカルパ三角を通過する大腿動静脈をランドマークとした腸腰筋と恥骨筋の短軸観察について解説する(動画①)．被験者を背臥位とする．検者はスカルパ三角を基準として，その中央あたりでプローブを筋走行に対して短軸方向で当てると，大腿動脈ならびに動脈より一回り太い大腿静脈を観察することができる(図3b)．そのままプローブを外側へ移動すると深部に丸い大腿骨頭が描出される．その骨頭を覆うように腸腰筋が位置し，さらにその上には三角形をした縫工筋の筋腹が観察できる(図3c)．続いて，プローブを内側へ移動すると，大腿静脈の深部から内側へ広がる恥骨筋の筋腹を観察することができる(図3a)．

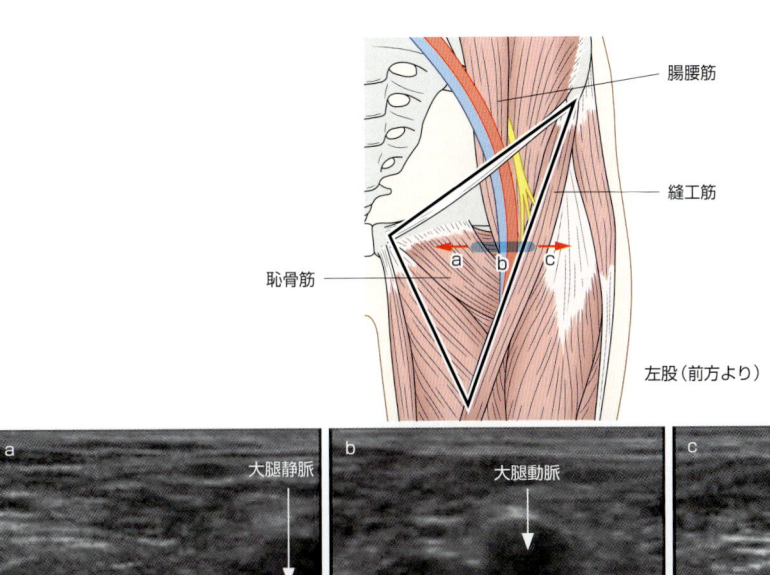

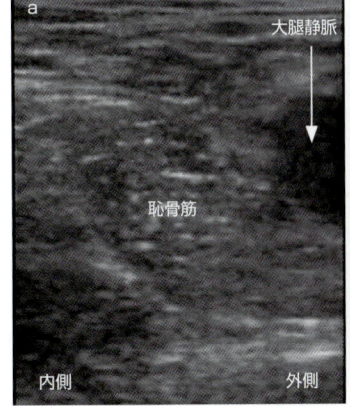

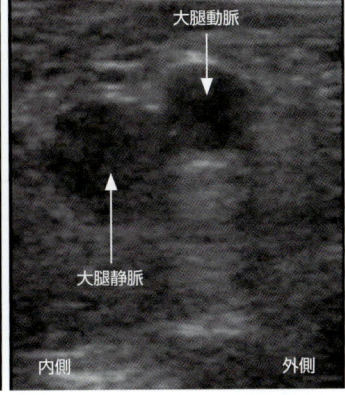

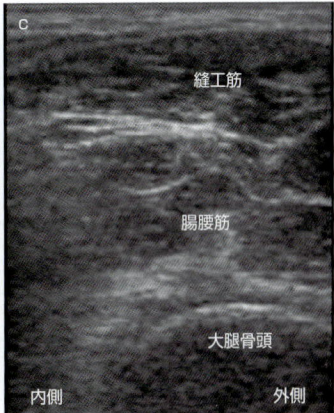

[図3] 腸腰筋と恥骨筋の短軸観察
a：恥骨筋の短軸観察，b：大腿動脈・静脈の短軸観察，c：腸腰筋の短軸観察

3　腸腰筋と恥骨筋を長軸観察する

　大腿骨頭を基準に腸腰筋を短軸観察し，そのままプローブを90°回転させることで，腸腰筋の長軸画像が描出される．近位に股関節唇が描出されるようにプローブを調整すると，再現性のある観察が可能である．この画像からは，腸腰筋は近位から遠位にかけて斜め背側へと走行する様子がわかる（図4b）．これは腸腰筋の停止である小転子が大腿骨の後方に位置するためであり，股関節を屈曲すると腸腰筋の走行は画面上において水平に近づくことになる．

　恥骨筋も同様に，大腿動脈・静脈を基準に短軸観察し，恥骨筋のfibrillar patternを描出するようにプローブを回転させる．恥骨筋は腸腰筋とは違い，その筋線維は比較的直線状に伸びている（図4a）．

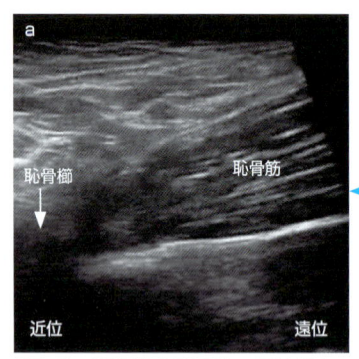

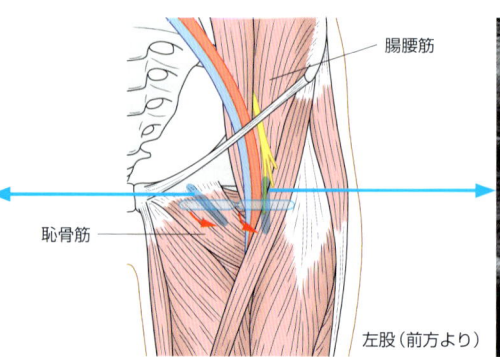

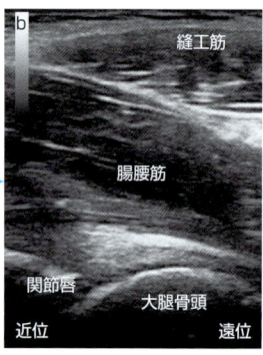

[図4]　腸腰筋と恥骨筋の長軸観察
a：恥骨筋の長軸画像
b：腸腰筋の長軸画像

2　拘縮治療のための機能解剖学

1　股関節伸展運動時の腸腰筋を長軸で観察する

　人の股関節は，臼蓋の前方開角ならびに大腿骨頚部の前捻角が存在するため，股関節伸展に伴い大腿骨頭は前方に突出し，屈曲すると骨頭は臼蓋内に収まることになる（図5）．つまり，股関節屈曲拘縮症例の股関節運動では，伸展に伴う大腿骨頭の突出が制限された状態と解釈してもよい．これらを踏まえて，股関節伸展運動時の腸腰筋の動態を長軸観察する．

　被験者を背臥位とし，反対側の股・膝関節を屈曲し骨盤を固定する．検者は腸腰筋のfibrillar patternが観察されるようにプローブを調整する．その後，他動的に股関節を伸展させると大腿骨頭が前方へ突出する様子とともに，腸腰筋が前方へと弯曲し伸張される様子が観察できる（図6c）．続いて，股関節を屈曲すると骨頭は深部へ沈み込み，腸腰筋のfibrillar patternが画面上水平位となる（動画②）．この時の角度は約30°であり（図6a），屈曲30°を基準として，腸腰筋の伸張方向を考慮したストレッチ技術が必要である．

　股関節伸展運動時の恥骨筋の長軸動態を観察する．被験者を背臥位とし，反対側の股・膝関節を屈曲し骨盤を固定する．検者は恥骨筋のfibrillar patternが観察されるようにプローブを調整する．その後，他動的に股関節を伸展させると腸腰筋とは違いそのまま遠位方向へ恥骨筋が伸張される様子がわかる（図7c）．その後，股関節を屈曲すると恥骨筋が弛む様子が観察される（図7b，動画③）．つまり，恥骨筋への伸張は弯曲を考慮することなく，素直に遠位へと伸張する技術でよいことがわかる．

臼蓋の前方開角　　　　　　　　　　　　　　　大腿骨頚部の前捻角

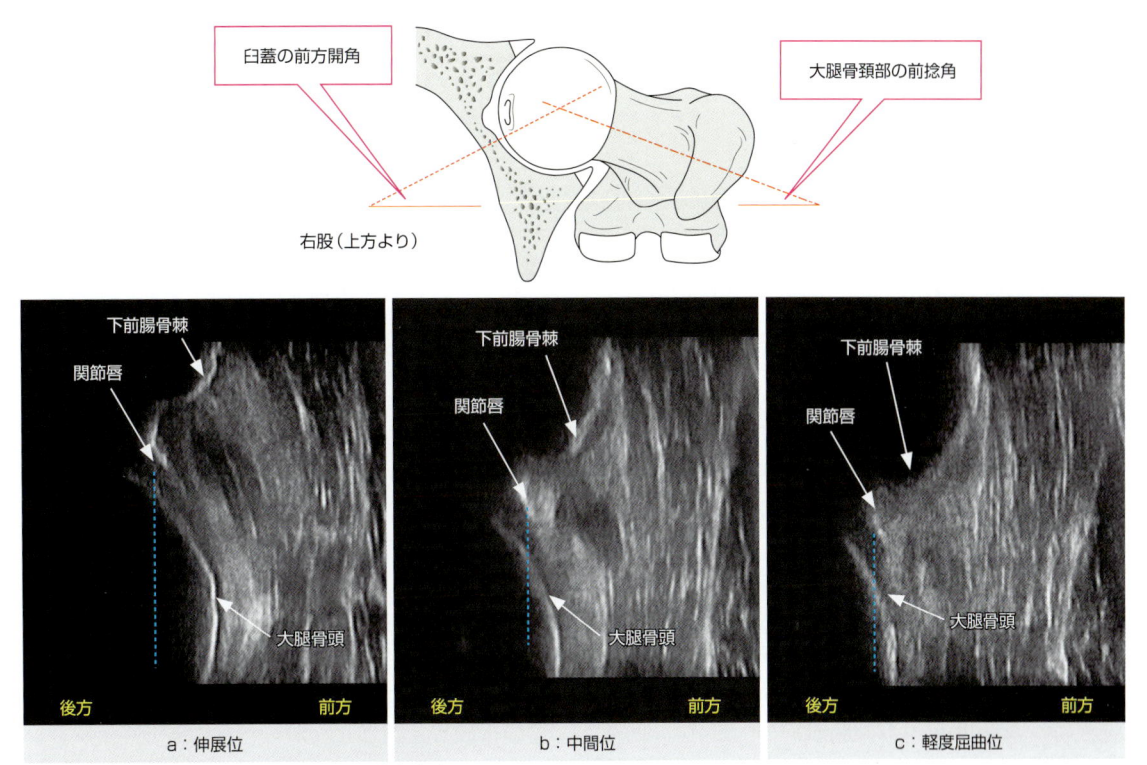

右股（上方より）

| a：伸展位 | b：中間位 | c：軽度屈曲位 |

下前腸骨棘
関節唇
大腿骨頭
後方　　前方

[図5] 股関節伸展に伴う大腿骨頭の前方突出

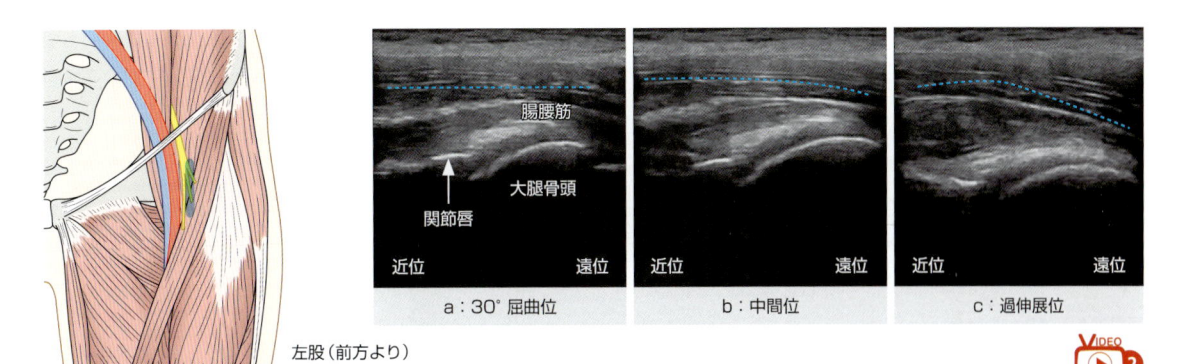

左股（前方より）

| a：30°屈曲位 | b：中間位 | c：過伸展位 |

腸腰筋
関節唇　大腿骨頭
近位　　遠位

[図6] 股関節伸展時の腸腰筋の長軸動態

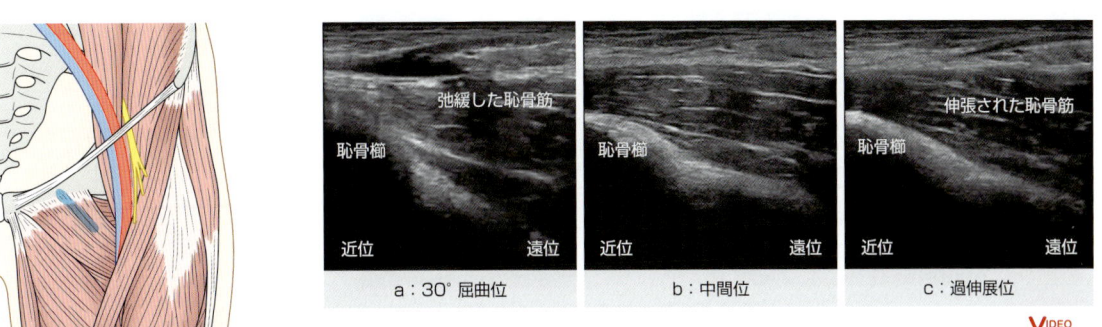

左股（前方より）

| a：30°屈曲位 | b：中間位 | c：過伸展位 |

弛緩した恥骨筋　　　　　　　　　　伸張された恥骨筋
恥骨櫛
近位　　遠位

[図7] 股関節伸展時の恥骨筋の長軸動態

1　腸腰筋，恥骨筋の超音波観察と拘縮との関連　●　107

3 超音波解剖・機能解剖所見を踏まえた運動療法技術

1 腸腰筋の緊張緩和のための具体的な技術

　腸腰筋の緊張緩和には，股関節屈曲を最終域まで自動介助運動で誘導し，シナプス反回抑制機構を有効に働かせることがコツである．ここで，矢状面上での屈曲（一般に認識されている屈曲運動）について考えてみる．一般に，股関節の屈曲は，125～130°と認識されているが(図8a)，手のひらを腰部に入れ骨盤の後傾を止めると，股関節は90～100°の可動域しか曲がらないことがわかる(図8b)．これは，大腿骨頚部が屈曲90°あたりで臼蓋に衝突することにより起こる現象である(図9a)．ここで，大腿骨頚部軸を用いた屈曲運動を行わせると，臼蓋との衝突は起こりえず(図9b)，腸腰筋のamplitude（収縮距離）一杯の自動介助運動が可能となる．つまり，効果的な反回抑制を作用させるには，頚部軸屈曲という運動概念が必要である．

　セラピストは，大転子と骨頭とを通過する頚部軸を想定し，股関節をやや外転・外旋気味に屈曲運動を誘導しながら，自動介助運動を反復する(図10，動画④)．筋弛緩が得られた後は，股関節伸展に伴う腸腰筋の走行をイメージしたストレッチングを反復する．

　恥骨筋の緊張緩和においても，恥骨筋の解剖学的走行通りに股関節の屈曲・内転・外旋運動を最終域まで行わせることが大切である．恥骨筋の停止である恥骨筋線は大腿骨の後方に停止するので，股関節の外旋を十分に誘導することがコツである(図11)．この際に，非対象側の脚は屈曲し，骨盤の後傾も意識させながら行うことで，インピンジメントを回避する．筋弛緩が得られた後は，外転・伸展・内旋方向へのストレッチを反復する．

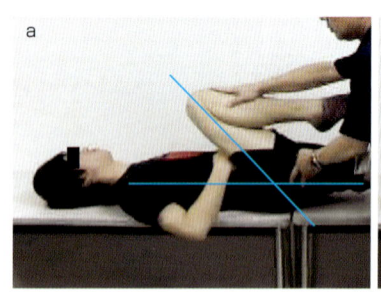

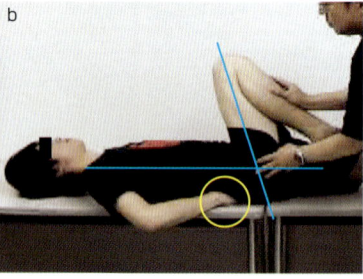

[図8] 股関節屈曲運動における骨盤運動の影響
a：骨盤非固定屈曲域
b：骨盤固定屈曲域

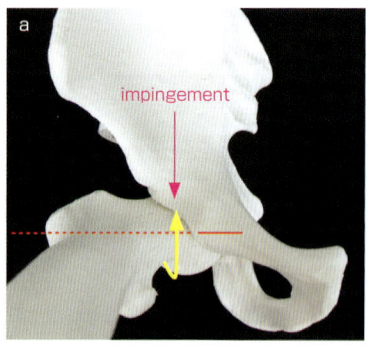

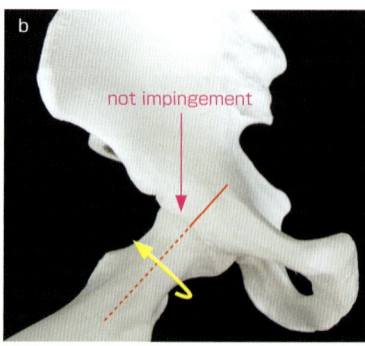

[図9] 通常の股関節屈曲運動と頚部軸屈曲運動の違い
a：通常の屈曲運動
b：頚部軸での屈曲運動

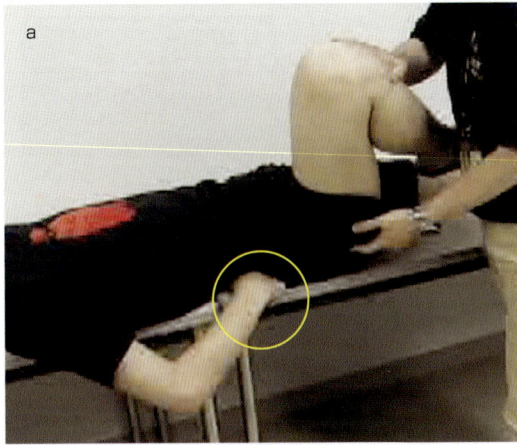

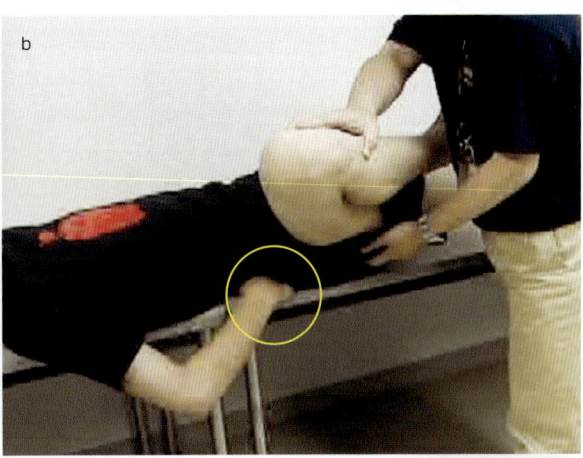

[図10] 頚部軸屈曲運動の実際
a：患者の手の平を腰部に入れ骨盤の後傾を止めた状態で股関節を屈曲する．
b：屈曲90°手前あたりより股関節を外転・外旋方向へと誘導し屈曲させる．
c：頚部軸を想定しながら，最終域まで屈曲運動を反復する．

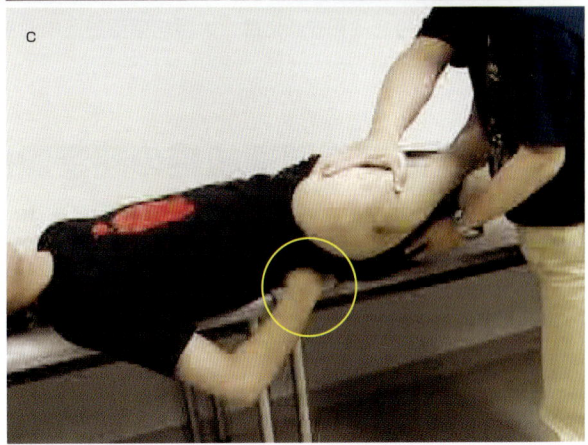

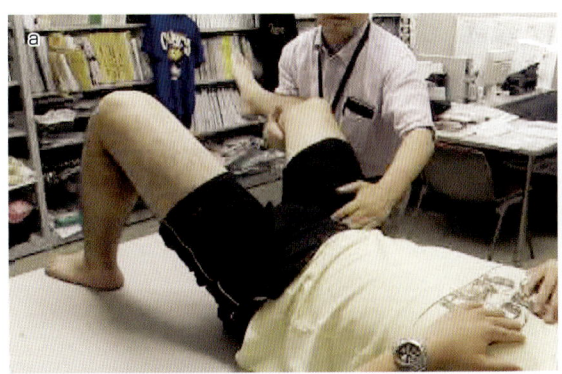

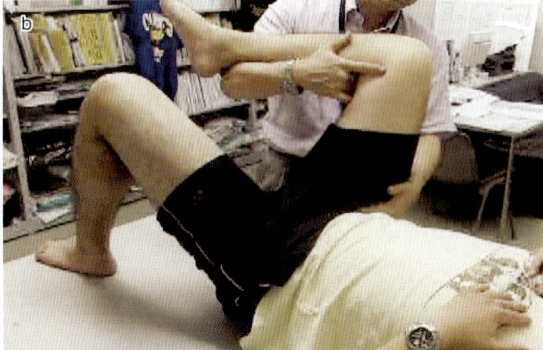

[図11] 緊張緩和のための恥骨筋の自動介助運動の実際
a：股関節を軽度外転位から開始する．反対側の脚は屈曲し，骨盤後傾運動を併せて行い，インピンジメントを予防する．
b：開始肢位から恥骨筋の解剖学的走行に沿って，股関節を屈曲・内転・外旋運動を自動介助で反復する．
c：最終域では股関節の外旋運動を十分に誘導し，最終域まで自動介助運動を反復する．

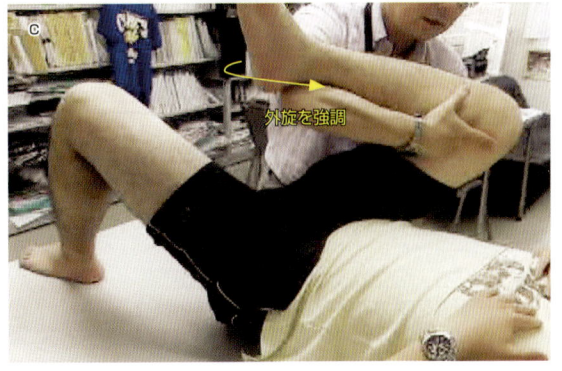

外旋を強調

1 腸腰筋，恥骨筋の超音波観察と拘縮との関連 ● 109

IV 股関節

2 腸脛靭帯関連組織の超音波観察と拘縮との関連

- ▶腸脛靭帯の緊張をコントロールする筋肉として重要な筋肉は，大腿筋膜張筋，中殿筋，である．
- ▶腸脛靭帯の拘縮を評価する徒手検査としては，Ober test（オベールテスト）が有名である．このテストで対象としているのは，腸脛靭帯に対し前方より付着してくる筋群である．
- ▶大転子の近位へと至る腸脛靭帯は，大腿筋膜張筋の表面へと移行する線維以外に，大腿筋膜張筋と中殿筋との間の筋膜へと移行し，その筋膜に対し両筋は羽状筋のように付着することで腸脛靭帯の緊張をコントロールしている．
- ▶腸脛靭帯の緊張を緩和するには，大腿筋膜張筋と中殿筋の柔軟性を改善する必要がある．

1 腸脛靭帯関連組織の超音波観察の手順

1 腸脛靭帯の硬さを知る簡単な徒手検査

腸脛靭帯は大腿の外側筋膜が肥厚し靭帯様に発達したものである．日本語では「靭帯」と表現されてはいるものの，「iliotibial ligament」とはいわず，「iliotibial band」や「iliotibial tract」と英語表記される．以前は，前十字靭帯の再建材料として使用されていたように，腸脛靭帯は伸縮性のある組織ではない．したがって，「腸脛靭帯をストレッチする」という表現は適切ではなく，「腸脛靭帯に付着する筋肉の柔軟性を改善する」とするのが正しい表現である．

腸脛靭帯の硬さを評価するOberテストは，側臥位で上方脚を軽度外転，膝関節は90°屈曲位とし，股関節の伸展を加えた位置から股関節を内転させ，上方脚の膝内側がベッドに接触するか否かを評価する．このテストが目的としているのは，大腿筋膜張筋を含めた股関節の前外側部を構成する筋肉の伸張性であり，再現性のある結果を出すためには，骨盤の代償を極力排除した条件で検査を行いたい．我々は変法として，下方脚の股関節を屈曲位で把持させ骨盤の前傾を防止する肢位を規定し，その上で股関節の内転域を確認している（図1）．

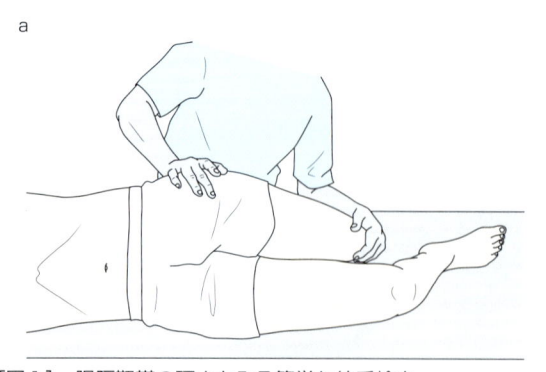

[図1] 腸脛靭帯の硬さをみる簡単な徒手検査
a：通常のOberテスト，b：我々が実施しているOberテストの変法

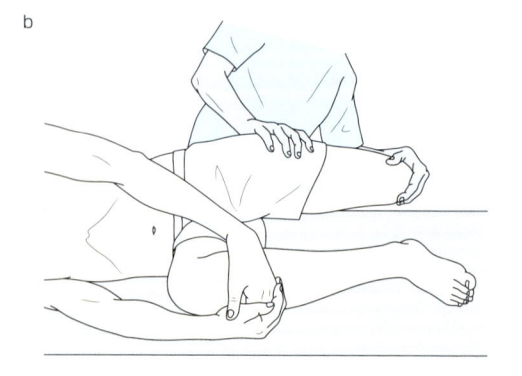

2　大転子から近位にかけて短軸観察する

　被験者を側臥位とし，検者は大転子にプローブを当て(図2a)，プローブの前端が上前腸骨棘へ向かうように短軸観察する(動画①)．大転子を越えるとすぐ大腿筋膜張筋とその深部に中殿筋が観察できる(図2b)．そのまま近位へ観察すると，中殿筋の深部に小殿筋が観察でき，互いの筋間はしっかりとした筋膜で区別されているのが観察できる(図2c)．さらに近位へと観察すると，大腿筋膜張筋と中殿筋とを区別していた筋膜はなくなり，2つの筋肉は一つに融合するように区別がつかなくなる(図2d)．

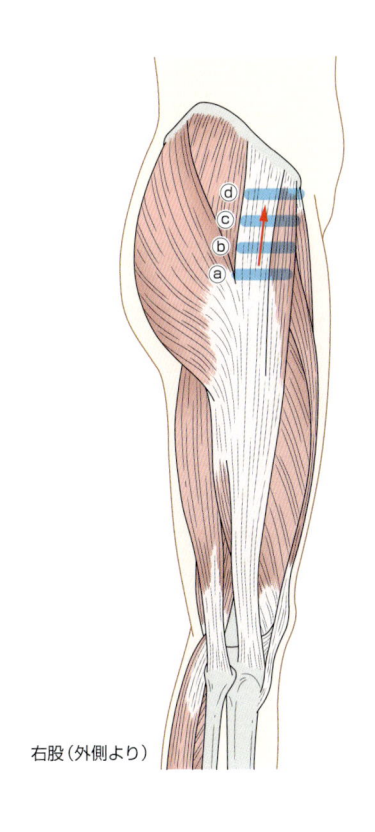

[図2]　大転子近位の短軸観察

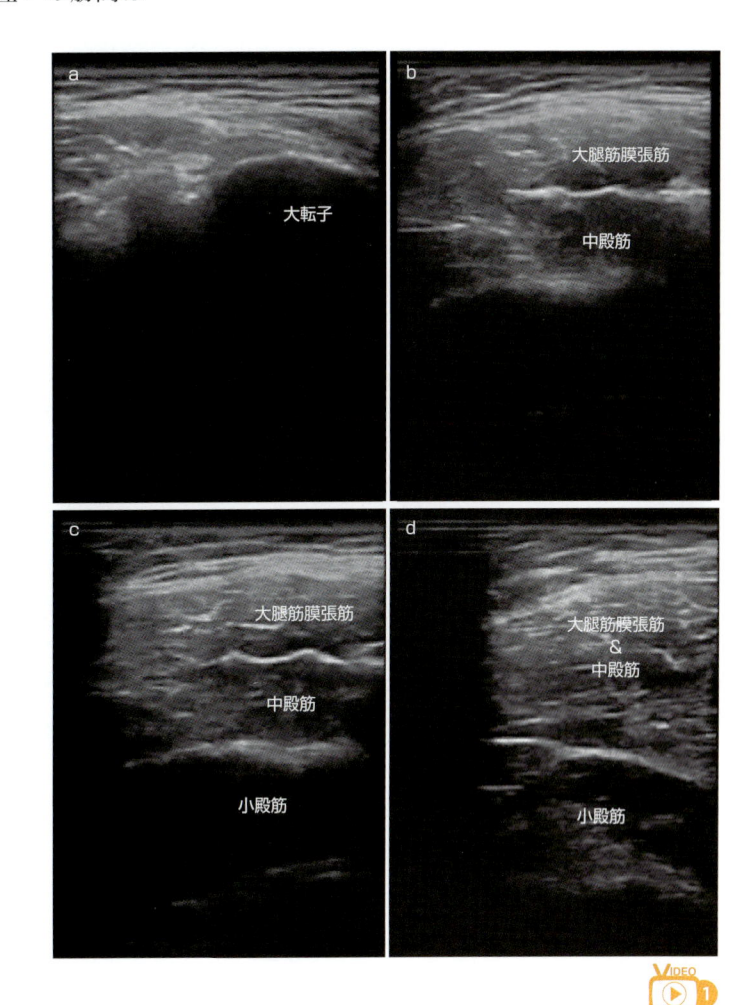

3　大腿筋膜張筋と中殿筋とを区別する筋膜を基準に長軸観察する

　大転子の近位で大腿筋膜張筋，中殿筋，小殿筋の3層構造を短軸で観察した後，大腿筋膜張筋と中殿筋との筋膜を基準にしてプローブを回転させ，2つの筋の長軸画像を観察する(動画②)．2つの筋を区別していた筋膜はあたかも筋内腱のように直線上に位置し，それに向かって大腿筋膜張筋と中殿筋との筋線維が配列する一種の羽状筋構造を呈しているのがわかる(図3)．筋内腱様の筋膜をそのまま大転子まで観察すると(動画③)，この筋膜は，大腿筋膜張筋の表面から続く線維と合流し腸脛靱帯へと続く様子が確認できる(図4)．

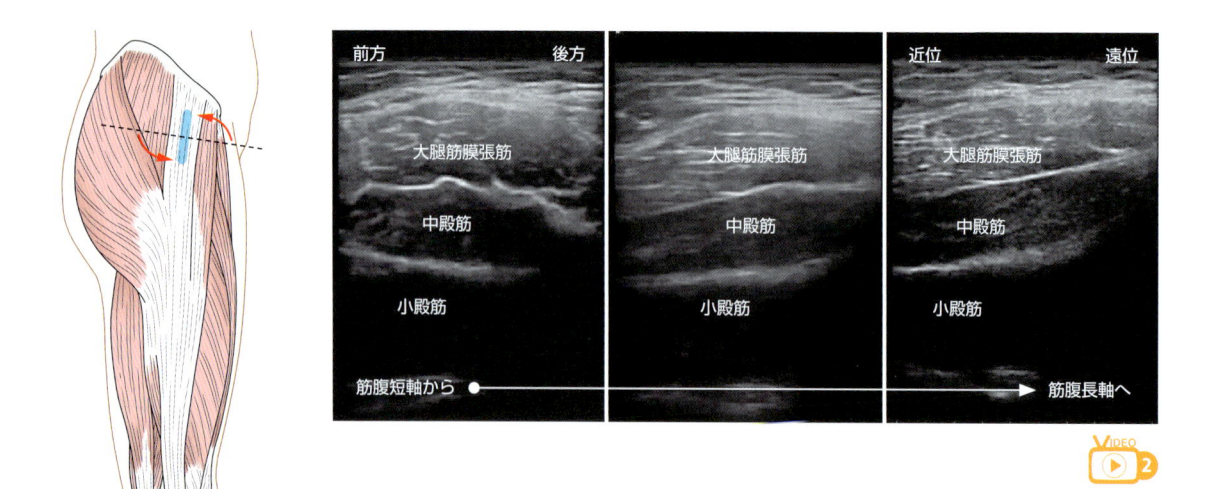

[図3] 大腿筋膜張筋と中殿筋とを区別する筋膜を基準とした長軸観察

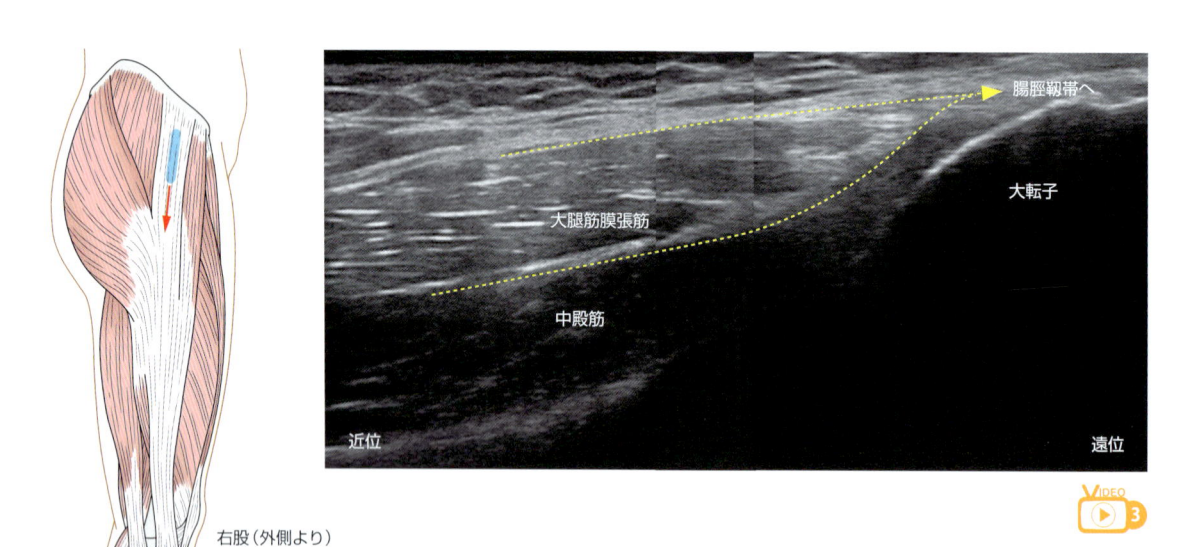

[図4] 大腿筋膜張筋と中殿筋とを区別する筋膜が腸脛靱帯へと移行する様子

2 拘縮治療のための機能解剖学

1 股関節内外転運動時の様子を長軸で観察する

　大腿筋膜張筋と中殿筋との羽状筋構造を長軸で描出しながら，股関節の内外転運動時の動態を観察する（**動画④**）．股関節の内転に伴い筋内腱様の筋膜は末梢に引かれるが，その筋膜の移動とともに付着する大腿筋膜張筋と中殿筋の線維も引かれ，線維角が鋭角化するのがわかる（図5c）．外転時には，大腿筋膜張筋と中殿筋の線維が筋膜を引きつけるとともに，線維角も鈍角化する様子が観察

できる(図5a).また,股関節内外転の様子を大転子付近で観察すると(動画⑤),大腿筋膜張筋と中殿筋との間へと移行する線維が,大腿筋膜張筋からの張力は体表方向へ,中殿筋からの張力は深層方向へと引き,腸脛靱帯を引き込んでいる様子も観察できる(図6a, c).内転時は逆に,腸脛靱帯が遠位へと引かれると同時に,2つの筋が伸張される.このような動態を観る限り,臨床的には大腿筋膜張筋と中殿筋は一つのユニットとして捉えた方が妥当であり,腸脛靱帯の緊張緩和には大腿筋膜張筋と中殿筋の2つの筋肉の柔軟性を改善するための運動療法を展開すべきである.

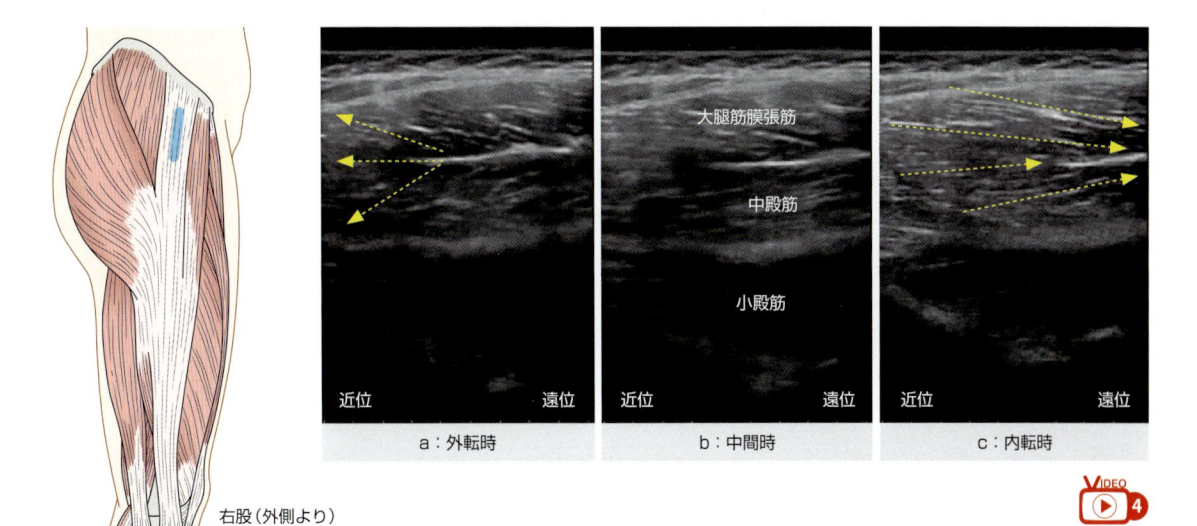

[図5] 内転・外転運動時の長軸動態(筋腹レベル)

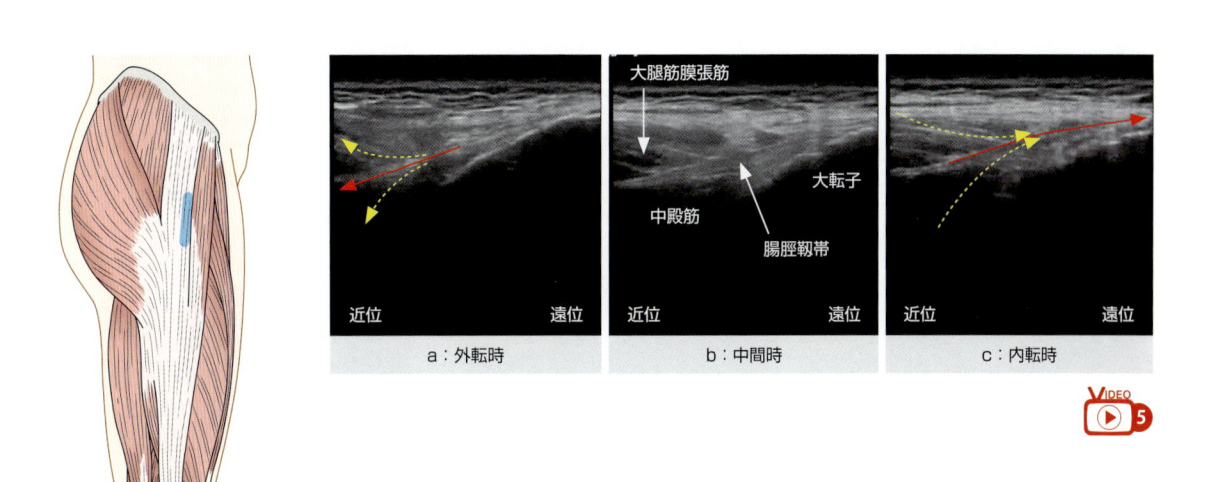

[図6] 内転・外転運動時の長軸動態(大転子レベル)

2 腸脛靱帯関連組織の超音波観察と拘縮との関連 ● 113

3 超音波解剖・機能解剖所見を踏まえた運動療法技術

1 腸脛靱帯の緊張緩和のための具体的な技術

　腸脛靱帯の緊張を緩和するには，大腿筋膜張筋と中殿筋の柔軟性を改善することが大切である．大腿筋膜張筋に対する技術は以下の通りである．被験者を背臥位とし，一方の股関節を軽度内転位し，セラピストの足部で固定する(図7a)．被験者の股関節を内転・伸展・外旋位から，大腿筋膜張筋の解剖学的走行通り股関節の屈曲・外転・内旋方向に自動介助運動を行う(図7b)．運動の際には股関節の内旋運動を強調すること，最終域での筋収縮を十分に意識させることが(図7c)，シナプス反回抑制機構を有効に働かせるコツである．

　中殿筋に対する技術は以下の通りである．被験者を背臥位とし，一方の股関節を軽度内転位し，セラピストの足部で固定する(図7a)．その後，股関節外転運動を行わせつつ，適当な角度で，数秒間の等尺性収縮を行わせる(図7d，e)．等尺性収縮を内転位で行わせることで，シナプスⅠb抑制を有効に作用させることができる．数回の収縮の後，他動的に股関節を内転方向へと誘導し，大腿筋膜張筋と中殿筋とを十分にストレッチする(図7f)．

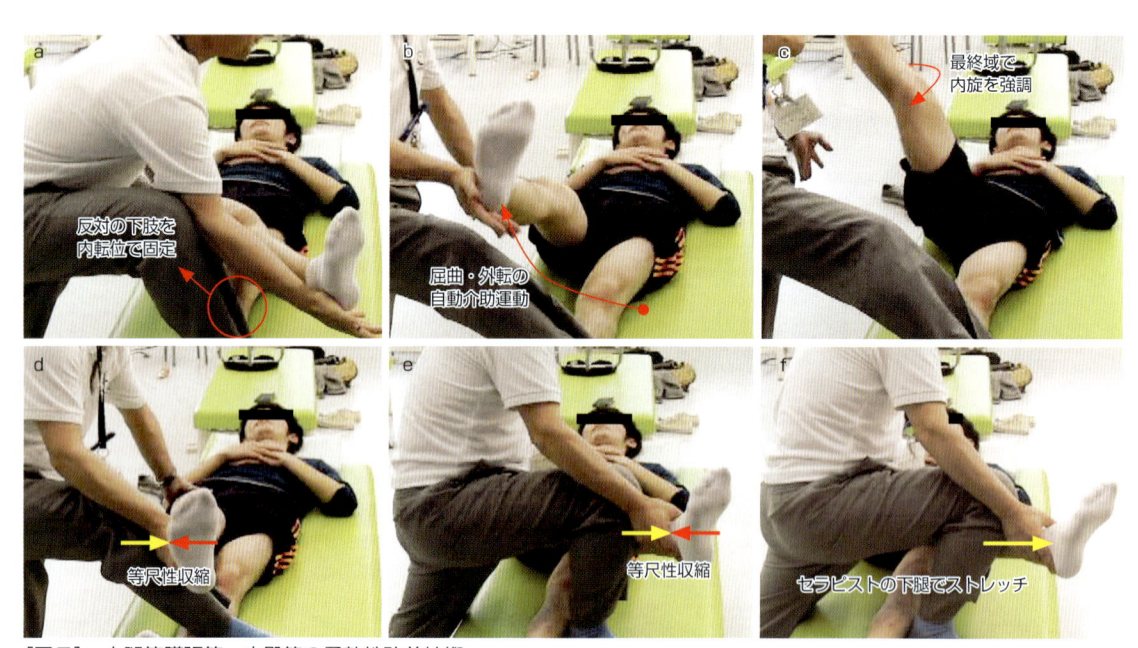

[図7] 大腿筋膜張筋・中殿筋の柔軟性改善技術

V　膝関節

1　膝蓋上包周辺組織の超音波観察と拘縮との関連

- 膝蓋上包は膝関節近位に広がる滑液包であり，膝関節拘縮に強く関連する組織である．
- 正常な膝蓋上包の観察は難しく，目安として大腿四頭筋腱と大腿骨の前面に広がる prefemoral fat pad との間隙に注意して観察するとよい．
- 膝関節水腫が貯留した例を観察すると，膝蓋上包の立体感ならびにその大きさが明瞭となる．通常は内側より外側に広く，近位方向への奥行きは 7〜8cm 程度である．
- 膝蓋上包の深部に広がっている組織が prefemoral fat pad であり，膝蓋上包の滑動性に影響する．
- prefemoral fat pad は伸展に伴い中央へと集まり屈曲に伴い内側後方，外側後方へと広がる．この脂肪動態と膝蓋上包の動態は密接な関係にあり，膝関節拘縮に対する運動療法を考える上で重要なポイントとなる．

1　膝蓋上包周辺組織の超音波観察の手順

1　膝蓋上包を観察するために知っておくべき機能と解剖

　膝蓋上包は膝蓋軟骨の近位と大腿骨膝蓋面の近位とをつなぐ滑液包である．伸展時には二重膜構造を呈する膝蓋上包が，屈曲とともにキャタピラのように滑りながら膝蓋骨の遠位滑走を許し，深屈曲時には単膜構造となることが示されている（図1a）．また，膝蓋上包が癒着すると，膝蓋骨の遠位滑走が妨げられ，重篤な拘縮の原因となることが知られている（図1b）．運動療法では，この滑動機構をいかに維持・改善するかが，膝関節拘縮を考える上で極めて大切である．

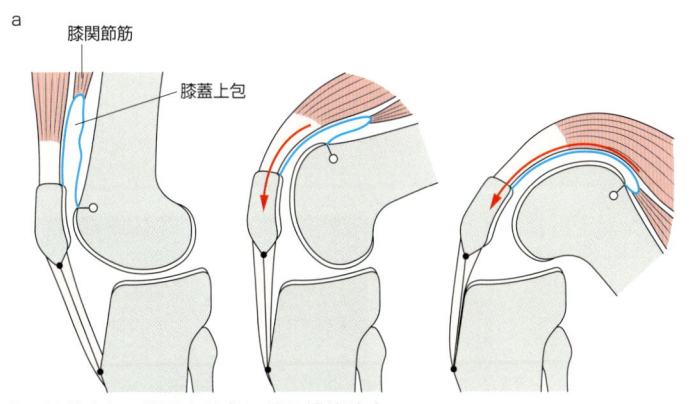

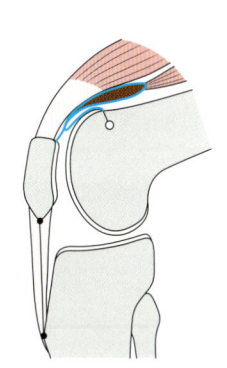

[図1]　膝蓋上包の機能と癒着に伴う機能障害
a：関節屈曲に伴う正常な膝蓋上包の動態
b：膝蓋上包の癒着に伴う屈曲制限

2 正常な膝蓋上包を観察する

　正常な膝蓋上包を超音波で観察するのは意外に難しい．後に解説するが，関節水腫が貯留した膝蓋上包は，関節内が明瞭な低エコー域を呈するため判別が容易であるが，正常な膝関節ではごく少量の関節液が介在するのみで，明らかな低エコー域を観察することは難しい．そのため，膝蓋上包と隣接する組織を十分に理解した上で観察することが大切である．膝蓋上包の浅層には大腿四頭筋腱が位置し，深層には prefemoral fat pad が存在する（図2）．大腿四頭筋も prefemoral fat pad も，エコー画像上は容易に判別できるため，その間隙に注意して観察するとよい．

　膝蓋上包を大腿四頭筋腱に対し短軸観察してみる．被験者の膝関節を伸展位とし，膝蓋骨の近位より大腿四頭筋腱に沿って短軸観察し，大腿四頭筋腱と prefemoral fat pad，大腿骨を観察する．大腿四頭筋腱と prefemoral fat pad との間にある薄い低エコー帯が膝蓋上包である（図3）．膝蓋上包の位置が短軸で確認できたならば，プローブを90°回転し，長軸観察を行う．大腿四頭筋腱への移行部で長軸観察を行うと，大腿四頭筋腱へ移行する大腿直筋，中間広筋，膝蓋骨，膝蓋上包，prefemoral fat pad，大腿骨が観察される（図4a）．膝蓋上包には膝関節筋が付着しており，ここで軽い quadriceps setting を行うと，膝蓋上包は膝関節筋により牽引され，開大する様子が観察できる（図4b）．

［図2］　膝蓋上包と隣接する組織

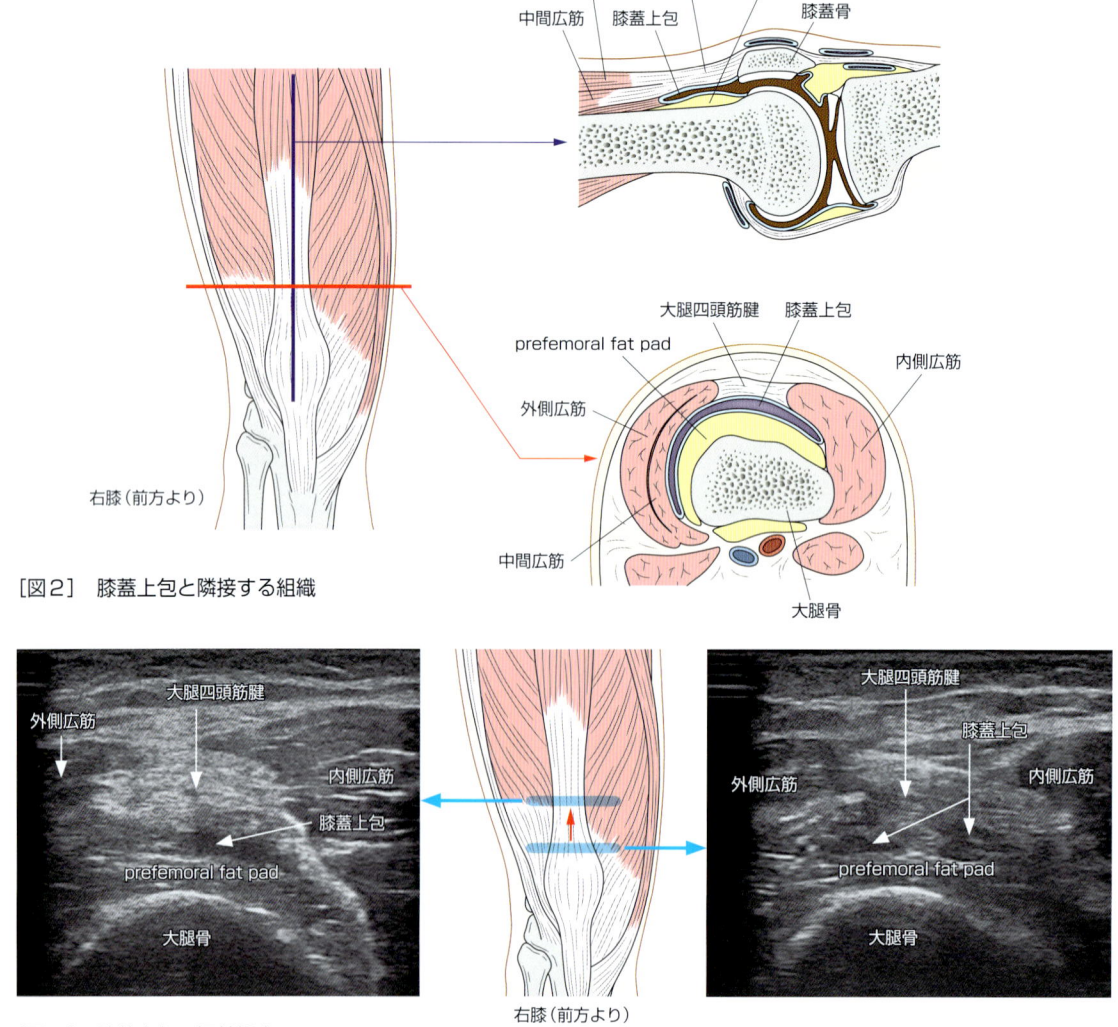

［図3］　膝蓋上包の短軸観察

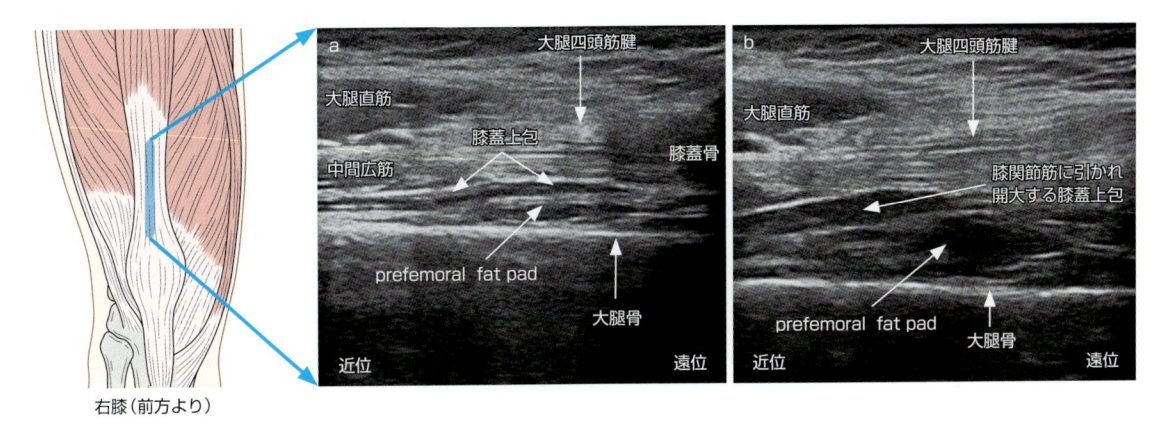

[図4] 膝蓋上包の長軸観察
a：膝蓋上包の長軸観察，b：quadriceps setting 時の膝蓋上包

3　関節水腫が貯留した膝蓋上包を観察しその大きさを知る

　膝蓋上包の機能は図1に示したように，一部の矢状断面上の中で描かれていることがほとんどである．非常に端的かつわかりやすい反面，膝蓋上包が三次元的に表現されていないため，実際の膝関節拘縮の患者にそのまま適応させることはできない．

　膝蓋上包に関節水腫が貯留した膝関節を超音波観察することで，膝蓋上包自体の幅広さ，奥行きが手に取るように観察できるとともに，膝蓋上包の癒着が幅広い「面」として膝蓋骨運動を制動することが理解できる．実際の症例の超音波画像を供覧する．膝蓋上包の内側への広がりは，内側広筋を通して観察しながら，外側部の水腫を内側に寄せるように圧迫するとわかりやすい（動画①）．圧迫に伴い，内側広筋の深部で水腫が広がる様子が確認でき，その幅はおおよそ大腿四頭筋腱より3cm程度あることがわかる（図5）．同様な手法を用いて，膝蓋上包の外側への広がりを外側広筋を通して観察する．内側部の水腫を外側へ寄せるように圧迫すると（動画②），外側広筋の深部で水腫が広がる様子が確認でき，その幅は内側に比べ明らかに広く，後方へと広がっている様子が観察できる（図6）．膝蓋上包の近位への広がりについても，遠位にある水腫を近位へと寄せることで，その奥行きが把握できる（動画③）．画像幅は5cmであるので，膝蓋上包の奥行きは優に5cmを超えている様子がわかる（図7）．一般的に膝蓋上包近位の目安は，大腿四頭筋腱と大腿直筋との筋腱移行部あたりと理解しておくと，体表からも把握しやすい．

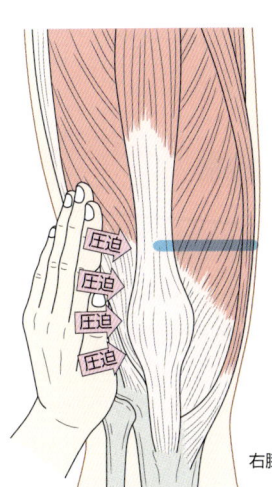

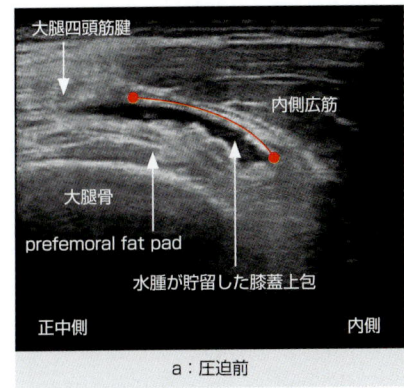

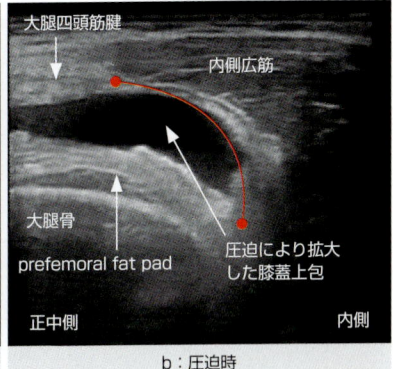

[図5] 関節水腫が貯留した膝蓋上包を通して内側の広がりを観る

1　膝蓋上包周辺組織の超音波観察と拘縮との関連　●　117

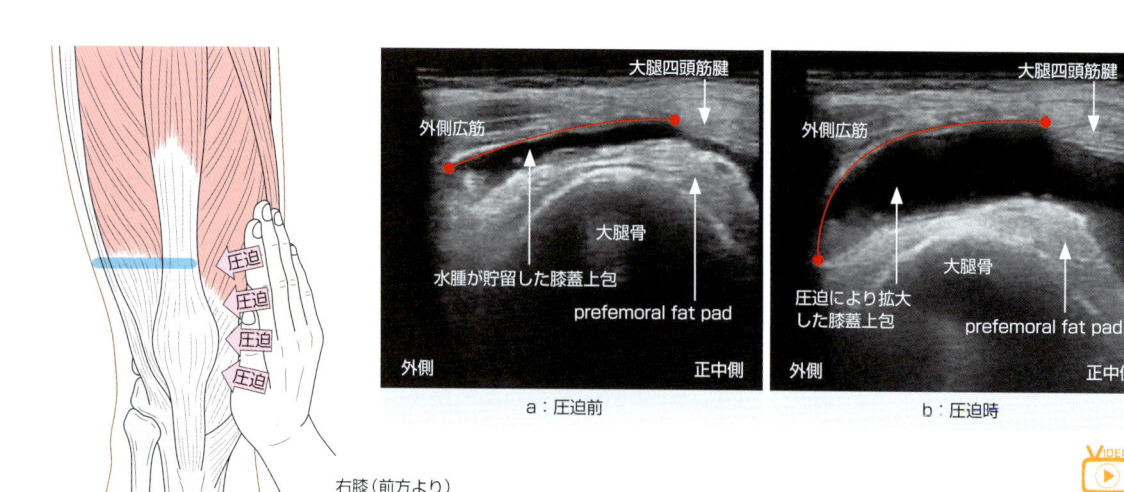

[図6] 関節水腫が貯留した膝蓋上包を通して外側の広がりを観る

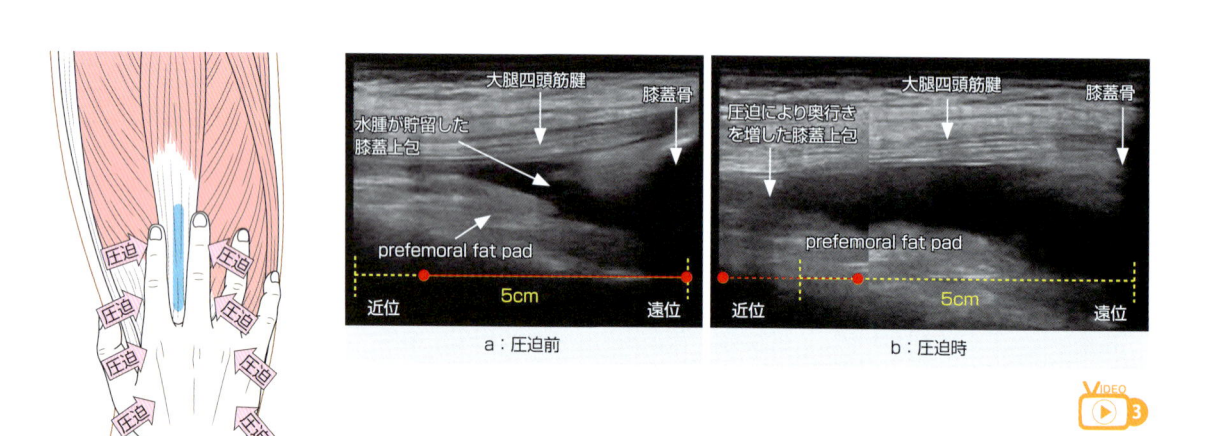

[図7] 関節水腫が貯留した膝蓋上包の奥行きを観る

2 拘縮治療のための機能解剖学

1 膝蓋上包の深部に広がる prefemoral fat pad の長軸動態観察

　膝蓋上包の癒着が難治性の拘縮へと至る理由は，その三次元的な幅広さ，奥行きを考えれば当然であり，その癒着予防は極めて重要な運動療法となる．ここでは，膝蓋上包を深部より裏打ちするように存在している prefemoral fat pad の動態を観察し，拘縮治療へのヒントを探ってみる．大腿四頭筋腱と prefemoral fat pad との間に膝蓋上包が存在することから，膝関節屈伸運動時の prefemoral fat pad の動態を把握することは，併せて膝蓋上包の動態を間接的に観ることを意味している．

　被験者を端座位とし，大腿四頭筋腱に沿ってプローブを長軸に当てる．ここで，膝関節の自動伸展運動を反復させ，その動態を観察する（動画④）．膝関節伸展とともに大腿四頭筋腱は近位へ引かれ，それと同時に prefemoral fat pad は表層へと広がり，大腿四頭筋腱と大腿骨との距離が拡大する（図

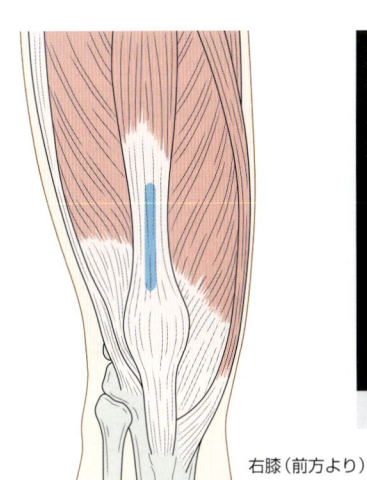

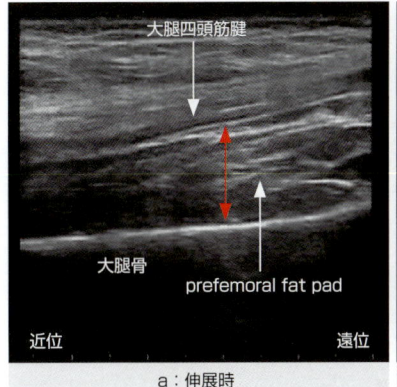

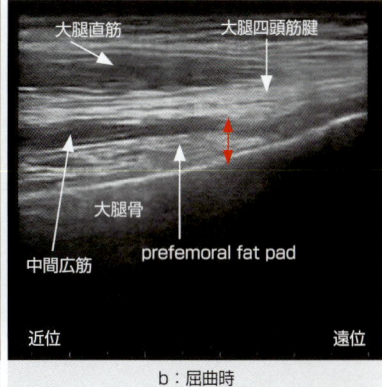

[図8] 膝関節屈伸運動時の prefemoral fat pad の長軸動態

8a）．続いて膝関節を屈曲すると，大腿四頭筋腱は遠位へ滑るとともに prefemoral fat pad の幅は急激に縮小し，大腿四頭筋腱と大腿骨との距離が縮まる（図8b）様子が観察される．この prefemoral fat pad の動態は，膝関節の屈伸運動を考える上で，非常に興味深い．つまり，伸展する際には大腿四頭筋腱と大腿骨との距離を延長することで伸展トルクを高めていることが予想される．また屈曲する際には，大腿四頭筋腱との距離を減じることで，曲率半径を減少させ，伸張に伴う組織損傷を回避することに一役買っていると考えられる（図9）．

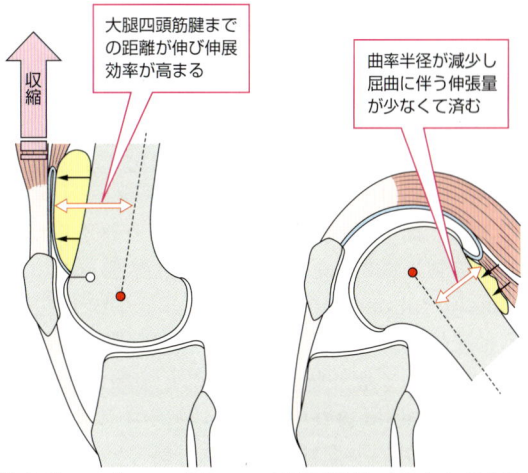

[図9] prefemoral fat pad 幅の増減によりもたらされる効果

2　膝蓋上包の深部に広がる prefemoral fat pad の短軸動態観察

膝関節の屈伸運動においてみられる prefemoral fat pad の長軸動態はどのようなメカニズムによってもたらされているのか？これを解釈するには，prefemoral fat pad の動態を短軸観察すると，その答えを導くことができる．長軸観察していたプローブを90°回転し，膝関節の自動屈伸運動を反復させる（動画⑤）．膝関節伸展とともに prefemoral fat pad は内側広筋と外側広筋・中間広筋との収縮によって中央へと押し出され，その結果，大腿四頭筋腱と大腿骨との距離が拡大する（図10a）．一方，膝関節屈曲時では，prefemoral fat pad は内側広筋ならびに外側広筋・中間広筋の深部へと滑り込むように移動することで，大腿四頭筋腱と大腿骨との距離が減少することがわかる（図10b）．このような prefemoral fat pad の機能的変形に応じて，膝蓋上包は円滑に滑ることが可能になると考えられ，特に屈曲においては長軸方向への滑りだけでなく，横方向（前後方向）への広がりを確認することが，膝関節拘縮の評価ならびに治療において重要と考えられる．

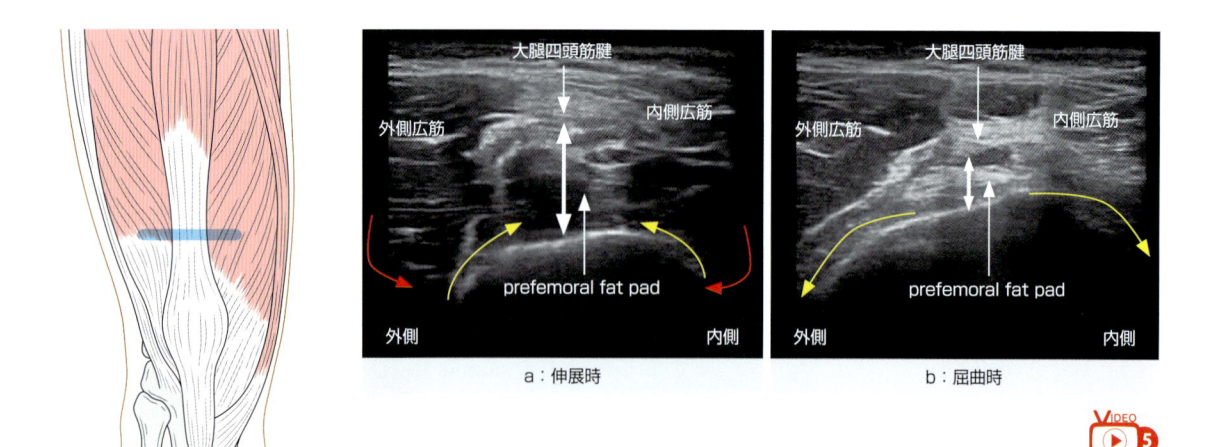

[図10] 膝関節屈伸運動時のprefemoral fat padの短軸動態

3 prefemoral fat padの動態と筋肉との関係

　prefemoral fat padの短軸観察で得られた横方向（前後方向）への動態を，内側と外側とで比較してみる．図10の観察点から，プローブを内側後方へ移動し膝関節を屈伸させると（動画⑥），prefemoral fat padの中央への移動とともに内側広筋も前後に移動する様子が観察される（図11）．同様にプローブを外側後方へ移動して観察すると，prefemoral fat padの移動量は明らかに外側で大きいことがわかる（動画⑦）．外側で観察できるprefemoral fat padの直上には中間広筋，その上に外側広筋が位置するが，prefemoral fat padの動態にリンクして前後に大きく移動するのは，深部にある中間広筋である（図12）．つまり，膝関節拘縮の運動療法において膝蓋上包は極めて重要な組織であるが，その癒着予防においては，大腿遠位外側の柔軟性と滑動性に注目した運動療法を展開することが，prefemoral fat padの機能的変形を維持する上でも重要である．

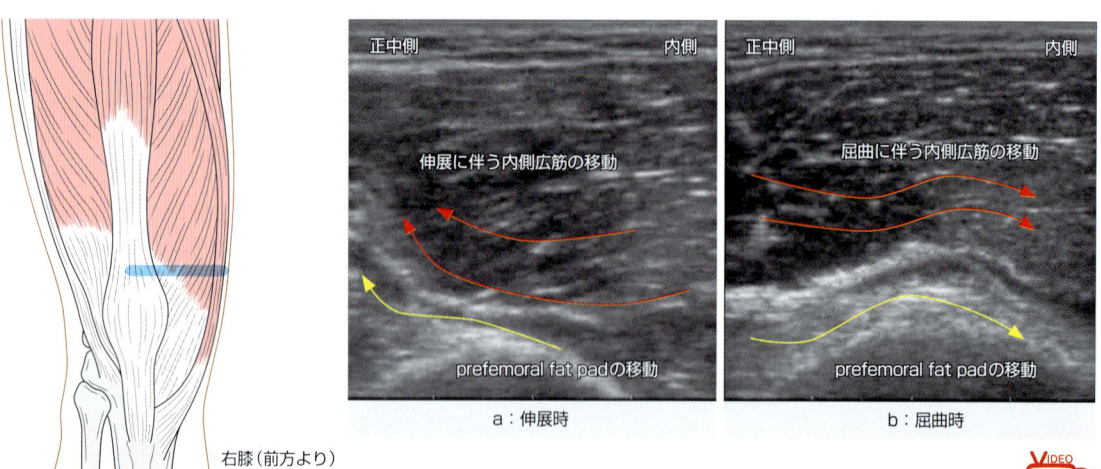

[図11] 膝関節屈伸運動時のprefemoral fat padと内側広筋との関係

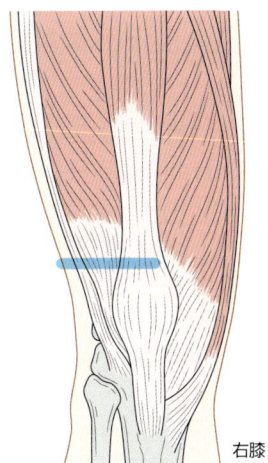

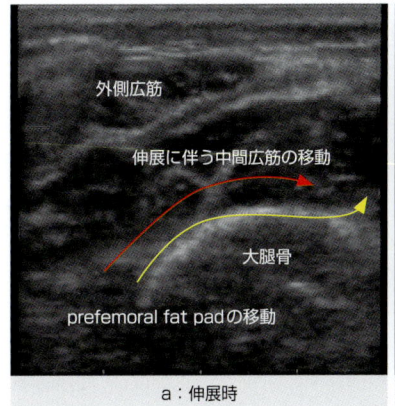

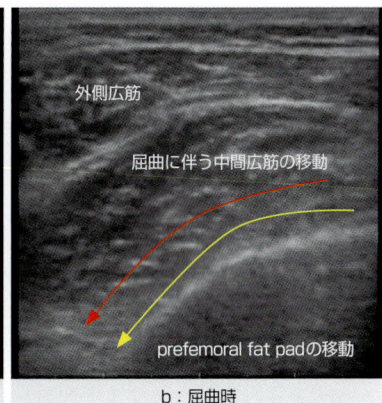

[図12] 膝関節屈伸運動時の prefemoral fat pad と中間広筋との関係

3 超音波解剖・機能解剖所見を踏まえた運動療法技術

1 膝蓋上包に対するストレッチングの実際

　関節水腫が貯留した膝蓋上包の超音波観察の項で述べたとおり、膝蓋上包の大きさは、近位で大腿直筋と腱との移行部付近、内側は大腿四頭筋腱から2～3cm、外側は大腿四頭筋腱から4～5cmである。膝蓋上包のおおよその大きさを把握した上で、右膝を例に具体的なストレッチングについて解説する。セラピストは、患者の大腿直筋と腱との移行部を目安に一方の示指から環指の上に他方の指を重ねるように置く。重ねた指を時計回りに回転させながら膝蓋上包の境界を指で触れ、膝蓋上包の内側縁を円を描くように拡大する。膝蓋上包の外側縁を拡大するには、セラピストの指を反時計回りに回転させながら境界部を広げていく（図13）。実際の癒着例では、膝蓋上包特有の低摩擦感がなく、ゲル様の瘢痕組織を直接感じることができる。セラピストは屈曲可動域に加え、膝蓋上包の癒着を含めた質的変化にも注目して拘縮を診ていく必要がある。

[図13] 膝蓋上包へのストレッチング技術

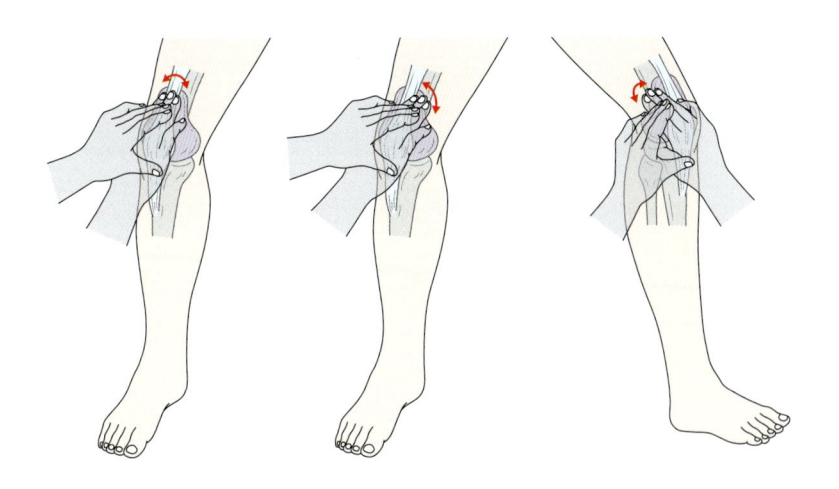

2　大腿四頭筋の収縮を利用した膝蓋上包ならびに prefemoral fat pad への対応

　膝蓋上包と prefemoral fat pad の柔軟性を維持するには，大腿四頭筋の筋収縮を早期より作用させることが何よりも大切である．特に，膝蓋上包においては，膝関節筋，prefemoral fat pad に対して内側ならびに外側遠位に位置する中間広筋の収縮力をそれぞれの組織に作用させると，癒着の予防および機能的な柔らかさを維持することが可能となる．その代表的な運動として quadriceps setting がある．ここでは，quadriceps setting 中の膝蓋上包周辺組織の動態を観察し，拘縮予防の観点からみた収縮強度の違いについて検討してみる．膝蓋上包を長軸観察し，ごく軽度な収縮強度で quadriceps setting を反復させる（動画⑧a）．膝蓋上包の開き具合，prefempral fat pad 幅の変化ともに効果的な収縮刺激が作用している様子が観察できる（図 14a）．一方，十分な筋収縮を伴った quadriceps setting を行わせると（動画⑧b），prefemoral fat pad の幅は多少拡大するが，膝蓋上包に対しては，むしろ大腿四頭筋腱により圧迫が加わる様子が観察できる（図 14b）．つまり，十分な quadriceps setting は「関節水腫の改善」には有効であるが，「周辺組織を含めた機能的柔らかさの維持」には適さない収縮強度であると考えられた．

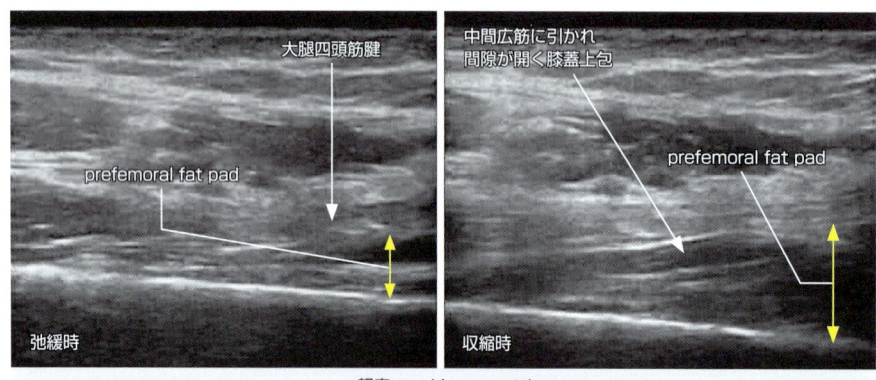

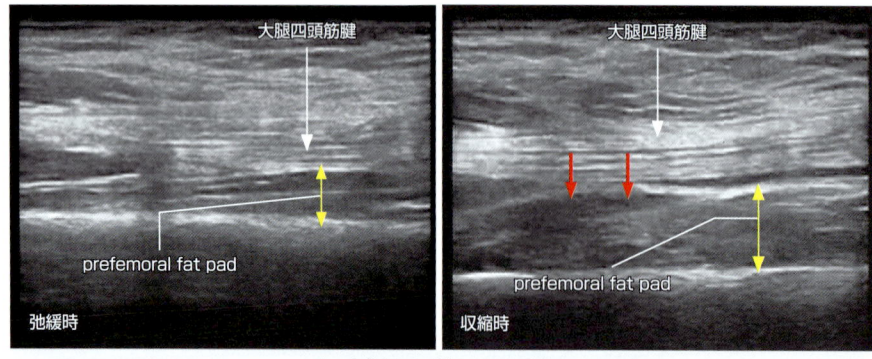

[図 14]　quadriceps setting の強度の違いによる膝蓋上包周辺組織の動態観察

3　大腿四頭筋持ち上げ操作による膝蓋上包周辺組織の癒着予防

　膝蓋上包周辺組織の癒着の予防ならびに柔軟性の維持に，適切な大腿四頭筋の収縮が有効であることは間違いない．しかし，術後早期の症例や，既に癒着が進行している症例では，大腿四頭筋の収縮をうまく行うことができず，場合によっては，癒着を直接剥離したい症例も存在する．このような場合に使える操作として，大腿四頭筋の持ち上げ操作(lift-off technique)を紹介する．セラピストは内側広筋と外側広筋とを手の中に包み込み，そのまま大腿骨から引き離すように持ち上げる．大腿四頭筋腱と大腿骨との距離を拡大することで，その間に存在する膝蓋上包やprefemoral fat padの癒着予防・改善を目的とする(図15a)ものである．この操作中のエコー動態を観察すると(動画⑨)，持ち上げに伴い大腿四頭筋腱と大腿骨との距離は拡大し，それとともに膝蓋上包ならびにprefemoral fat padには，quadriceps setting時以上の離開効果が作用している様子が観察できる(図15b)．

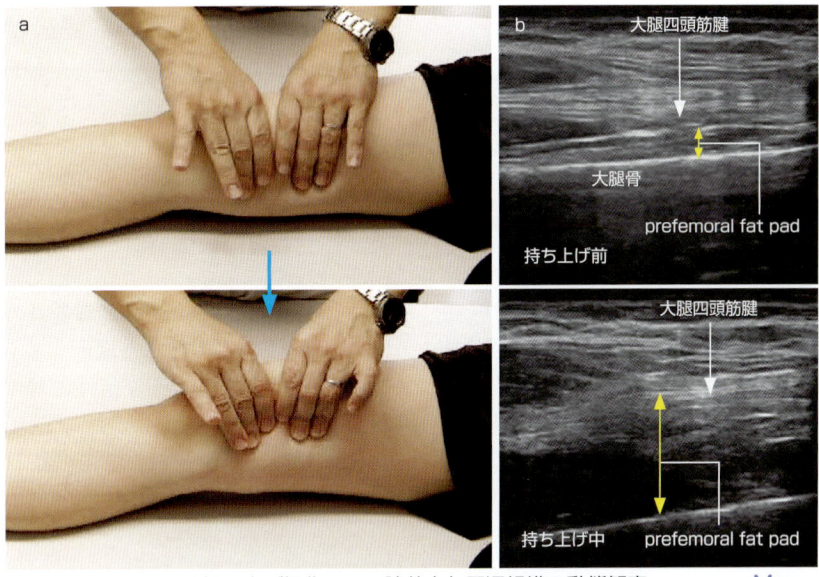

[図15]　大腿四頭筋持ち上げ操作による膝蓋上包周辺組織の動態観察
a：大腿四頭筋の持ち上げ操作，b：持ち上げ操作時の超音波観察

V 膝関節

2 内側膝蓋支帯の超音波観察と拘縮との関連

- ▶内側膝蓋支帯は膝蓋骨の内側を縦に走行する縦走線維と膝蓋骨の内側縁と内転筋結節のやや前方部とをつなぐ横走線維（内側膝蓋大腿靱帯）に分けられる．
- ▶縦走線維の起始は内側広筋にあり，筋の収縮と縦走線維の緊張は密接な関係がある．
- ▶内側広筋と縦走線維との境界は明瞭であり，両者の移行部の位置に注目すると縦走線維の滑動機能が理解しやすい．
- ▶横走線維の近位は内側広筋と連続しており，伸展に伴う張力により横走線維の緊張は高まる．
- ▶内側膝蓋支帯の癒着予防は，内側広筋の収縮機能との関係の中で考える必要がある．

1 内側膝蓋支帯の超音波観察の手順

1 内側膝蓋支帯を観察するために知っておくべき解剖

　内側膝蓋支帯は膝蓋骨の内側を縦に走行する縦走線維と，その深部に位置し膝蓋骨と内転筋結節のやや前方部をつなぐ横走線維（内側膝蓋大腿靱帯）とに分けられる．縦走線維の起始は内側広筋であり，その収縮程度により縦走線維自体の緊張が左右される．縦走線維は膝蓋骨の安定化とともに伸展機構の一部として機能する（図1a）．横走線維は膝蓋骨の外方不安定性に対する主要な安定化組織（primary stabilizer）であり，膝蓋骨脱臼は横走線維の断裂を意味する（図1b）．

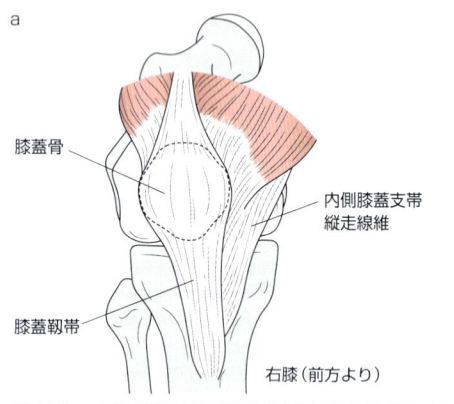

[図1] 内側膝蓋支帯（縦走線維と横走線維）の解剖
a：内側膝蓋支帯縦走線維
b：内側膝蓋支帯横走線維

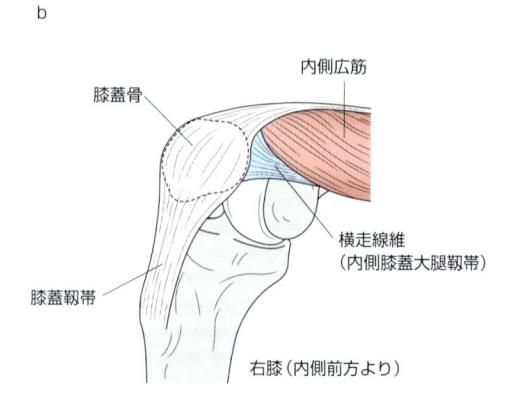

2　内側膝蓋支帯縦走線維を観察する

　縦走線維の観察は，膝蓋骨の内側で一部内側広筋が画像に入るようにプローブを長軸方向に当てると，内側広筋から連続するやや高エコーの線維束が観察できる（図2）．これが縦走線維である．プローブの傾きを調整しながら，縦走線維のfibrillar patternを観察する．縦走線維の深部には大腿骨内側顆が観察できる．正常膝における縦走線維の厚さは約1.5mm前後である．

[図2]　内側膝蓋支帯縦走線維の観察

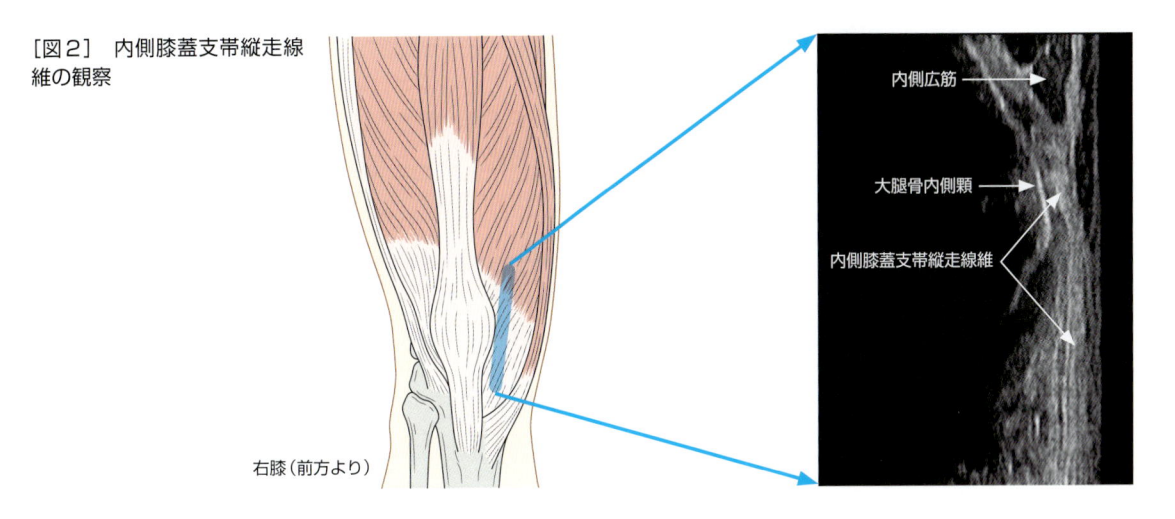

右膝（前方より）

内側広筋
大腿骨内側顆
内側膝蓋支帯縦走線維

3　内側膝蓋支帯横走線維を観察する

　横走線維の観察は，膝蓋骨内側縁が描出されるようにプローブ縦走線維に対して短軸方向に当てたのち（図3a），いったん近位へ移動させ内側広筋の筋腹を画像内に確認する（図3b）．その後，ゆっくりと遠位へプローブを移動させ，内側広筋の筋腹が画像上で消えたところでプローブを調整すると，膝蓋骨から後方へと伸びる横走線維を観察することができる（動画①）．膝蓋骨側から後方へ向かって三角形に見える高エコーの線維束を目安に観察するとよい（図3c，d）．

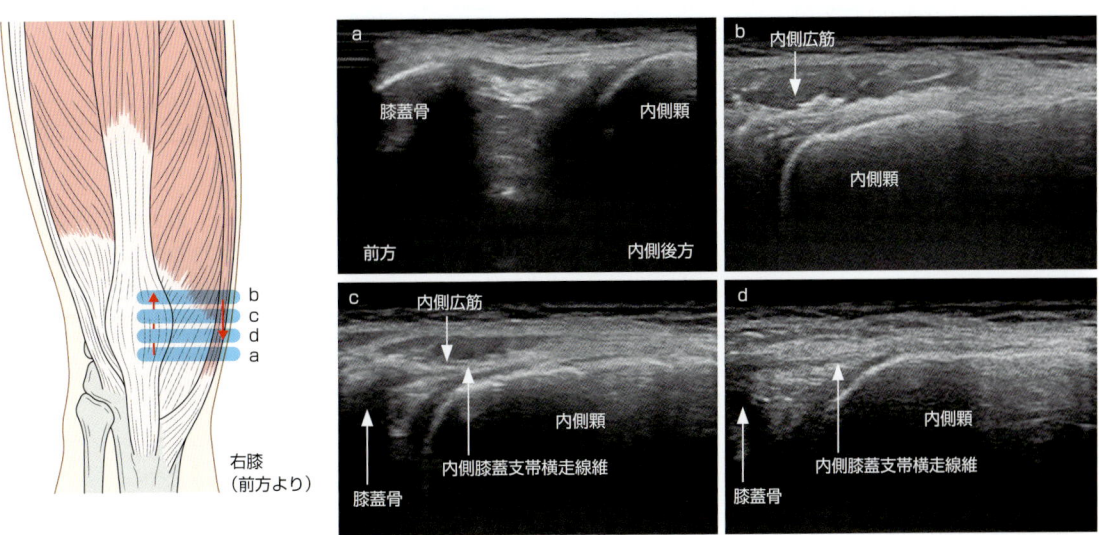

右膝（前方より）

a　膝蓋骨　内側顆　前方　内側後方
b　内側広筋　内側顆
c　内側広筋　内側顆　膝蓋骨　内側膝蓋支帯横走線維
d　内側顆　膝蓋骨　内側膝蓋支帯横走線維

[図3]　内側膝蓋支帯横走線維の観察

2　内側膝蓋支帯の超音波観察と拘縮との関連　●　125

2 拘縮治療のための機能解剖学

1 膝関節屈伸運動における内側膝蓋支帯縦走線維の長軸動態観察

　縦走線維は内側広筋の収縮に伴い近位へ引かれ，膝関節屈曲とともに内側広筋の伸張を伴いながら遠位へと引かれる．この際，縦走線維は自身が収縮することはなく，大腿骨との間を近位ならびに遠位へと滑っているだけである（図4）．内側広筋の一部を画像に入れた状態で，縦走線維の長軸動態を観察すると，極めてスムースに大腿骨上を滑動する様子が観察される（動画②）．縦走線維と内側広筋との境界は明瞭であり，縦走線維への移行部を基準に観察することで，屈曲に伴う伸張距離を確認することも可能である．

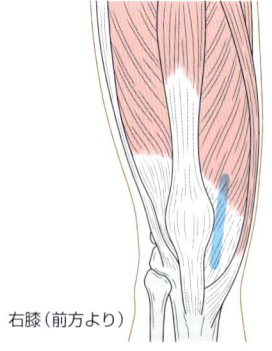

[図4] 膝関節屈伸運動における内側膝蓋支帯縦走線維の動態観察

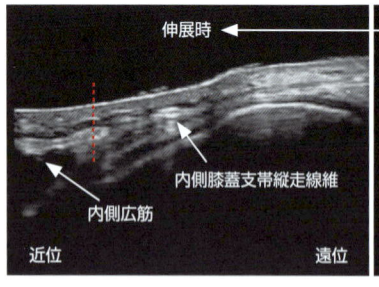

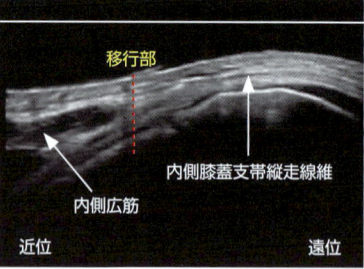

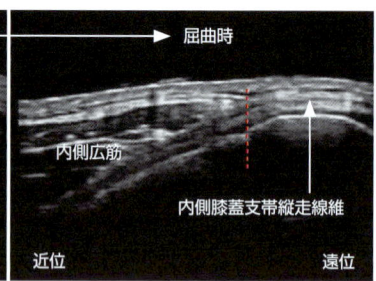

右膝（前方より）

2 膝関節屈伸運動における内側膝蓋支帯横走線維の長軸動態観察

　横走線維は内側広筋の収縮に伴い内側後方へ引かれ，膝関節屈曲とともに内側広筋の伸張を伴いながら前方へと引かれる．この際，横走線維は自身が収縮することはなく，内側広筋の収縮に依存して大腿骨上を滑走する（図5）．横走線維は膝蓋骨外方不安定性に対する primary stabilizer であるが，横走線維自身の弾性に加えて内側広筋の収縮力がその緊張に反映される．膝蓋骨不安定症の症例に内側広筋強化が推奨される所以である．内側広筋を一部画像に入れた状態で，横走線維の長軸動態を観察すると，伸展に伴い後方へ引かれ，屈曲とともに前方へ移動する様子が観察される（動画③）．

[図5] 膝関節屈伸運動における内側膝蓋支帯横走線維の動態観察

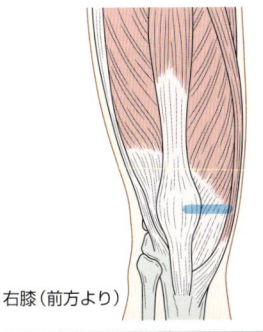

右膝（前方より）

伸展時　内側膝蓋支帯横走線維　膝蓋骨　内側顆　内側広筋　前方　内側後方

内側膝蓋支帯横走線維　膝蓋骨　内側顆　内側広筋　前方　内側後方

屈曲時　内側膝蓋支帯横走線維　膝蓋骨　内側顆　内側広筋　前方　内側後方

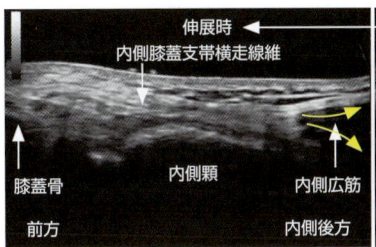

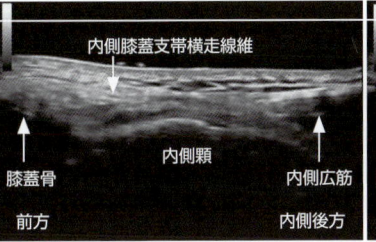

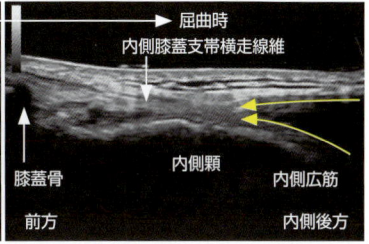

3 大腿四頭筋セッティング時の内側膝蓋支帯縦走線維の動態観察

膝関節外傷後の大腿四頭筋セッティングは，日常診療の中で筋力維持を目的に従来より推奨されている運動の一つである．我々は以前より大腿四頭筋セッティングが，筋力の維持以上に，膝関節拘縮の予防として有効であることを提言してきた．その理由は，内側広筋の早期収縮により，膝蓋支帯縦走線維の癒着予防が可能となると考えていたからである．そこで，大腿四頭筋セッティング時の内側膝蓋支帯縦走線維の動態について観察してみたい．被験者の膝関節を脱力した状態で伸展位とする．内側広筋と縦走線維との移行部が描出されるようにプローブを長軸方向に当て，大腿四頭筋セッティングを命じる（図6）．十分な筋収縮を行うことで，関節運動は生じなくとも，内側広筋は近位へと引き込まれ，同時に縦走線維も大腿骨間で滑走する様子が観察される（動画④）．手術によっては一時的に屈曲運動が制限される場合があるが，十分な大腿四頭筋セッティングが行えれば，縦走線維は大腿骨上を滑走でき，癒着の予防が可能となる．

[図6] 大腿四頭筋セッティング運動における内側膝蓋支帯縦走線維の動態観察

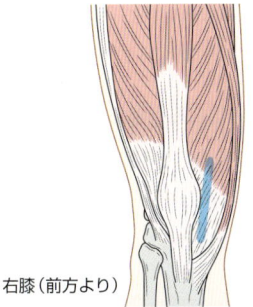

右膝（前方より）

セッティング時　内側顆　内側膝蓋支帯縦走線維　近位　遠位

内側顆　内側膝蓋支帯縦走線維　近位　遠位

脱力時　内側顆　内側膝蓋支帯縦走線維　近位　遠位

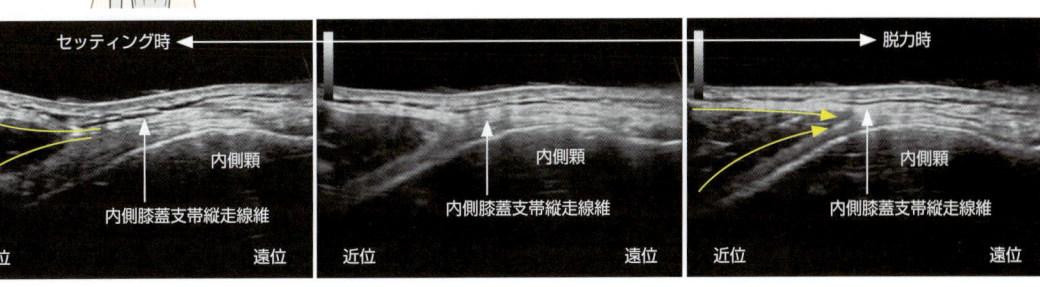

3 超音波解剖・機能解剖所見を踏まえた運動療法技術

1 膝関節拘縮予防のための早期の内側広筋活動の促通

　膝関節屈伸運動時の縦走線維ならびに横走線維の動態観察を通して，両者が交差する部分では，2つの線維束がクロスオーバーするように滑り合う必要がある（図7a）．同部の癒着は，屈曲に伴う膝蓋骨の前額面上での外旋と遠位への移動とを制限するため（図7b），膝関節拘縮の大きな要因となる．癒着予防の最も簡単な方法は，内側広筋の収縮を十分に誘導すること，そして内側広筋の十分な弛緩とともに遠位への滑走を加えることである．
　術後早期の症例に対して内側広筋の収縮を促通するには，大腿直筋による膝関節伸展運動を極力排除した環境を作ることが大切である．一つの方法として，大腿直筋と大腿四頭筋腱との移行部を触診し，移行部から筋腹を遠ざける要領で大腿直筋線維にストレッチを加えながら膝関節の伸展運動を行わせる（図8）．筋腱移行部にはゴルジ腱器官が存在するため，同部に適切な伸張を加えると，大腿直筋に対して脊髄反射の一つであるIb抑制を作用させることができ，その分，内側広筋の筋活動が高まる．そのまま股関節を外旋すると，下腿に外反トルクが作用するため，さらに内側広筋への刺激が高まる．

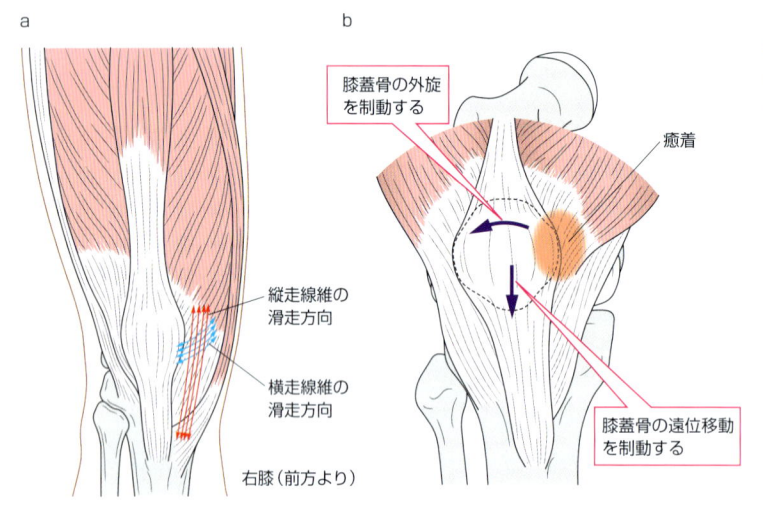

[図7] 内側膝蓋支帯の癒着が膝関節拘縮に及ぼす影響
a：縦走線維と横走線維の滑走方向の違い
b：癒着による膝蓋骨運動への影響

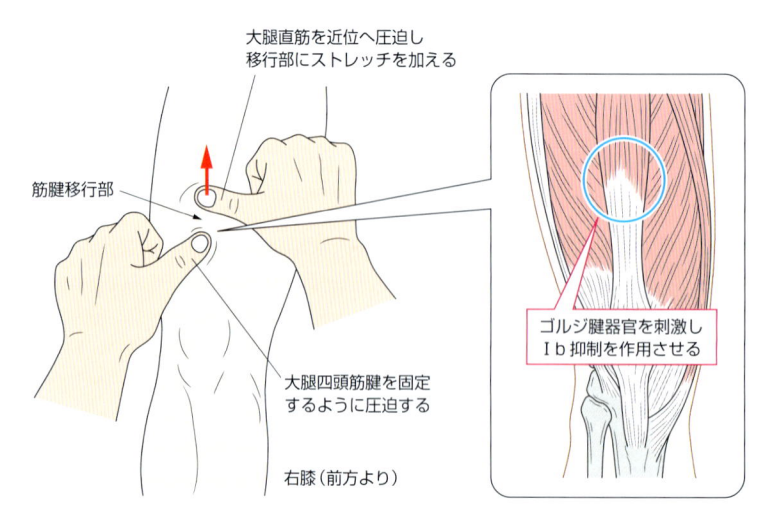

[図8] 内側広筋活動を高める一つの工夫

V 膝関節

3 外側膝蓋支帯の超音波観察と拘縮との関連

- 外側膝蓋支帯は膝蓋骨の外側を縦に走行する縦走線維と膝蓋骨の外側縁と外側上顆とをつなぐ横走線維（外側膝蓋大腿靱帯）とに分けられる．
- 外側膝蓋支帯は腸脛靱帯と密接な関係があるが，膝蓋骨の外側レベルで両者を区別して観察することは難しい．
- 外側膝蓋支帯縦走線維の表層には腸脛靱帯からの線維が重なり，外側膝蓋支帯横走線維の表層には腸脛靱帯と膝蓋骨とをつなぐ iliotibial band-patella fiber（ITB-P 線維）が覆っている．
- 外側膝蓋支帯縦走線維は外側広筋ならびに中間広筋より連続しており，縦走線維自体の緊張は2つの筋肉を考慮する必要がある．
- 外側膝蓋支帯の癒着の改善には，腸脛靱帯の影響を排除した上での技術が大切となる．

1 外側膝蓋支帯の超音波観察の手順

1 外側膝蓋支帯を観察するために知っておくべき解剖

　外側膝蓋支帯は膝蓋骨の外側を縦に走行する縦走線維と，その深部に位置し膝蓋骨と外側上顆とをつなぐ横走線維（外側膝蓋大腿靱帯）とに分けられる．縦走線維の起始は外側広筋と中間広筋であり，その収縮程度により縦走線維自体の緊張が左右される．超音波観察においては，外側広筋と中間広筋の最遠位部の筋腹を同定してから行えば間違えることはない．縦走線維の表層には腸脛靱帯の線維が重なっており，縦走線維の深部には腸脛靱帯と膝蓋骨とをつなぐ線維（iliotibial band-patella fiber：ITB-P 線維）がある．外側膝蓋支帯横走線維はこの ITB-P 線維の深部にあり，ITB-P 線維とともに膝蓋骨の内方不安定性を制御する（図1）．

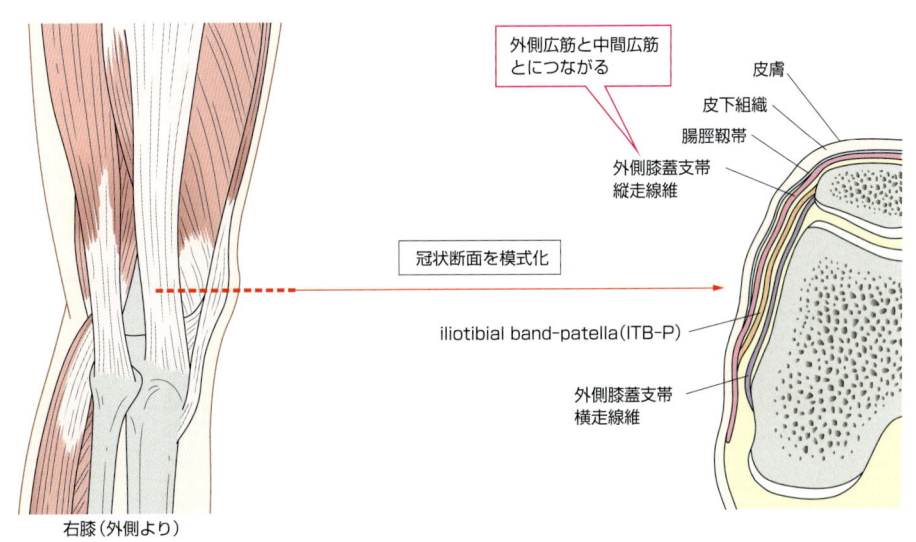

[図1] 内側膝蓋支帯（縦走線維と横走線維）の解剖（Merican ら）[4]

2　外側膝蓋支帯縦走線維を観察する

　縦走線維の観察は，その起始となる筋肉が外側広筋ならびに中間広筋となるため，大腿遠位外側部の短軸観察を通して2つの筋の最遠位部を同定することより始める．被験者の大腿遠位外側部にプローブを短軸に当て，外側広筋と中間広筋の2層構造を確認後，徐々に近位から遠位へ向けてプローブを進めると，2つの筋肉の最遠位部の短軸画像が得られる（図2）．その後，前方に確認できる外側広筋を中心にプローブを回転させ，外側広筋から続く縦走線維を観察する（図3a）．続いて，中間広筋を中心にプローブを回転させ，中間広筋から続く縦走線維を確認する（図3b）．両者をよく観察すると，中間広筋の筋線維がより遠位で縦走線維へと移行する様子がわかる．

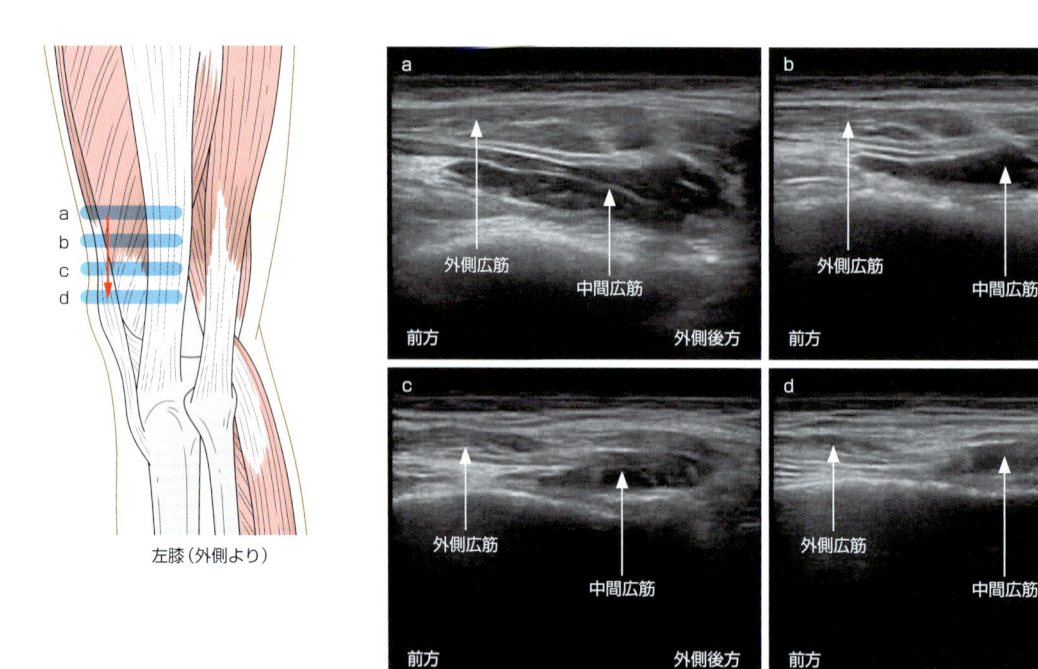

［図2］　大腿外側遠位部の短軸観察

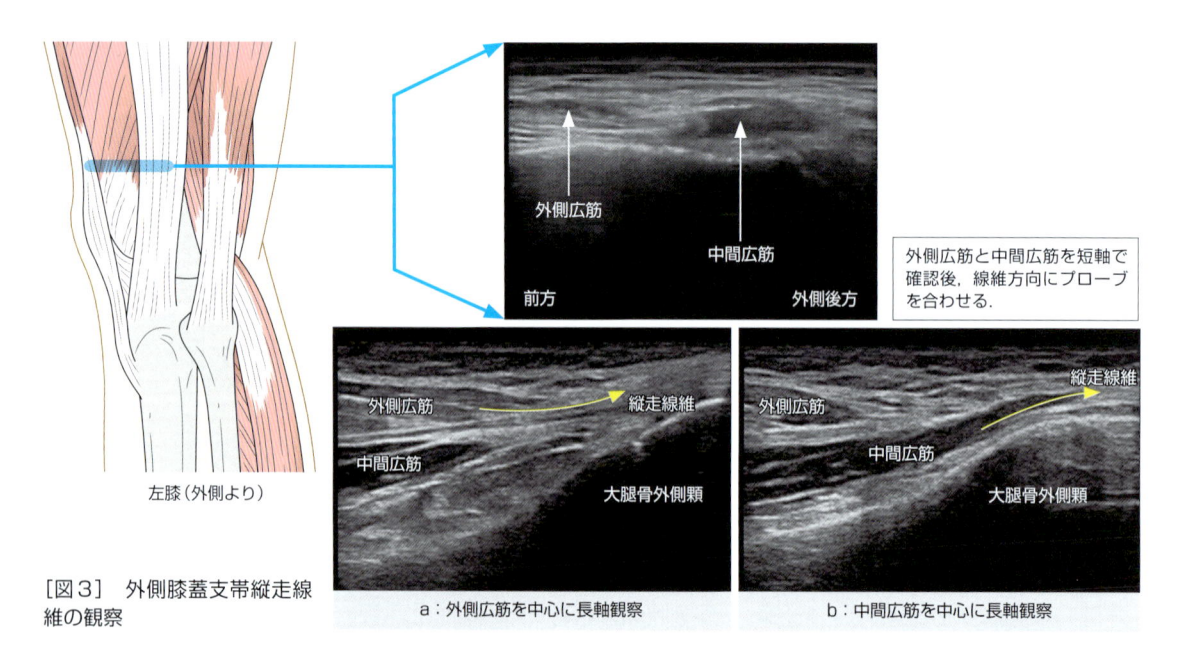

［図3］　外側膝蓋支帯縦走線維の観察

a：外側広筋を中心に長軸観察　　b：中間広筋を中心に長軸観察

3　外側膝蓋支帯横走線維を観察する

　横走線維の観察は，膝関節を約45°屈曲位として行う．膝蓋骨外側縁の中央部と外側上顆をランドマークに両者を結ぶようにプローブを当て，横走線維の長軸画像を描出する．膝蓋骨側から外側後方へ向かって三角形に見える高エコーの線維束を目安に，外側上顆へと伸びる線維束に注目してプローブを調整する（図4）．横走線維の表層に重なりながら，外側上顆を越えて後方へ続く線維がITB-P線維である．

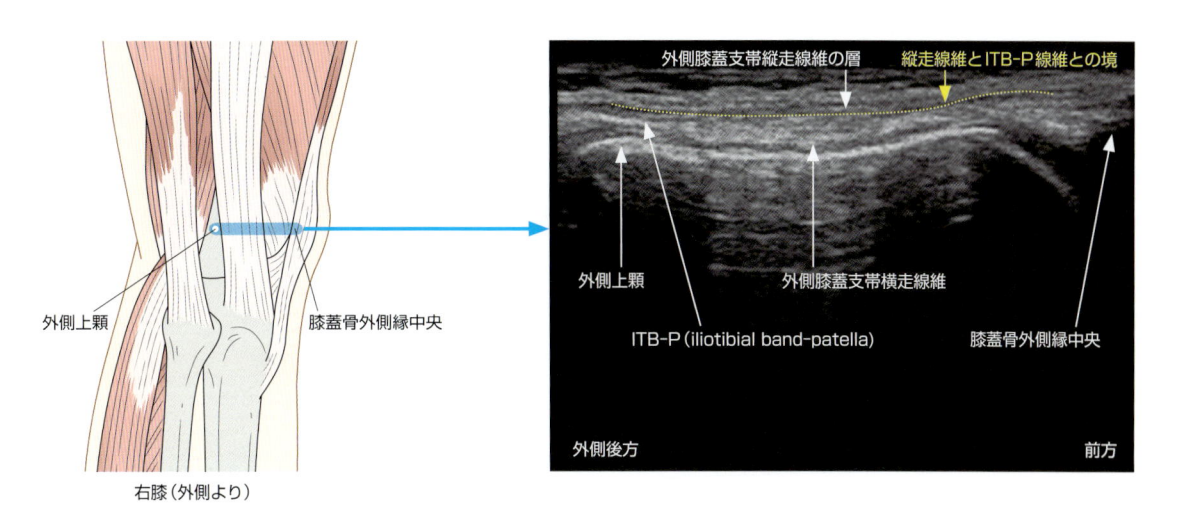

[図4]　外側膝蓋支帯横走線維の観察

2　拘縮治療のための機能解剖学

1　膝関節屈伸運動における外側膝蓋支帯縦走線維の長軸動態観察

　縦走線維は外側広筋ならびに中間広筋の収縮に伴い近位へ引かれ，屈曲とともに両筋の伸張を伴いながら遠位へと移動する．この際，縦走線維は自身が収縮することはなく，大腿骨との間を近位ならびに遠位へと滑っているだけである．内側広筋と内側膝蓋支帯との関係に比べ両者の境界は不明瞭で，膝蓋支帯の中に筋線維が進入する形態をとっている．このことは，結果的に両者の接触面を広げることに寄与しており，内側膝蓋支帯に比べ，筋のスパスムや短縮の影響が外側膝蓋支帯縦走線維の滑走性に強く影響を及ぼすことになる．外側広筋と中間広筋の筋線維の一部を画像に入れたまま縦走線維の長軸動態を観察すると，筋収縮ならびに伸張により，極めてスムースに大腿骨上を滑る様子が観察される（図5，動画①）．

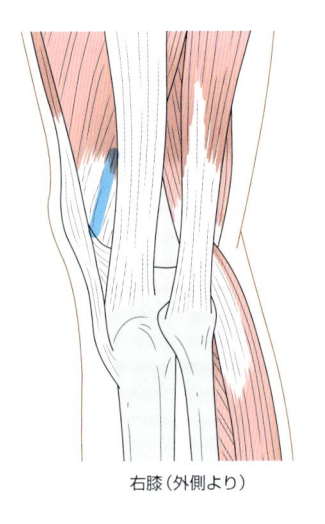

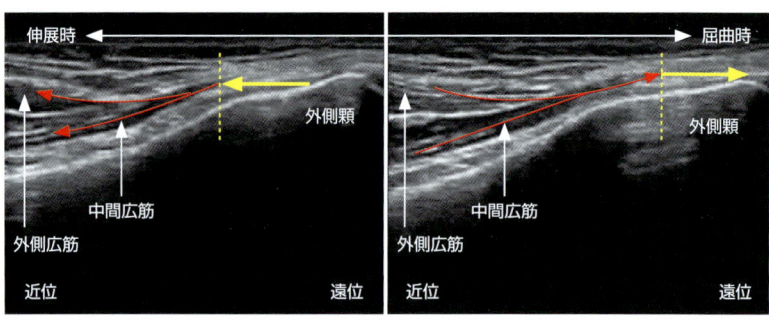

[図5] 膝関節屈伸運動における外側膝蓋支帯縦走線維の動態観察

2　膝関節屈伸運動における外側膝蓋支帯横走線維の長軸動態観察

　膝関節の屈曲に伴い膝蓋骨は，顆間窩にはまりながら冠状面上で内旋する．この内旋運動により，膝蓋骨の外側縁と外側上顆とを結ぶ横走線維は若干緊張が高まるが，横走線維自体は直接筋肉には付着しないため，筋収縮に伴う組織間の滑走はほとんど生じない．これに対し，腸脛靱帯と膝蓋骨とをつなぐITB-P線維は，屈曲に伴うITBの後方移動と伸展に伴う前方移動との影響を受け，屈曲に伴い後方へ，伸展に伴い前方へ移動する．併せてITB-P線維は，外側広筋と中間広筋とから連続する縦走線維と一緒に，膝蓋骨面上を前後方向へと移動が生じている様子がわかる（図6，動画②）．

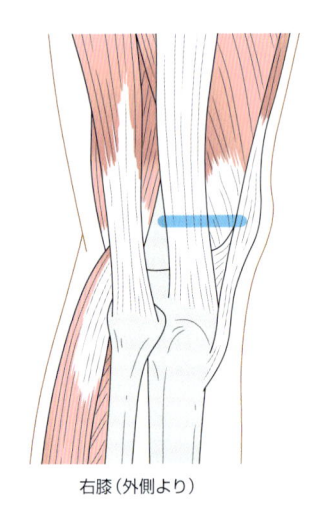

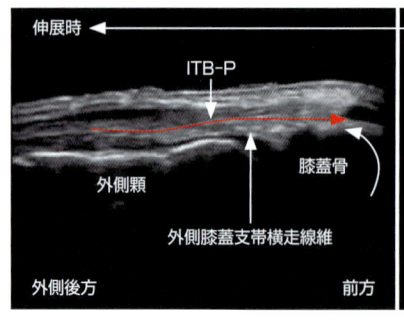

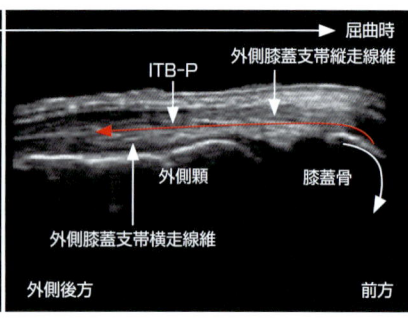

[図6] 膝関節屈伸運動における外側膝蓋支帯横走線維・ITB-Pの動態観察

3 超音波解剖・機能解剖所見を踏まえた運動療法技術

1 外側膝蓋支帯に対するストレッチング操作の基本

膝関節屈伸運動時の外側膝蓋支帯縦走線維ならびにITB-P線維の動態観察を通して，両者が交差する部分では，縦走線維とITB-P線維との間において互いがクロスオーバーするように滑り合う必要がある（図7a）．同部の癒着は屈曲に伴う膝蓋骨の前額面上での外旋，冠状面上での内旋，加えて遠位への移動を制限する（図7b）．つまり，膝関節屈曲に必要な膝蓋骨運動を全て制限するため膝関節拘縮をみる上で非常に大切な部位となる．癒着予防の最も簡単な方法は，内側広筋と同様に外側広筋および中間広筋の収縮を十分に誘導すること，そして両筋の十分な弛緩とともに膝関節を屈曲させ，遠位ならびに前方への滑走を早期より加えることである．

外側膝蓋支帯周辺組織の癒着を含めた伸張性低下が既に存在している場合には，直接的な伸張が必要となる．通常，我々は膝蓋骨に対するtilting操作を用いてストレッチングを行う．外側膝蓋支帯への伸張を加える場合には，膝蓋骨の内側縁を下方へと押し込むように圧迫すると，膝蓋骨の外側縁がPF関節面より持ち上がり，この際に，同部に伸張が加わる（図8）．左の膝蓋骨を時計に見立て，例えば，3時の位置に付着する組織を伸張する場合には9時の位置に圧迫を加え，1時の位置に付着する組織を伸張する時には7時の位置に圧迫を加えることで，目的とする部位の柔軟性を改善することができる．この操作を，膝関節伸展位だけでなく，膝関節を屈曲位とし外側膝蓋支帯の緊張を適度に調整した上で行うと，さらに効果的である（図9）．

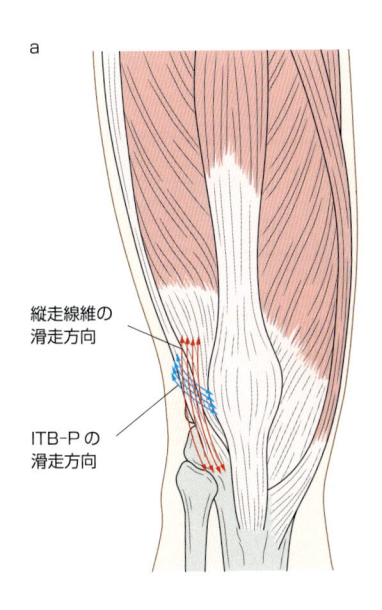

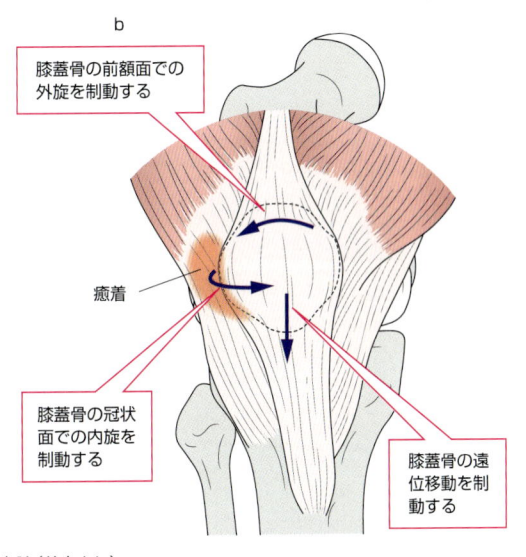

[図7] 外側膝蓋支帯の癒着が膝関節拘縮に及ぼす影響

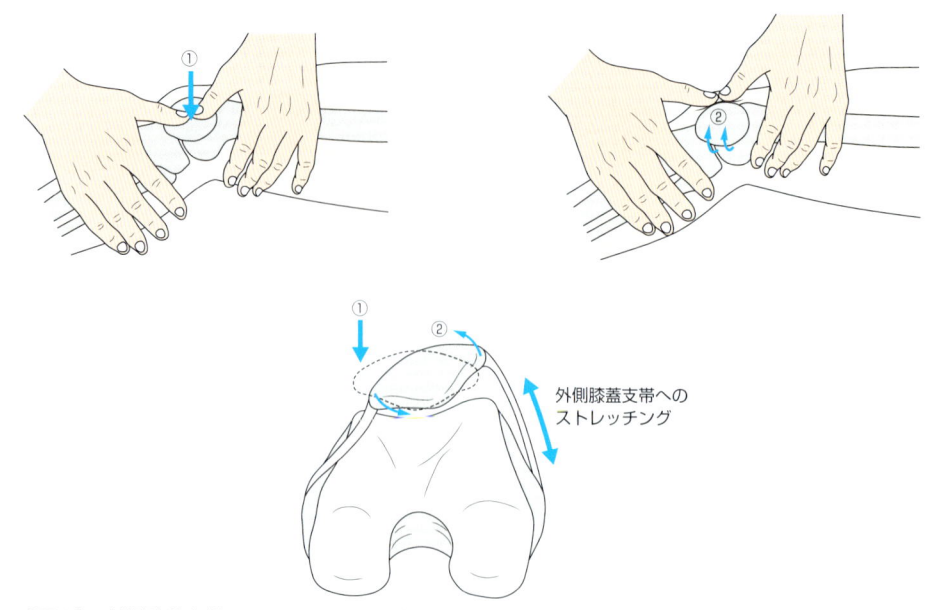

[図8] 外側膝蓋支帯へのストレッチング操作

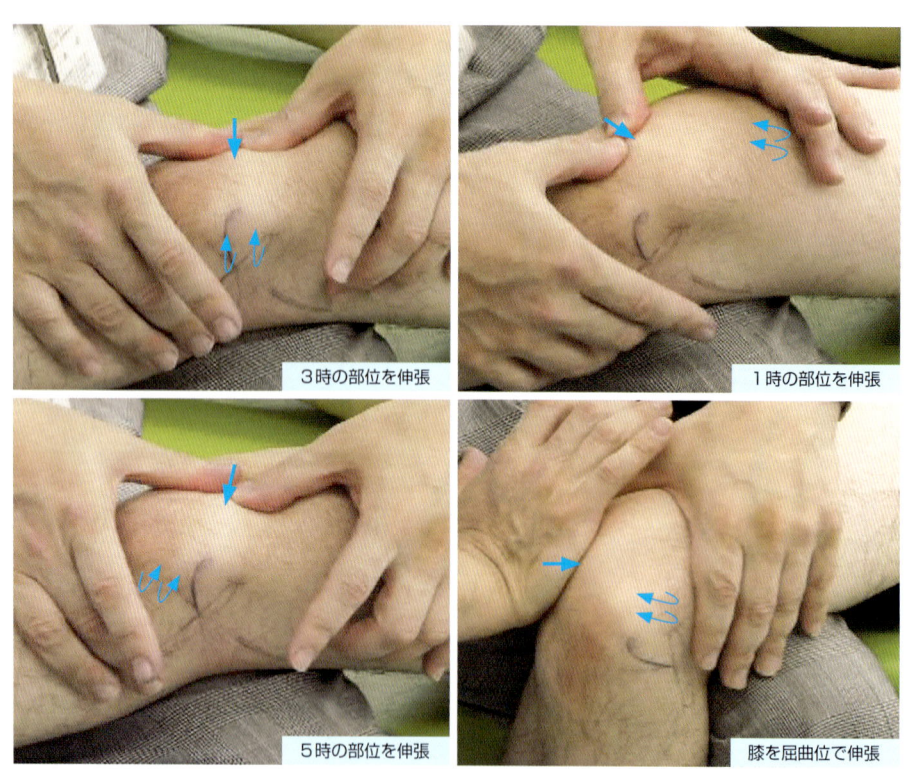

3時の部位を伸張

1時の部位を伸張

5時の部位を伸張

膝を屈曲位で伸張

[図9] 外側膝蓋支帯へのストレッチングのバリエーション

外側膝蓋支帯への
ストレッチング

2　ITB-Pに配慮した外側膝蓋支帯に対するストレッチング

　外側膝蓋支帯に対するストレッチング操作は前項で述べたとおりであるが，中等度以上の癒着が存在する場合には，ITB-P線維への配慮が必要である．膝蓋骨の外側縁を持ち上げるtilting操作によりITB-P線維が伸張されるが，その張力に引かれてITBが前方に移動する現象を見逃してはならない．ITBが前方へ引かれることで，外側膝蓋支帯全体の緊張が低下するため，あたかも外側膝蓋支帯周辺には拘縮が存在しないかのように誤認してしまう（図10a）．このような場合には，膝蓋骨に対するtilting操作の際に，セラピストのもう一方の手で，ITBを固定する操作を加えて行うことを推奨する（図10b，動画③）．

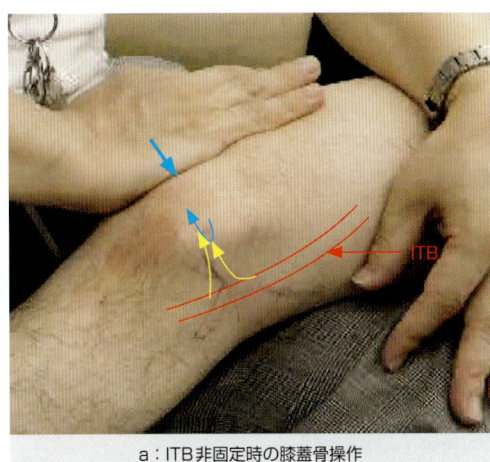

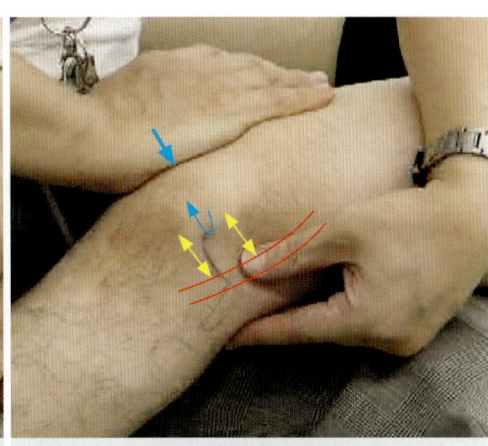

a：ITB非固定時の膝蓋骨操作　　b：ITB固定時の膝蓋骨操作

[図10]　外側膝蓋支帯へのストレッチング

V 膝関節

4 膝蓋下脂肪体の超音波観察と拘縮との関連

- 膝蓋下脂肪体は膝関節包の内側で滑膜の外側に位置する脂肪組織であり，膝蓋靱帯の深部の間隙を埋めている．
- 後方は内，外側の半月板の前角をつなぐ横靱帯と連結しており，膝伸展運動に伴う膝蓋靱帯の前方移動ならびに収縮に伴う張力を伝達し，半月板の運動に関与する．
- 膝蓋下脂肪体は運動に伴い機能的に変形し，膝関節内の内圧調整に関与する一方で，炎症，変性に伴う硬化により，膝関節疼痛の原因となる．
- 膝蓋下脂肪体は膝関節伸展に伴い近位へ移動し，膝蓋骨の内側ならびに外側の膝蓋下支帯の深部へと進入する．
- 膝蓋靱帯付着部付近では，伸展に伴い深膝蓋下滑液包の深部へと脂肪組織が進入し，屈曲に伴い押し出される滑動機構が存在しており，同部の癒着は疼痛ならびに拘縮の要因となる．
- 運動療法では膝蓋下脂肪体が移動するべきスペースの確保と膝蓋靱帯との間の癒着剝離操作が大切となる．

1 膝蓋下脂肪体の超音波観察の手順

1 膝蓋下脂肪体を観察するために知っておくべき解剖

　膝蓋下脂肪体は膝関節包の内側で滑膜の外側に位置する脂肪組織であり，膝蓋靱帯の深部の間隙を埋めている．上方は膝蓋骨の下端に付着し後方は内・外側の半月板の前角をつなぐ横靱帯と連結している．膝伸展時は膝蓋下脂肪体は前方へと牽引され，その張力により半月板を前方へ引く作用が報告されている．膝関節屈曲時の膝蓋下脂肪体は，大腿骨顆部のロールバックに伴い膝蓋靱帯より後方への圧力を受ける．後方にはACLとPCLが壁となり後方移動をブロックするため，膝蓋下脂肪体は膝蓋骨の後方へと滑り込む（図1）．この移動は，膝蓋大腿関節に作用する圧迫力を緩衝している．変性した膝蓋下脂肪体では，運動における機能的変形能が低下することで，疼痛や可動域制限をきたすことが考察されている．

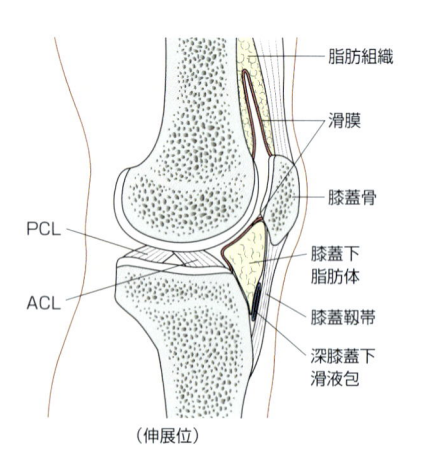

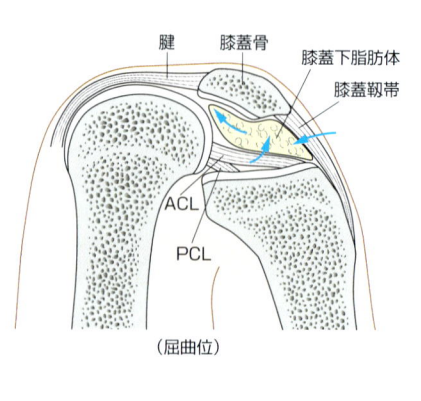

[図1] 伸展時ならびに深屈曲時の膝蓋下脂肪体の機能的変形

2　膝蓋下脂肪体を長軸観察する

　膝蓋下脂肪体を観察する上で，観察面について定義しておく必要がある．通常の組織は，組織の線維配列に一致した方向での観察を長軸観察，線維配列に直交する方向での観察を短軸観察としているが，膝蓋下脂肪体の場合にはその形状から明確な基準が設けにくい．したがって，本書では膝蓋靱帯の線維方向の観察を長軸観察，膝蓋靱帯の走行に直交する観察を短軸観察として表現する．

　膝蓋下脂肪体の長軸観察は，脛骨粗面と膝蓋骨下端をランドマークとしてプローブを当て長軸画像を描出する．画像からは，明瞭な fibrillar pattern を示す膝蓋靱帯の深部に膝蓋下脂肪体をみることができる（図2b）．検者はそのままプローブを内側へと平行移動し，膝蓋靱帯が消えたところで，内側膝蓋支帯の深部に広がる膝蓋下脂肪体を観察する（図2a）．その後，プローブを外側へと平行移動すると，再び膝蓋靱帯が現れ，その後，靱帯が消失したところで観察すると，外側膝蓋支帯の深部に広がる膝蓋下脂肪体を観察できる（図2c）．

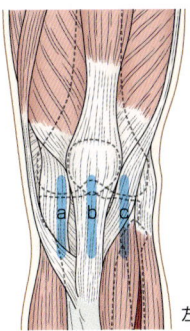

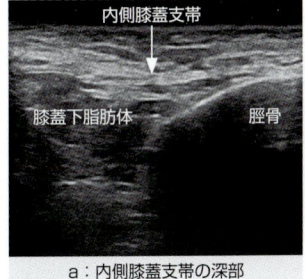

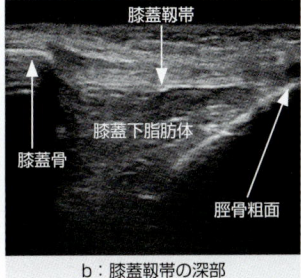

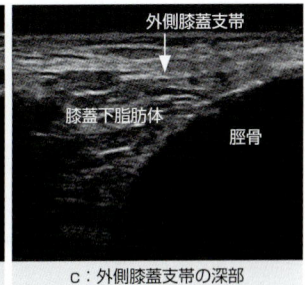

[図2] 膝蓋下脂肪体の長軸観察
a：内側膝蓋支帯の深部
b：膝蓋靱帯の深部
c：外側膝蓋支帯の深部

3　膝蓋下脂肪体を短軸観察する

　膝蓋下脂肪体の短軸観察は，脛骨粗面をランドマークに，その近位で膝蓋靱帯に対し短軸方向でプローブを当て，その向きを45°頭側へ振るように観察すると（図3），膝蓋下脂肪体の深部に，大腿骨の顆間溝とともにその軟骨が明瞭に観察できる．この画像からは，膝蓋靱帯幅を大きく越える膝蓋下脂肪体が深部へ広がる様子とともに，脂肪体が軽度高エコーの深層と低エコーの浅層に分かれているように観察される（図4）．続いて，プローブの傾斜角度を維持したまま，少し内側へと移動させ，外側の軟骨面を画像上水平にして観察すると，浅層と深層との境界はなくなり，1つの

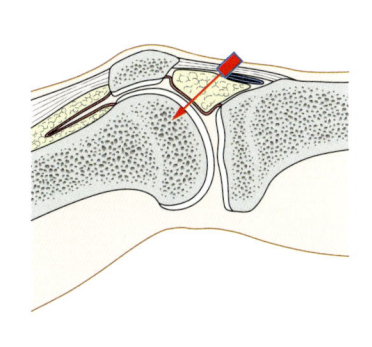

[図3] 膝蓋下脂肪体の短軸観察
[図4] 膝蓋下脂肪体の短軸観察（中央）

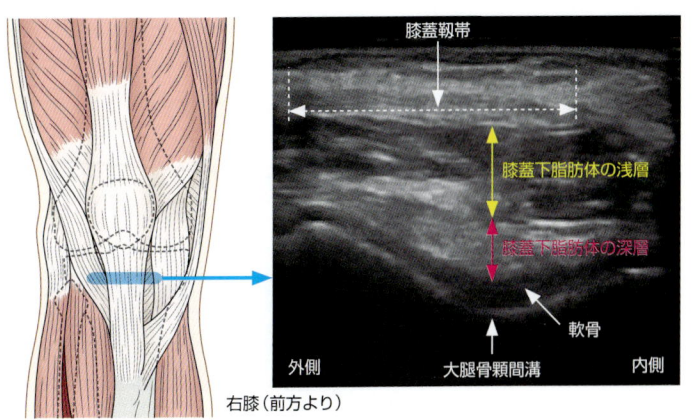

脂肪組織として観る(図5).続いて,プローブを外側へと移動させ,内側の軟骨面を画像上水平にして観察しても,1つの脂肪組織として捉えられる(図6).つまり,脂肪体が2層に見えるのは,顆間溝角の存在が生み出す結果であり,このことを理解していれば中央部における短軸画像を正常基本像として利用することができる.

ここで,膝蓋下脂肪体の圧迫動態について観察してみる.軽くプローブを反復して圧迫すると(図7),圧迫に伴いその幅がほとんど変化しない膝蓋下脂肪体の深部に対し,浅層部は左右に広がりながら自身の厚さを減じ,圧を吸収する様子がみられる(図8,動画①).本来一塊であるはずの脂肪体にこのような動態が観察されるのも,顆間溝角が存在することに由来する.つまり,顆間溝角がもつ特有の傾斜により,深部の脂肪体に圧迫によるひずみが相殺された画像と考えられる.このことを踏まえれば,本操作による動態観察では膝蓋下脂肪体の浅層部の変性や硬さの変化が把握できる可能性がある.

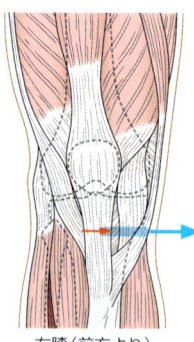

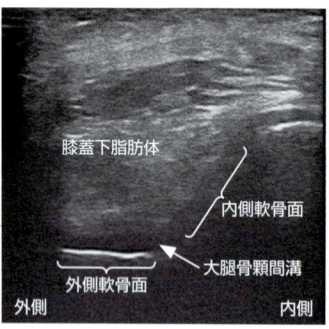

[図5] 膝蓋下脂肪体の短軸観察

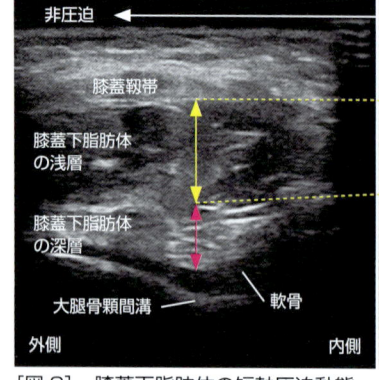

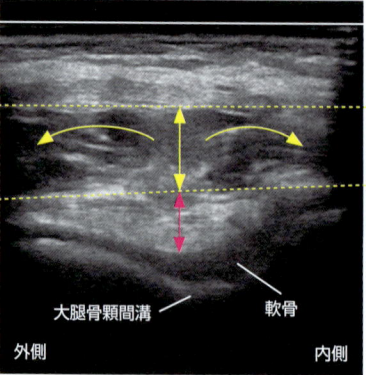

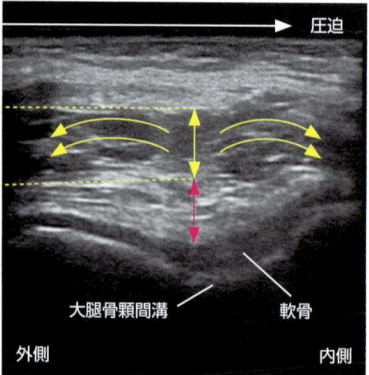

[図6] 膝蓋下脂肪体の短軸観察

[図7] 膝蓋下脂肪体の短軸動態の観察方法

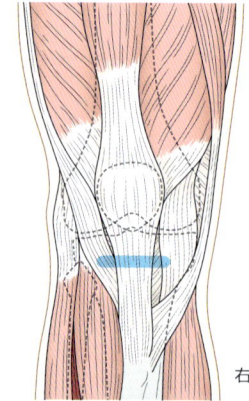

[図8] 膝蓋下脂肪体の短軸圧迫動態

2 拘縮治療のための機能解剖学

1 膝関節終末伸展運動時の膝蓋下脂肪体の長軸動態観察

膝関節終末伸展運動時の膝蓋下脂肪体の近位方向への動態について，膝蓋靱帯を介して観察すると，伸展に伴い全体として前方に引かれるが，詳細に観察すると，脛骨粗面方向へ移動する部分と大腿骨方向へと移動する部分があることに気づく．そこで，膝関節伸展運動時の近位方向への動態を観察してみる．被験者の膝を30°屈曲位とし，プローブを膝蓋骨外側縁に沿わせるように長軸に当て，膝関節の終末伸展を行わせる．膝蓋下脂肪体は伸展運動とともに膝蓋骨の外側を駆け上がるように近位へ移動する様子がわかる（図9a，動画②a）．同様に膝蓋骨内側縁に沿って観察しても，伸展に伴い膝蓋下脂肪体は近位へ大きく移動する様子が観察される（図9b，動画②b）．

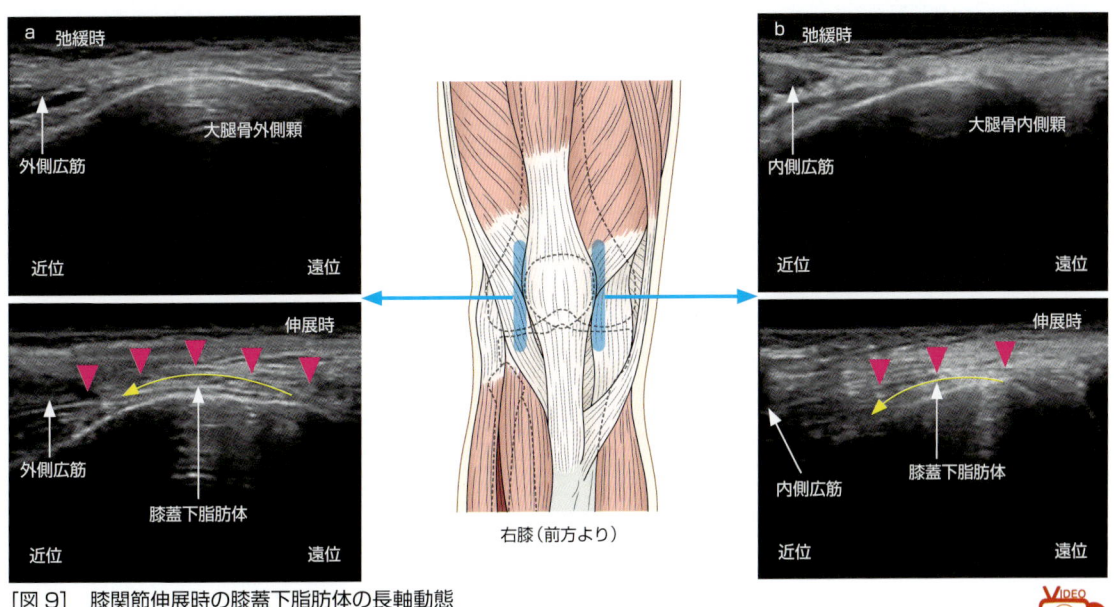

[図9] 膝関節伸展時の膝蓋下脂肪体の長軸動態
a：外側における膝蓋下脂肪体の近位移動，b：内側における膝蓋下脂肪体の近位移動

2 膝関節終末伸展運動時の膝蓋下脂肪体の短軸動態観察

被験者の膝関節を長軸観察と同様に30°屈曲位とする．検者はプローブを膝蓋骨の長径1/2レベルで短軸方向に当て，膝関節の終末伸展運動を行わせる．伸展運動とともに膝蓋下脂肪体は，関節内からしみ出すように外側後方へと移動し，弛緩とともに関節内へと戻っていく（図10，動画③）．膝蓋骨内側においても同様に，膝蓋骨長径1/2レベルでプローブを短軸に当て，観察する．膝関節伸展運動に伴い内側においても，関節内からしみ出すように膝蓋下脂肪体は内側後方へと移動するが，その距離は明らかに外側で長い（図11，動画④）．我々のPF関節移行部から計測した結果では，外側で平均13.3mm，内側で平均7.6mmの後方移動を確認した．膝関節伸展運動に伴い膝蓋下脂肪体は近位後方へと移動するが，外側と内側とを比較した場合，外側で明らかに大きな移動距離を必要としており，この脂肪体の移動が外側膝蓋支帯の癒着や硬さに左右される可能性がある．

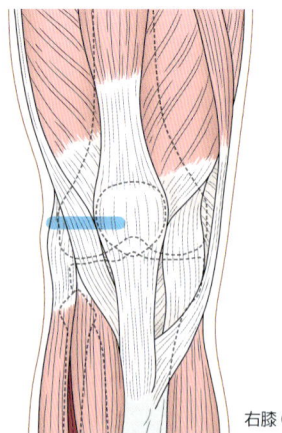

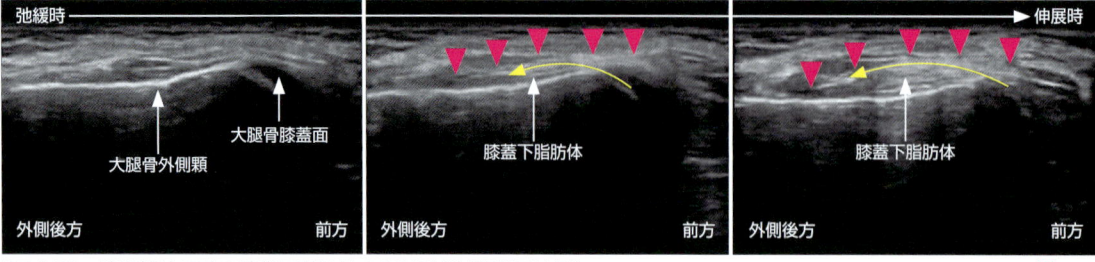

[図10] 膝関節伸展時の膝蓋下脂肪体の短軸動態(膝蓋骨外側)

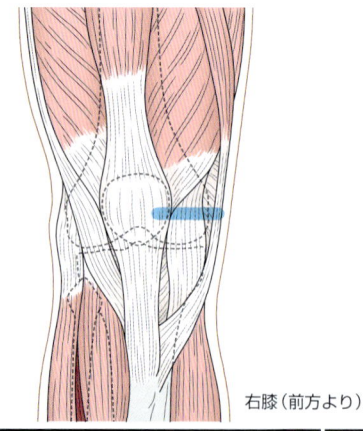

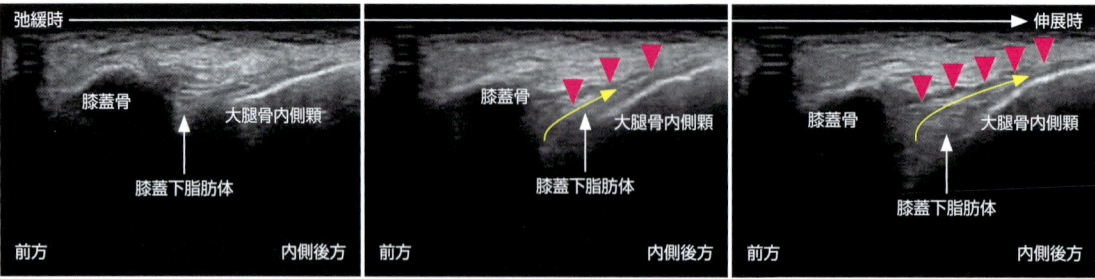

[図11] 膝関節伸展時の膝蓋下脂肪体の短軸動態(膝蓋骨内側)

3 膝関節屈伸運動時における脛骨粗面近位の膝蓋下脂肪体の長軸動態観察

　脛骨粗面近位の膝蓋靱帯と膝蓋下脂肪体の関係は，極めて興味深い．膝関節伸展位では膝蓋靱帯は斜め前方への走行となり，脛骨粗面近位部と膝蓋靱帯との間に間隙が形成される．膝蓋下脂肪体はその間隙を埋める形で楔様に両者の間に介在するが，膝関節の屈曲とともに膝蓋靱帯の走行は後方へ傾斜し，脛骨粗面近位部と接触しながら圧迫が加わる．膝蓋下脂肪体はこの圧迫を避けるように深部へ移動し，楔様構造は消失する（図12）．関節鏡視下手術の後の運動療法が円滑に進まない場合には，同部の癒着をきたしていることがあり，このようなケースでは深屈曲域の可動域制限に加えて，何とも表現しがたい膝前面痛を訴えることが多い．

[図12] 脛骨粗面近位における膝蓋下脂肪体の長軸動態

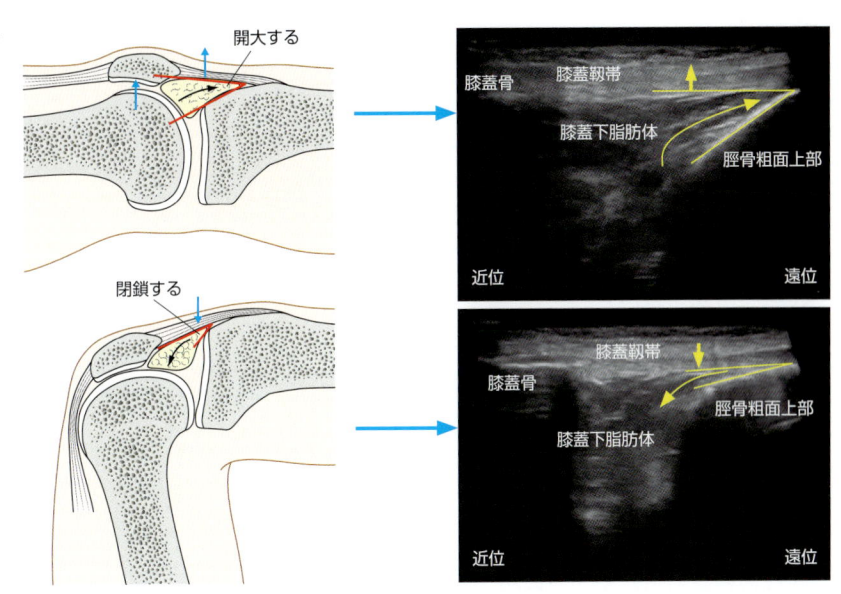

3 超音波解剖・機能解剖所見を踏まえた運動療法技術

1 膝蓋下脂肪体に対するストレッチング操作

　膝関節伸展に際して，膝蓋下脂肪体が前方かつ膝蓋骨の両側へと移動することについては先に述べたとおりである．膝蓋下脂肪体の近位方向への移動は，脂肪体の流入先である外側ならびに内側膝蓋支帯の柔軟性があってはじめて許容されるものであり，外側膝蓋支帯の項（129頁）で述べた膝蓋骨のtilting操作によるストレッチングは，膝蓋下脂肪体の障害においても重要である．その上で，膝蓋下脂肪体に対する直接的なストレッチング操作を実施することになる．患者の膝を軽度屈曲位に保持し，セラピストの一方の親指を膝蓋靱帯の内側に当て，もう一方の手の示指を膝蓋靱帯の外側に置く（図13a）．セラピストは膝蓋下脂肪体の深さ，厚さを意識しながら母指で脂肪体を内側から押し，移動してきた脂肪体を反対側の示指で受ける（図13b）．その後，示指で脂肪体を内側へと押し，移動してきた脂肪体を母指で受け取る操作を反復する（図13c）．留意すべき点は，膝蓋下脂肪体の立体感をしっかりとイメージし，遠位から近位にかけて根こそぎリリースする意識を持つことである（動画⑤）．

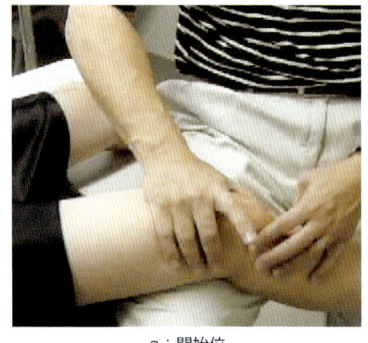

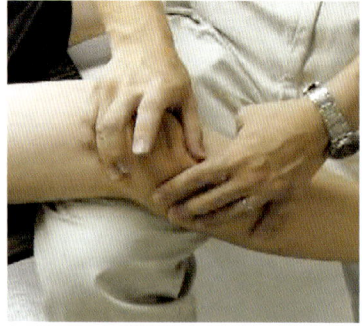

a：開始位　　　　　　　　　b：内側から外側へ押す　　　　　　c：外側から内側へ押す

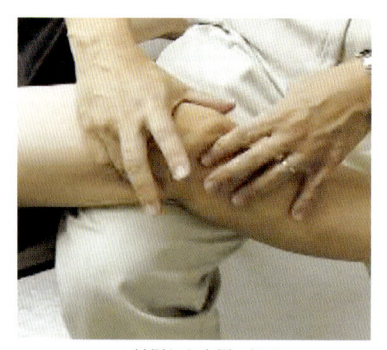

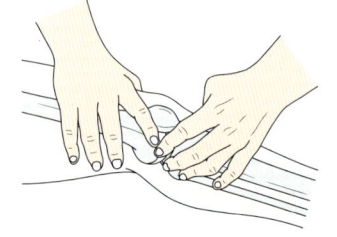

[図13] 膝蓋下脂肪体のリリース操作

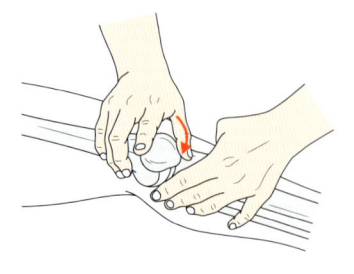

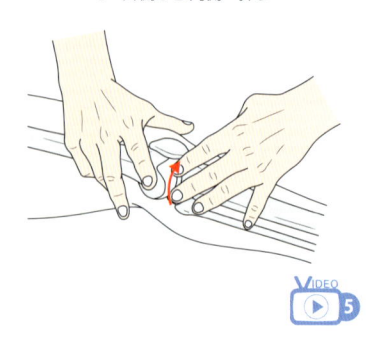

2　膝蓋下脂肪体の移動性の改善

　膝蓋下脂肪体がある程度リリースされたら，大腿四頭筋の収縮を利用して前方への移動性を改善する．患者の膝関節運動範囲は軽度屈曲位からの終末伸展運動を用いる．これは，脛骨粗面より膝蓋骨が前方に位置する角度とし，大腿四頭筋の収縮力を膝蓋靱帯を介して前方への牽引力として作用させるためである（図14a）．セラピストは，被験者の膝蓋骨を他動的に押し下げ，膝蓋靱帯をいったん弛ませる．その後，合図とともに膝蓋骨を開放し，大腿四頭筋の収縮を同期させる．いったん弛められた膝蓋靱帯は，筋収縮により勢いよく緊張が高まることで，膝蓋下脂肪体には効果的な前方牽引力が作用する（図14b，動画⑥）．

膝蓋骨を押し下げる

収縮とともに膝蓋骨を開放する

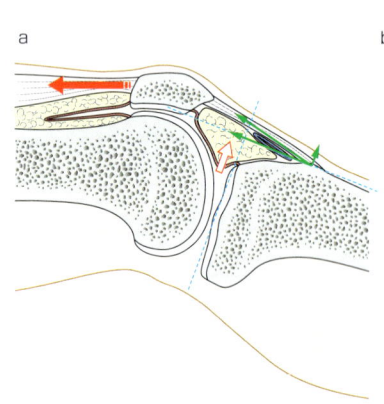

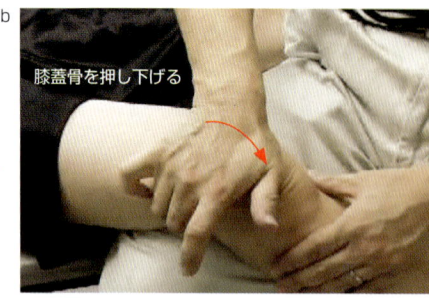

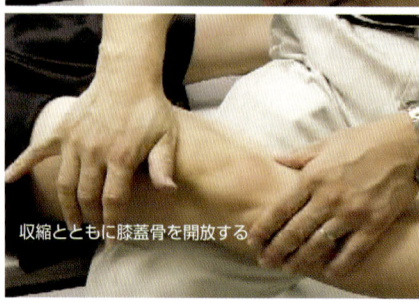

[図14] 膝蓋下脂肪体の移動性の改善操作
a：膝蓋下脂肪体の移動性改善のための理論，b：実際の操作方法

VI 足関節

1 アキレス腱深部の超音波観察と拘縮との関連

- アキレス腱は腓腹筋とヒラメ筋とが連続する強靱な腱組織であり，不動により腱自体が短縮することはほとんどない．つまり，長期固定後の足関節背屈制限は，アキレス腱以外の組織が関与していることがほとんどである．
- アキレス腱の深部には Kager's fat pad があり，その深部にある長母趾屈筋との間隙を埋めている．
- Kager's fat pad は3つのパートに分かれており，足関節運動時にはそれぞれが一定の法則性を持って移動し，アキレス腱と長母趾屈筋の滑動性に寄与している．
- 長母趾屈筋と脛骨との間には Kager's fat pad から続く脂肪組織が広がっており，長母趾屈筋と脛骨間との摩擦の軽減に寄与している．
- 足関節底背屈運動時に Kager's fat pad は，アキレス腱と踵骨の後上部隆起との間に出入りすることで，retrocalcaneal bursa（後踵骨滑液包）の内圧調整と摩擦軽減に寄与している．
- Kager's fat pad に対する柔軟性の改善は，アキレス腱と長母趾屈筋の滑動性を高めるとともに retrocalcaneal bursa の癒着による疼痛の改善に有効である．

1 アキレス腱深部の超音波観察の手順

1 アキレス腱深部組織を観察するために知っておくべき解剖

アキレス腱は腓腹筋とヒラメ筋とが連続する強靱な腱組織であり，体表からも確認は容易である．しかしながら，アキレス腱を基準にその深部に関する構造は意外に知られていない．一般解剖学の成書では，筋や腱の走行を明確に記載する必要性からか，アキレス腱の深部は長母趾屈筋が通過する様子は描かれている一方で，その間隙に存在するはずの Kager's fat pad は割愛されているものがほとんどである（図1）．実際には，アキレス腱を介した深部の構造は，表層より，① アキレス腱，② Kager's fat pad，③ 長母趾屈筋の3層構造を呈しており，最深部に位置する長母趾屈筋は脂肪組織を介して脛骨と接している（図2）．

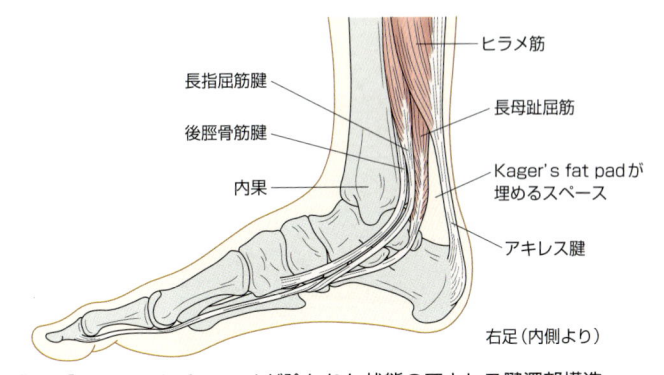

[図1] Kager's fat pad が除かれた状態のアキレス腱深部構造

[図2] 超音波画像で観るアキレス腱深部の3層構造

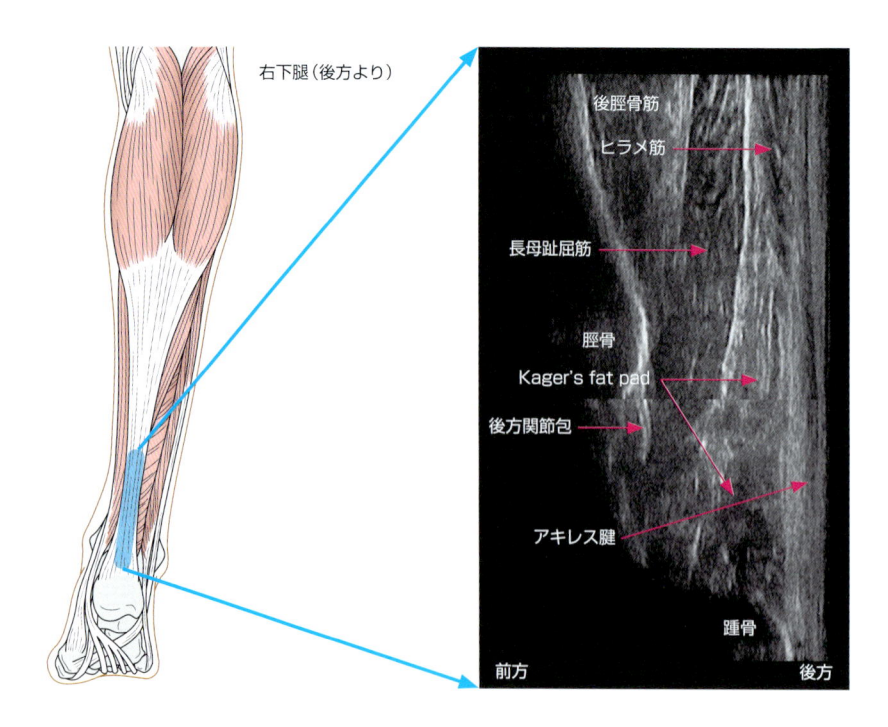

2　Kager's fat pad の近位部を長軸観察する

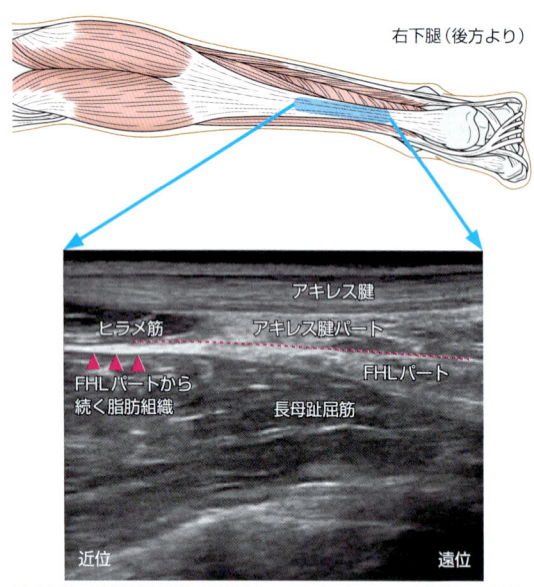

[図3] 超音波画像で観る Kager's fat pad 近位の構造

　Kager's fat pad に関する解剖学的研究の中では，Kager's fat pad を3つのパートに分類できるとする Theobald[2] の報告が有名である．彼は，アキレス腱と接する部分を Achilles assosiated part（以下，アキレス腱パート），長母趾屈筋とアキレス腱パートとの間を flexor hallucis assosiated part（以下，FHL パート），そして Kager's fat pad の最遠位にあたる retrocalcaneal wedge part（以下，ウェッジパート）に分けている．

　アキレス腱に沿ってプローブを当て，徐々に近位へと移動させると，深部よりアキレス腱に向かって筋線維を伸ばすヒラメ筋が観察できる．ヒラメ筋を一部画像に入れて Kager's fat pad の近位部をよく観察すると，アキレス腱パートと FHL パートとの境が区別でき，FHL パートの一部がそのままヒラメ筋と長母趾屈筋との筋間に介在している様子がわかる（図3）．

3 Kager's fat pad の遠位部を長軸観察する

　Kager's fat pad の遠位部はウェッジパートであり，足関節底屈位ではアキレス腱と踵骨の後上部隆起との間に介在するが（図4a），背屈位ではアキレス腱の圧迫を受けウェッジパートは深部へと移動する（図4b）．このため，Kager's fat pad の遠位部を観察する際には，足関節をどの肢位で観察するのかにより，画像が異なるので注意が必要である．

右下腿（後方より）

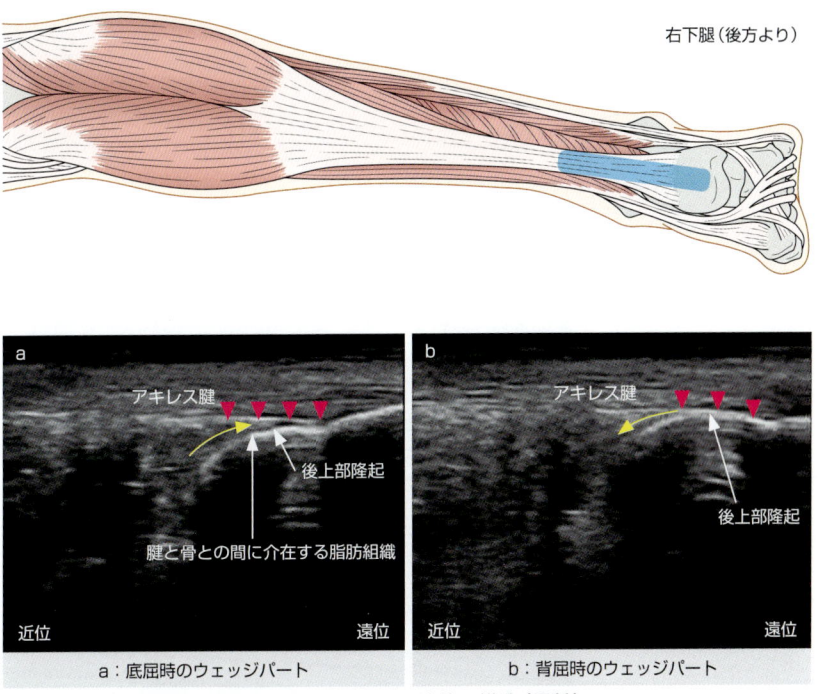

a：底屈時のウェッジパート　　b：背屈時のウェッジパート

[図4] 超音波画像で観る Kager's fat pad 遠位の構造（長軸）

4 Kager's fat pad を内果のレベルで短軸観察する

　Kager's fat pad を内果のレベルで短軸観察し，長母趾屈筋を含めた周辺組織との関連について観てみる．観察部位が凹んでいるので，できればマイクロコンベックスタイプのプローブが観察しやすい．内果の高さでプローブを当て長母趾屈筋を見つけることから始めるが，筋肉がわかりにくいときは母趾の過伸展操作にて位置を同定する．この画像をよく観察すると，長母趾屈筋の内側前方に脛骨動脈と脛骨神経が観察でき，この神経血管周囲に存在している脂肪組織は，Kager's fat pad から続いているのがわかる．同時に長母趾屈筋は全周性に Kager's fat pad に覆われ，脛骨と長母趾屈筋との間にも脂肪組織が介在している様子が観察できる（図5）．この状態で，母趾の過伸展ならびに自動屈曲を行わせると，長母趾屈筋の移動とともに Kager's fat pad 由来の脂肪層も長母趾屈筋の滑走にうまく適応するように可動する様子が観察できる（図6，動画①）．これら脂肪体は，長母趾屈筋の収縮ならびに伸張時に生じる機械的刺激から神経・血管を保護するとともに，脛骨と長母趾屈筋との摩擦係数を減少させる役割が考えられる．

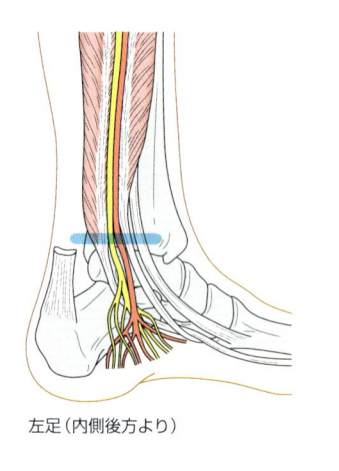

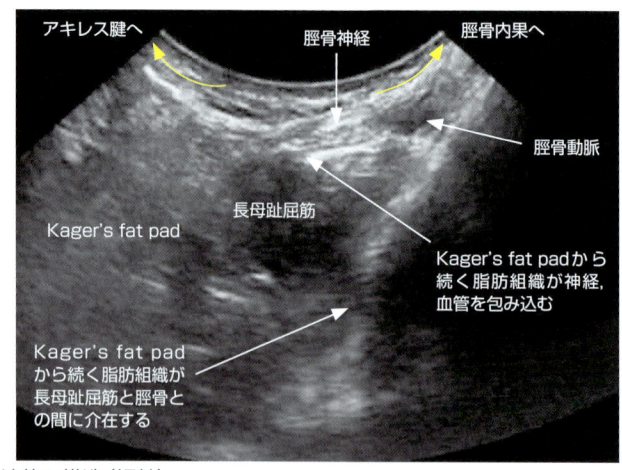

[図5] 超音波画像で観る Kager's fat pad 遠位の構造（短軸）

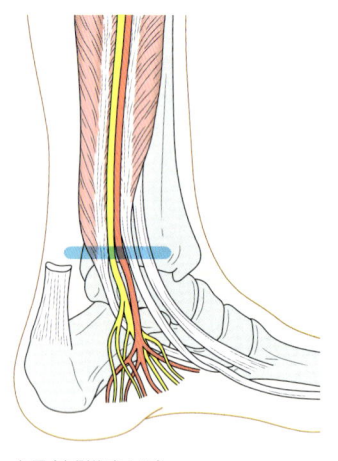

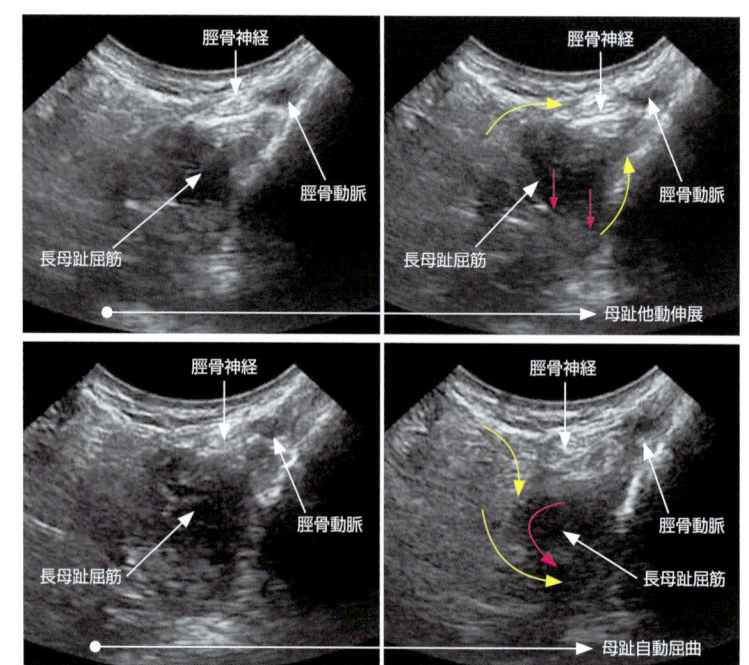

[図6] 長母趾屈筋の運動に伴う Kager's fat pad 遠位の短軸動態

2 拘縮治療のための機能解剖学

1 足関節底背屈運動時のKager's fat pad近位の動態観察

　被験者を腹臥位とし，アキレス腱に沿ってプローブを長軸方向に当てる．プローブを近位方向へと走査し，ヒラメ筋がアキレス腱へと連結する部分が観察できるようにプローブを固定する．検者は踵骨を把持し，アキレス腱を伸張するように背屈，踵骨を近位へ押し込むように底屈を行い，この時のKager's fat padの動態を観察する．背屈運動ととともにアキレス腱は遠位へ移動するが，これに付随してアキレス腱パートも遠位へ動く．この際，FHLパートは相対的に逆方向へ移動し，ヒラメ筋と長母趾屈筋との間に侵入する．底屈運動には逆に，アキレス腱とともにアキレス腱パートは近位移動し，相対的にFHLパートは遠位へと移動する（図7，動画②）．つまり，Kager's fat padの近位では，ヒラメ筋と長母趾屈筋との間，アキレス腱パートと長母趾屈筋との間の滑り機構を，FHLパートが中心となって調整している可能性がある．アキレス腱断裂症例や慢性アキレス腱周囲炎の症例では，FHLパートとアキレス腱パートとが，変性とともに癒着しており，組織間の滑動機構が破綻している様子を観ることができる（図8，動画③）．

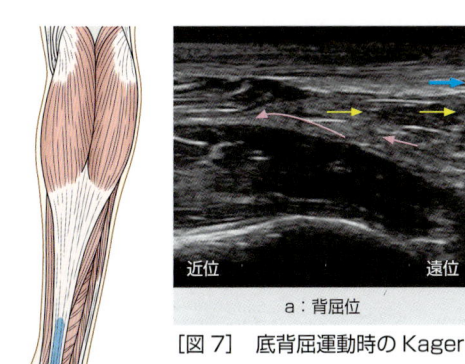

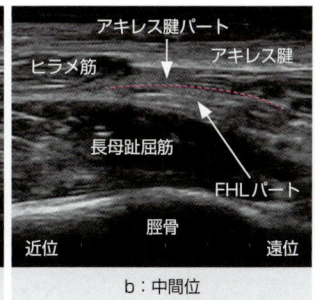

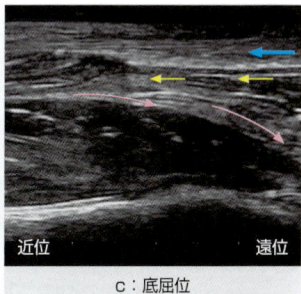

[図7] 底背屈運動時のKager's fat padの近位長軸動態観察

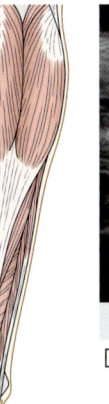

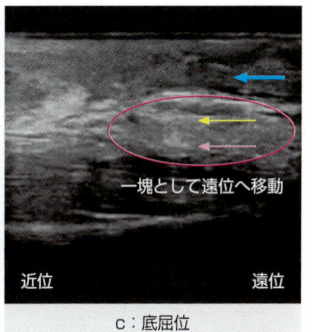

[図8] アキレス腱断裂症例の近位長軸動態観察

2　足関節底背屈運動時の Kager's fat pad 遠位の動態観察

　足関節底背屈運動時の Kager's fat pad 遠位の動態を観察するには，最大底屈時にプローブとアキレス腱との間に間隙が生じるため，ゲルパッドを介在させて観察する必要がある．被験者を腹臥位とし，足関節中間位でアキレス腱に沿って長軸走査し，画面の一部に踵骨後上部隆起を描出した状態でプローブを固定する．検者は踵骨を押し上げるように底屈させると，背屈位では「J」の形状をしていた FHL パートは「L」の形状へと変化する．この変化は，アキレス腱パートが近位へ移動することと，Kager's fat pad の底部が踵骨の上面からの圧迫を受けることにより生じる現象であるが，FHL パートが「J」から「L」へと変化した際にウェッジパートはアキレス腱と踵骨との間に侵入する（図9，動画④）．つまり，ウェッジパートが円滑に移動できるためには，関節肢位の変化にFHL パートが対応できる柔軟性が必要であり，Kager's fat pad を構成する3つのパートの中でも，FHL パートがその調整役として重要な役割を果たしていると考えられる．

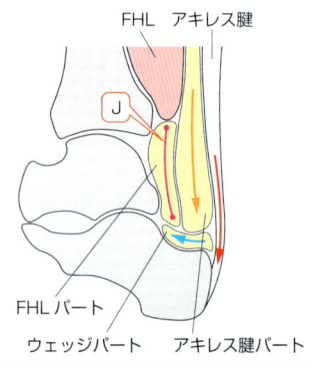

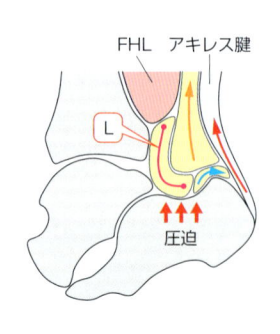

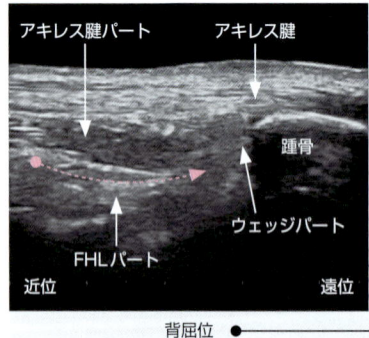

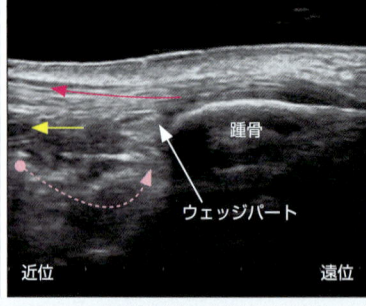

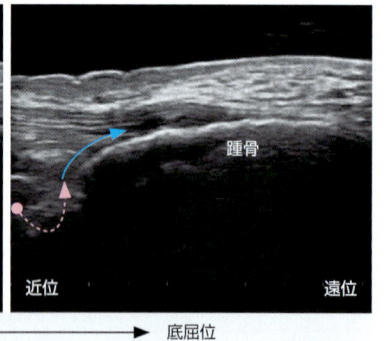

[図9]　底背屈運動時の Kager's fat pad の遠位長軸動態観察

3 超音波解剖・機能解剖所見を踏まえた運動療法技術

1 Kager's fat pad に対する柔軟性改善技術

　Kager's fat pad における柔軟性の改善には，アキレス腱の内外側より脂肪組織を横方向に押し合いながら組織間のリリースならびに脂肪組織自体をストレッチする．セラピストの一方の手で患者の足関節を軽度底屈位で固定し，もう一方の手の示指と母指とをアキレス腱を中央に挟むように当てる．その後，一方の指で脂肪組織を側方へ圧迫し，移動してきた脂肪組織をもう一方の指で受ける．アキレス腱の高位を変えながらこの操作を反復する．この際に，側方に動かす組織が，アキレス腱パートなのかFHLパートなのかを意識し，セラピストの指を置く深さを変えることが必要であり，特にFHLパートと脛骨との間の脂肪組織のリリースでは，FHLを直接押し合うことができる技術が必要である（図10）．

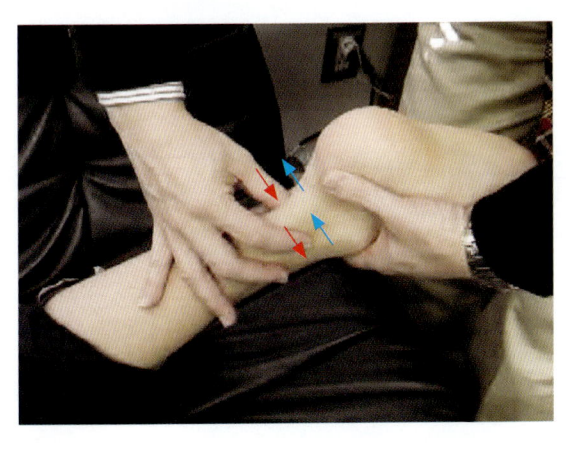

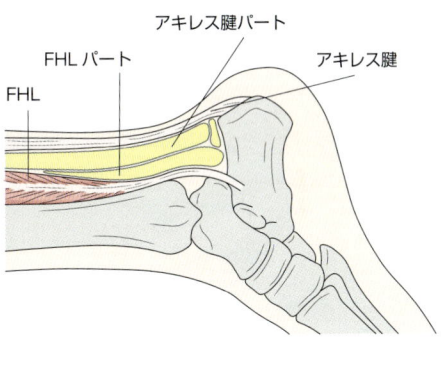

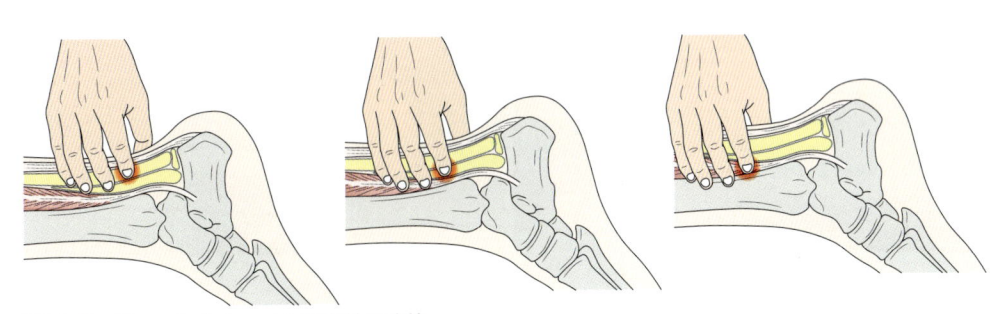

[図10] Kager's fat pad の柔軟性の改善

2　ウェッジパートの移動性の改善

　アキレス腱と踵骨後上部突起との間に出入りするウェッジパートが，FHLパートの機能的変形を伴ってコントロールされていることは先に述べた．後足部の疼痛の原因の一つに，retrocalcaneal bursitisとともに同部の癒着も要因となる．このような症例には，底背屈運動に伴うウェッジパートの出入りを改善させる必要がある．具体的な技術として，セラピストは一方の手で踵骨を把持し，もう一方の手の母指と示指とを用いてFHLパートを挟むように当てる．その後，セラピストは踵骨を遠位へ引き下げるように背屈させ，同時に遠位から近位へと脂肪組織が移動するように圧迫し，FHLパートの「J」形状への機能的変形をサポートする(図11a)．次に，セラピストは踵骨を近位へ押し上げるように底屈させる．この際，近位から遠位へと脂肪組織が移動するように圧迫し，FHLパートの「L」形状への機能的変形をサポートする(図11b)．このような操作と併行して，アキレス腱付着部付近の癒着剝離を適宜施行し，ウェッジパートが入り込むスペースを確保しておくことも忘れてはならない．

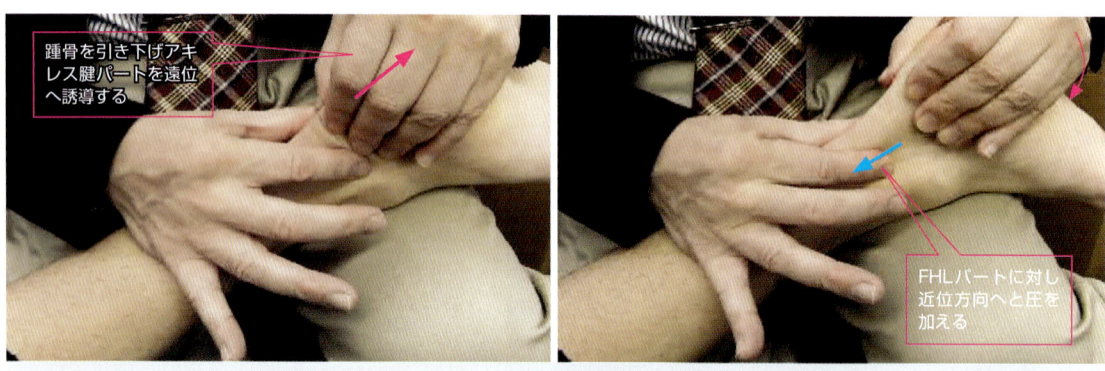

a：背屈運動に伴う操作

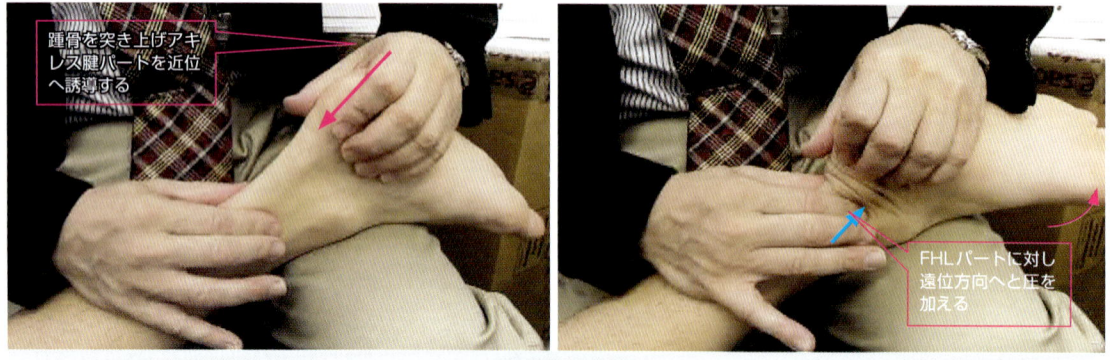

b：底屈運動に伴う操作

[図11]　ウェッジパートの移動性の改善

VI　足関節

2　長母趾屈筋の超音波観察と拘縮との関連

- ▶ 長母趾屈筋は典型的な羽状筋であり，その筋腹は距腿関節に達するまで伸びている．また，下腿の中央部で腓骨・脛骨間の幅を基準に長母趾屈筋の幅を観ると，その幅は1/2を越える．
- ▶ 長母趾屈筋腱は，距骨の内側結節と外側結節とにより形成される長母趾屈筋腱溝を通過する．つまり，足関節背屈運動時に必要な距骨の後方移動を直接制限する組織であり，拘縮との関連が極めて強い組織である．
- ▶ 長母趾屈筋腱の一部は，足底部において長趾屈筋腱への交叉枝を介して移行しており，長母趾屈筋の拘縮は母趾ならびにその他足趾の槌趾変形にも関与する．
- ▶ 長母趾屈筋は足関節後方関節包とも脂肪組織を介して密接にかかわる．
- ▶ 下腿骨折では長母趾屈筋の筋損傷を合併することもまれではなく，筋肉自体の線維化や骨との間の癒着も生じやすい筋であり注意する必要がある．
- ▶ 足関節周辺外傷後の拘縮では，患部固定中に長母趾屈筋の癒着・短縮をいかに予防するかが，その後の可動域改善に大きく影響する．

1　長母趾屈筋の超音波観察の手順

1　長母趾屈筋を観察するために知っておくべき解剖

　長母趾屈筋は典型的な羽状構造を呈する筋肉であり，腱自体は筋内腱として筋腹に深く入り込んでいる．したがって，下腿レベルではほぼ筋線維と考えてよく，遠位は距腿関節まで伸びている．下腿中央レベルで腓骨・脛骨間の幅を基準に長母趾屈筋幅を比較すると，その幅は優に1/2を越えている（図1a）．

　長母趾屈筋腱は，距骨の内側結節と外側結節と

[図1]　長母趾屈筋の観察のために知っておくべき解剖学
a：下腿後面の深層筋群の位置関係
b：距骨の後方を通過する長母趾屈筋腱

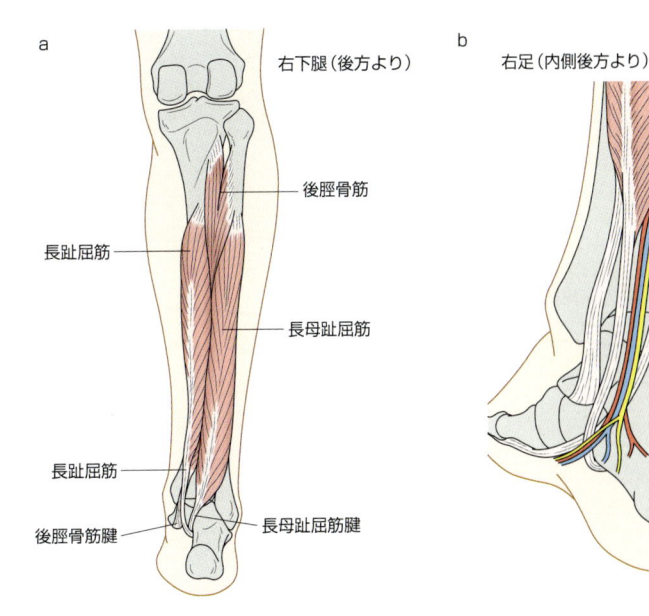

により形成される長母趾屈筋腱溝を通過する．足関節背屈運動は，脛骨の内果ならびに天蓋と腓骨の外果とにより形成されるほぞ穴（mortise）に，距骨が入り込むことで遂行される．この距骨の後方への入り込みをまず最初に，直接制動する組織が長母趾屈筋腱であり，その柔軟性は可動域制限に強く関連する（図 1b）．

2　長母趾屈筋を短軸観察する

　内果のレベルでプローブを短軸操作すると，内果側より後脛骨筋腱，長趾屈筋腱，脛骨動脈ならびに脛骨神経，長母趾屈筋腱の順に配列している様子が観察される．長母趾屈筋腱は脛骨神経のすぐ隣に位置するので，脛骨動脈をランドマークに観察するとわかりやすい（図 2a）．プローブをそのまま少し近位へ移動させると，長母趾屈筋の筋腹がすぐに出現する（図 2b）．続いて，近位で操作すると長母趾屈筋の筋腹はさらに大きくなり（図 2c），さらに近位ではアキレス腱へと移行するヒラメ筋とともに，ヒラメ筋の深部で広がる長母趾屈筋の筋腹を観察できる（図 2d）．これらを母趾の屈筋運動とともに観察すると，その位置関係が明瞭に理解できる（図 2，動画①）．

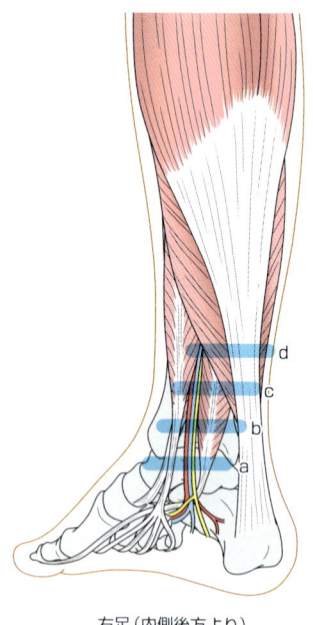

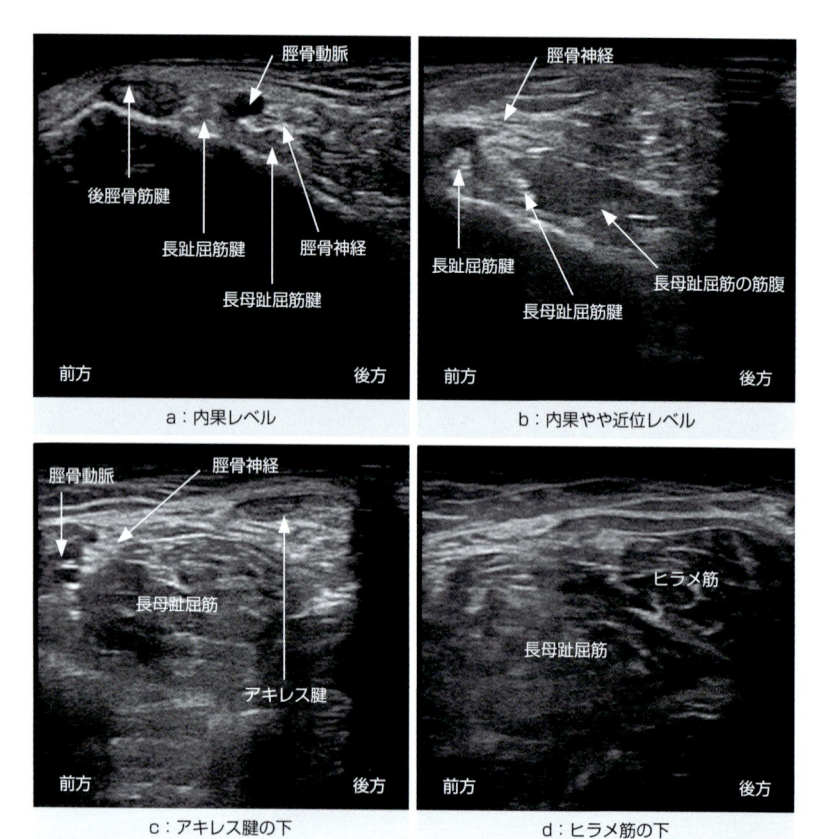

［図 2］　長母趾屈筋の短軸観察

3　長母趾屈筋を長軸観察する

　長母趾屈筋の短軸観察にて，長母趾屈筋の位置が把握できたならば，長母趾屈筋の筋内腱を画面中央にくるように調整し（図3a），プローブを回転させ長母趾屈筋の長軸画像を描出する（図3b, 3c）．調整のコツは，筋内腱を中心とした羽状筋構造をうまく描出することである．そのまま，羽状構造をキープしたまま下腿の中央へとプローブを進めると，長母趾屈筋が後脛骨筋とヒラメ筋との間の層をくぐり抜けるように滑走する様子が観察できる（図3d，動画②）．

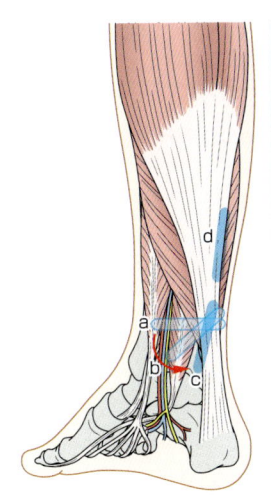

[図3]　長母趾屈筋の長軸観察

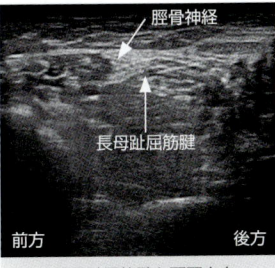

a：長母趾屈筋腱を画面中央へ
b：プローブを回転し長軸画像へ
c：長母趾屈筋の羽状構造を描出
d：下腿中央部の長母趾屈筋

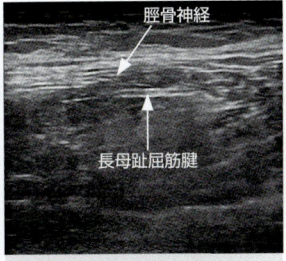

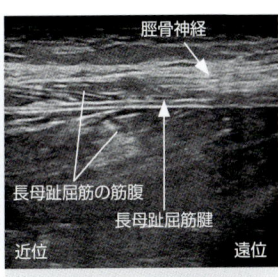

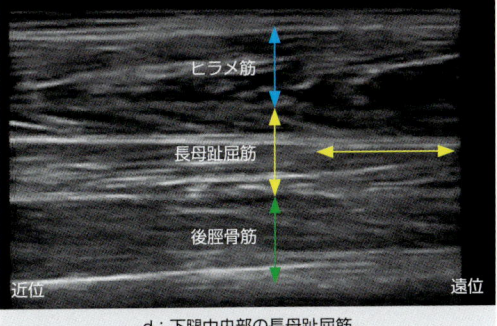

右足（内側後方より）

2　拘縮治療のための機能解剖学

1　下腿骨折症例に観られた長母趾屈筋の癒着

　長母趾屈筋が足関節背屈可動域に大きな影響を及ぼすことは，距骨のすぐ後方を通過するという解剖学的特徴を考えれば容易に想像がつく．加えて，下腿骨折症例においては骨と長母趾屈筋との癒着に十分に留意する必要がある．このような症例では，背屈に伴い母趾が屈曲する槌趾変形（clow toe）が観察され，底屈により消失する現象を認める（図4a）．この際，長母趾屈筋が癒着しているにもかかわらずⅡ・Ⅲ趾も同時に槌趾変形を呈する場合もあるが，これは長母趾屈筋からの交叉枝が長趾屈筋へと連結しているためであり，日本人の43％がこのタイプと報告されている（図4b）．実際の症例を供覧する．下腿骨折で背屈制限とともに槌指変形を呈した症例である．健側の長母趾屈筋は母趾の伸展に伴い筋腹が末梢へと牽引される様子が観察されるが（図5a，動画③a），患側では，母趾の伸展に伴い癒着部までの筋線維は遠位へ引かれるものの，癒着部位では全く筋線維の移動を認めず，広範な範囲で長母趾屈筋の滑走が制限されている様子がよくわかる（図5b，動画③b）．

2　長母趾屈筋の超音波観察と拘縮との関連　●　153

2　長母趾屈筋と後方関節包との関係を観察する

　足関節の背屈に伴い距骨は，後方へ移動し後方関節包を伸張する．この後方関節包の伸張性も拘縮の要因となるが，長母趾屈筋と後方関節包とは極めて密接な関係がある．足関節を背屈位とし，マイクロコンベックスプローブを用いて，内果の高さでアキレス腱に沿わせるようにプローブを当て，長母趾屈筋の長軸画像を描出する．画像には，後果，距骨，長母趾屈筋腱，後方関節包が観察でき，関節包内に三角形をした posterior juxta-articular fat pad（PJFP）が観察できる（図6a）．

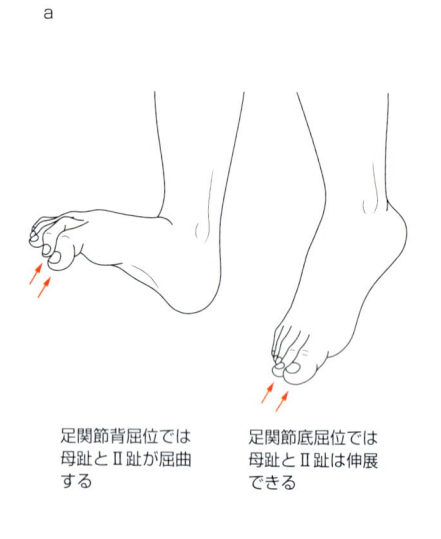

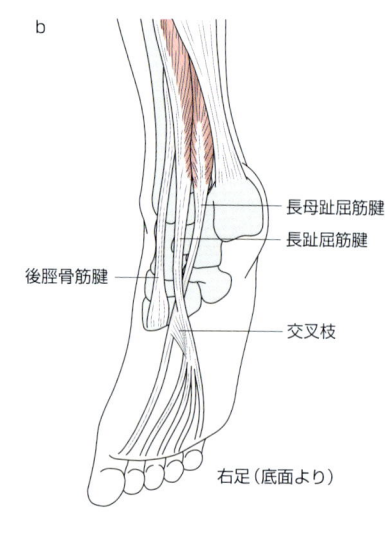

[図4]　長母趾屈筋が原因で発生する槌指変形
a：長母趾屈筋の癒着による槌指変形
b：長母趾屈筋の存在する交叉枝

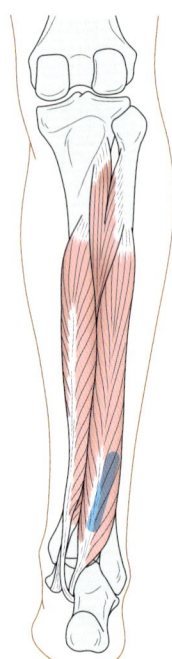

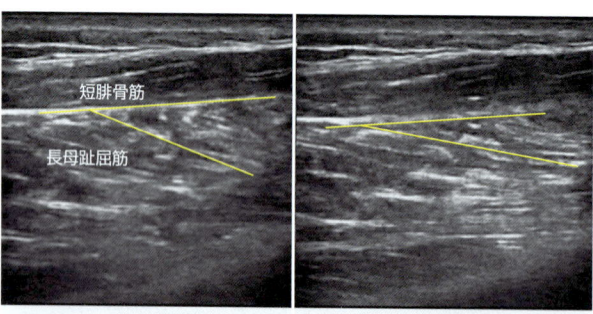

足関節背屈位では母趾とⅡ趾が屈曲する

足関節底屈位では母趾とⅡ趾は伸展できる

長母趾屈筋腱
長趾屈筋腱
後脛骨筋腱
交叉枝

右足（底面より）

[図5]　長母趾屈筋の癒着を超音波で観る

短腓骨筋
長母趾屈筋
非伸張時　　　伸張時
a：下腿骨折長母趾屈筋癒着例の健側動態．健側では母趾の伸展に伴いFHLの筋線維は遠位へ引かれ，羽状角が全体として鋭角化する．

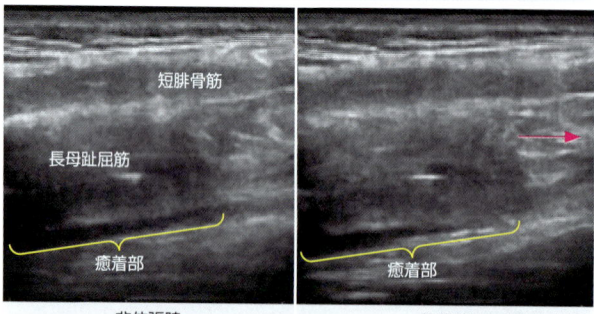

短腓骨筋
長母趾屈筋
癒着部
非伸張時　　　伸張時
b：下腿骨折長母趾屈筋癒着例の患側動態．患側では母趾の伸展に伴い癒着以遠のFHLの筋線維は遠位へ引かれるが，その張力は癒着部では伝わっていない．

右下腿（後方より）

そのまま母趾屈伸運動を行わせると，後方関節包上を長母趾屈筋腱が長軸方向に滑走する様子が観察でき（図6，動画④），その際にPJFPの形態は変わることなく三角形を呈している（図6b）．続いて足関節を底屈位で母趾屈伸運動を行わせると，屈曲に伴う近位への滑走に伴い，関節包とともにPJFPが近位へ引き込まれるように後果を越える様子が観察できる（図7）．これは，長母趾屈筋の収縮により後方関節包が牽引された結果，PJFPが近位へと移動するためであると考えられる（動画⑤）．つまり，たとえ底屈位であっても，長母趾屈筋の十分な収縮運動により，後方関節包への張力刺激を加えることが可能であり，同時に長母趾屈筋と関節包との癒着を予防する有用な予防訓練となることが示唆される．

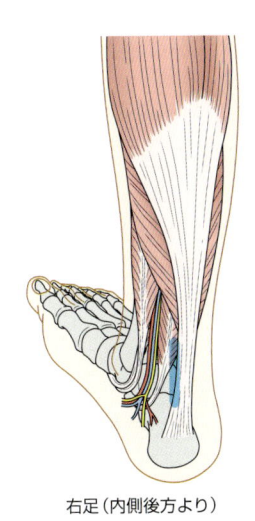

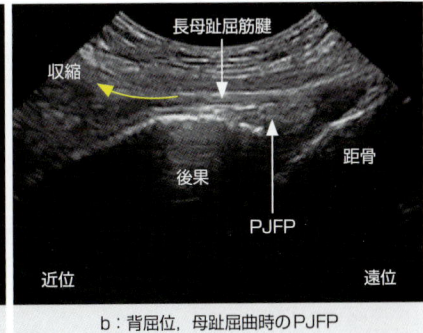

[図6] 足関節背屈位の母趾運動でPJFPを観る
a：背屈位，母趾中間位のPJFP
b：背屈位，母趾屈曲時のPJFP

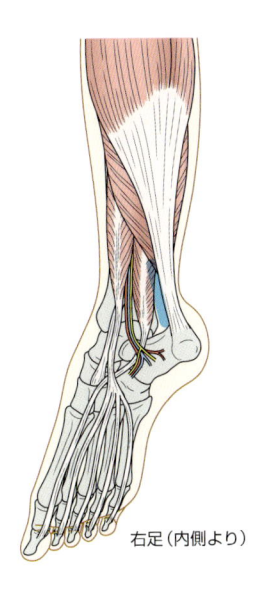

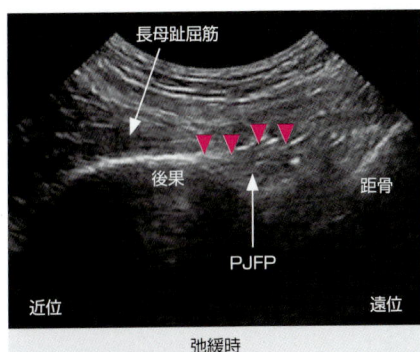

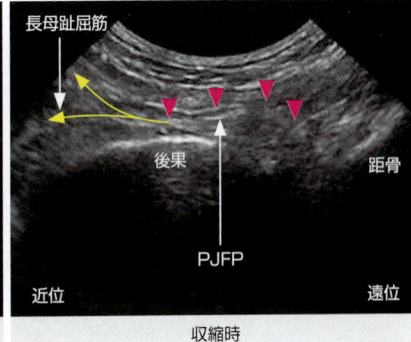

[図7] 足関節底屈位の母趾運動でPJFPを観る
弛緩時
収縮時

3 超音波解剖・機能解剖所見を踏まえた運動療法技術

1 長母趾屈筋に対するストレッチング技術

　通常の足関節周辺外傷に対する治療は，その多くが関節内骨折の形態をとることが多く，基本は観血的に骨接合が行われる．そのため，一定期間は下腿からMTP関節までのギプス固定が行われる．この時期に行う，母趾ならびに足趾の自動屈曲伸展運動は，長母趾屈筋，長趾屈筋の滑走性を維持するため，患者に対する十分な説明とともに励行されなければならない．しかしながら，自動運動のみでは長母趾屈筋の十分な伸張距離は得ることができないため，更なる他動伸張を加えておく方が，ギプス解除後の可動域改善は良好となる．技術自体は母趾のMTP関節を十分に過伸展させるだけであるが，この際に母趾伸展に伴う巻き上げ現象（windlass mechanism）を作用させると，足長が短縮するため十分に伸張したことにならない（図8a）．セラピストは巻き上げ現象を作用させないように中足骨を固定して，母趾MTP関節の過伸展を加えることがポイントである（図8b）．

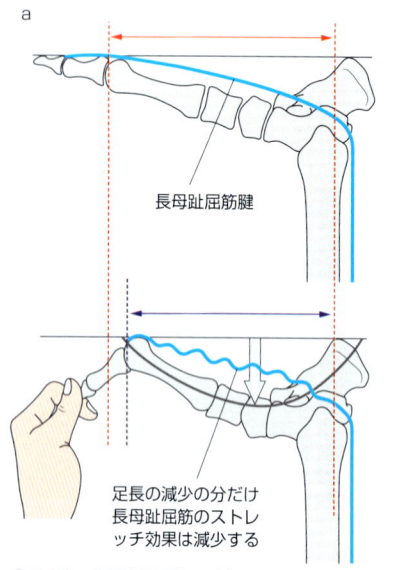

[図8] 長母趾屈筋に対するストレッチ技術
a：母趾伸展に伴う足長の減少
b：長母趾屈筋のストレッチ技術の実際

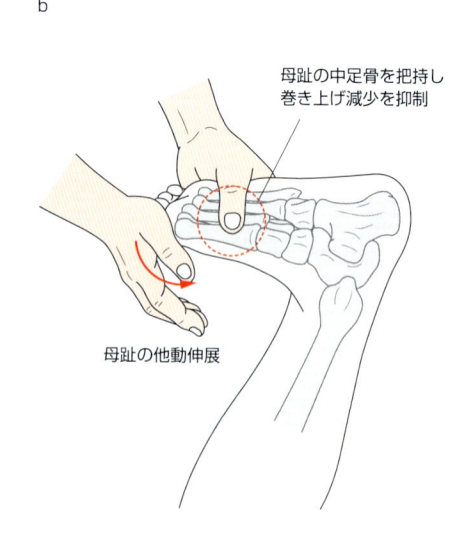

2　長母趾屈筋に対する柔軟性改善技術

　典型的な羽状筋である長母趾屈筋の柔軟性を改善するには，単純に引っ張るだけでは不十分である．長母趾屈筋自体の筋腹を適切に捉える触診技術に加え，腓骨に付着する部位に適切な伸張刺激を加えることが大切である．具体的には，セラピストの母指と中指で長母趾屈筋を短軸方向でつかみ，大きく横方向へ筋腹全体をずらすようにストレッチを加えながら，腓骨と長母趾屈筋との間隙を広げるようにストレッチする（図9）．適切なストレッチが入ればIb抑制がかかり，長母趾屈筋自体の緊張は明らかに低下する例が多い．その後，母趾の伸展と足関節背屈との組み合わせにより，長軸方向へと伸張を加える．

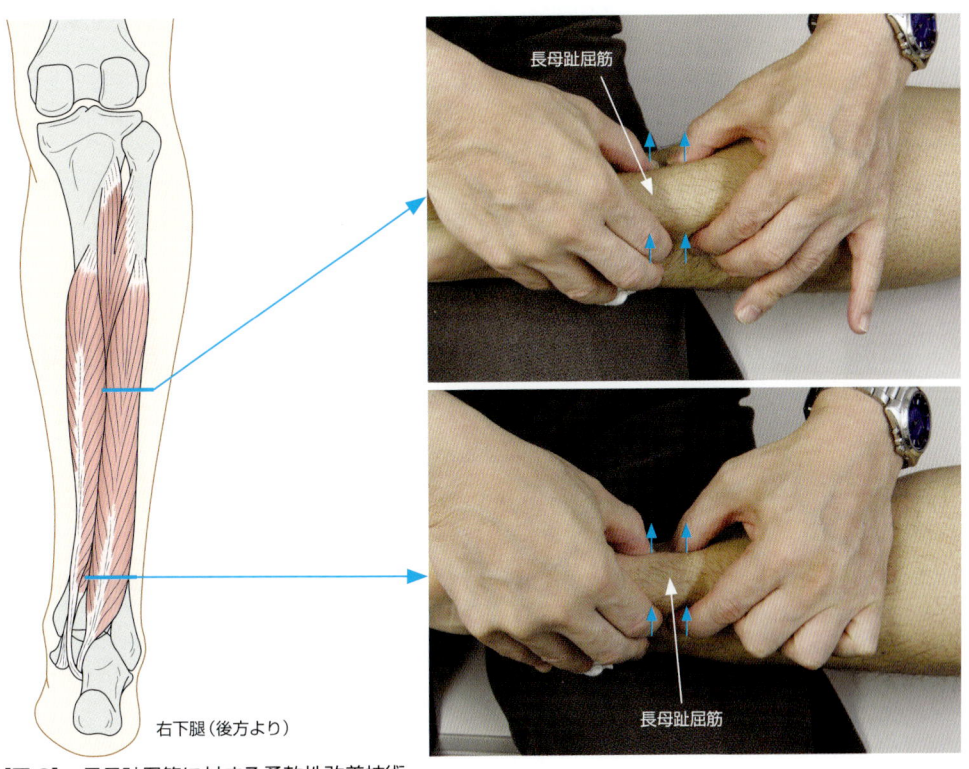

右下腿（後方より）

[図9]　長母趾屈筋に対する柔軟性改善技術

VI 足関節

3 脛腓靱帯結合ならびに下腿骨間膜の超音波観察と拘縮との関連

- ▶ 距骨は後方幅に比べ前方幅が広い台形を呈しており，前方部が mortise に収まる背屈運動では，脛腓靱帯結合間の距離ならびに下腿骨間膜距離が延長することが知られている．
- ▶ 脛腓靱帯結合間の距離は背屈 0°を境に，背屈角度の増加とともに漸増する．また，背屈 0°であっても，そこに荷重が加わると脛腓靱帯結合間の距離は有意に延長する．
- ▶ 下腿骨間膜は背屈運動に伴い，脛骨腓骨間距離，骨間膜自体の距離は延長し，同時に骨間膜は後方凸から前方凸の形状へと変化する．
- ▶ 前脛腓靱帯に損傷が及んだ足関節外傷後の可動域訓練において，靱帯修復を考慮し非荷重であれば背屈 0°までに抑えた可動域訓練が大切である．加えて，背屈 0°であっても，荷重に伴い脛腓靱帯結合が離開するため，荷重量もしくは荷重肢位に留意する必要がある．
- ▶ 背屈運動が制限された症例において，下腿骨間膜の拘縮を予防する手段として，後脛骨筋を下腿骨間に押し入れるように下腿後方より圧を加えることで，骨間膜の線維化を予防できる可能性がある．

1 脛腓靱帯結合ならびに下腿骨間膜の超音波観察の手順

1 脛腓靱帯結合を観察する

脛腓靱帯結合は下腿の遠位で脛骨と腓骨とを連結しており，その前方は前脛腓靱帯，後方は後脛腓靱帯により支持される．足関節脱臼骨折に代表される脛腓靱帯結合の離開は，前脛腓靱帯の断裂を意味している．この関節を観察するには，下腿遠位 1/3 あたりでプローブを下腿長軸に対し直交するように当て，脛骨，腓骨，骨間膜を画面上に描出する（図 1a）．そのまま，徐々に遠位へプローブを移動すると，骨間膜が短くなりながら徐々に消失していく（図 1b）．すると，脛骨と腓骨の骨縁が互いにフラットな面へと変化しながら，両骨の骨縁が関節内へと傾斜する様子が観察でき，同時に前脛腓靱帯を観ることができる（図 1c）．脛腓靱帯結合間の離開は，脛骨と腓骨の骨縁が関節内へと傾斜し始めるポイントをランドマークとして計測する．

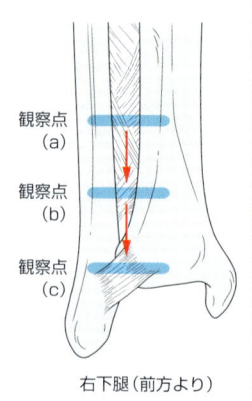

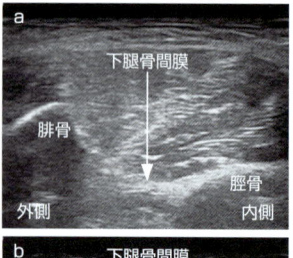

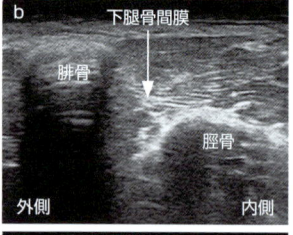

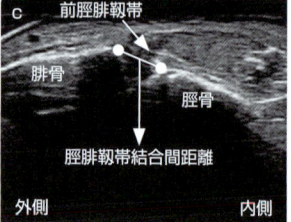

[図 1] 脛腓靱帯結合の観察

2 下腿骨間膜を観察する

　下腿骨間膜は脛骨と腓骨とをつなぐ強靱な膜であり，その強度は膝の内側側副靱帯を優に超える強度があるといわれている．下腿骨間膜は，後方が後脛骨筋，前方が長母趾伸筋の起始となる．下腿の長軸に直交するようにプローブを当て骨間膜を観察する．下腿の近位1/4，中間，遠位1/4の3ヵ所で足関節底背屈運動時の骨間膜動態を観察すると，運動により形態が変化するのは遠位1/4レベルの骨間膜であり，拘縮を考える上で重要な部位と考えられる（図2）．前腕の骨間膜も遠位部は膜様部と呼ばれ，回旋運動の制限因子として指摘されている．下腿遠位の骨間膜の動態と足関節運動との関連は，興味深い情報となる可能性がある．

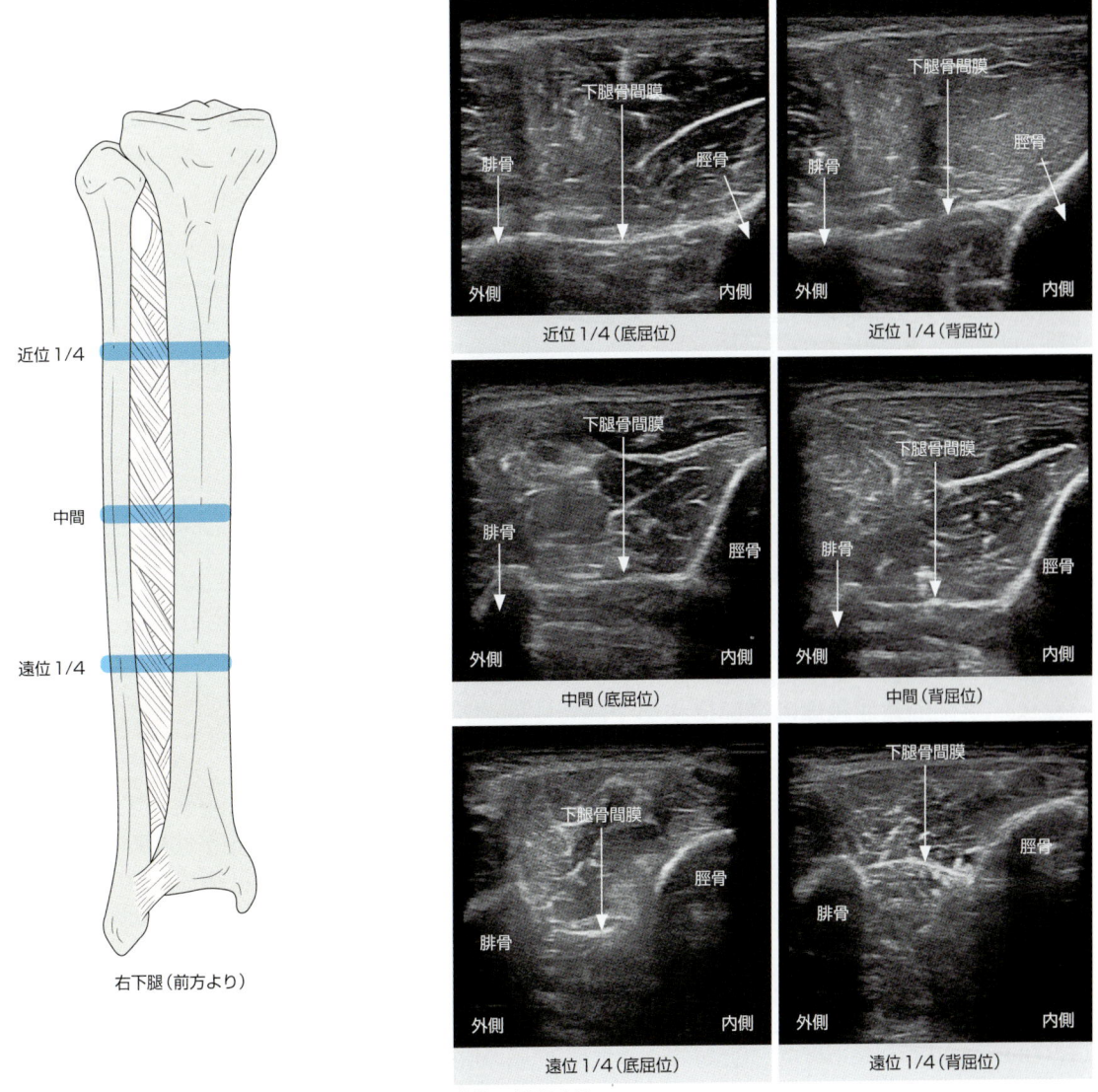

[図2] 足関節背屈運動時の下腿骨間膜を3つの高位で観察する

2 拘縮治療のための機能解剖学

1 足関節背屈角度の違いによる脛腓靱帯結合間の距離の変化

　先に示した脛腓靱帯結合の観察点において，足関節底屈20°，背屈0°，背屈10°，背屈20°で脛腓靱帯結合間の離開距離を計測した結果を示す．足関節底屈20°で平均6.59mm，背屈0°で平均6.77mm，背屈10°で平均7.59mm，背屈20°で平均8.10mmと，背屈0°を越えると脛腓靱帯結合間距離は増大することがわかる（図3）．この結果から，脛腓関節の不安定性が危惧される場合の可動域訓練は，靱帯修復がある程度完成するまでは背屈0°までにとどめ，その範囲内で，二次的な拘縮を予防する運動療法が妥当と考えられる．しかしながら，ここに荷重という条件が加味されると結果は違ってくる．非荷重条件の自他動運動では，背屈0°までの背屈は比較的安全な角度であるが，これに全体重を加えると脛腓靱帯結合間距離は，平均6.77mmから平均8.02mmと有意に増大することがわかっている．脛腓靱帯結合の離開は変形性足関節症の危険因子であり，可動域訓練とともに荷重訓練においても修復過程を考慮した対応が必要である．

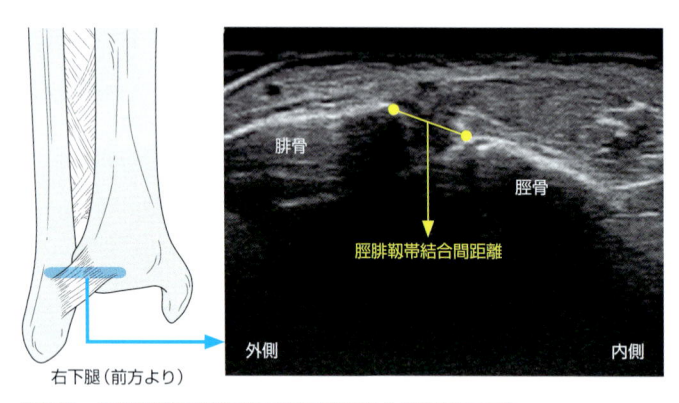

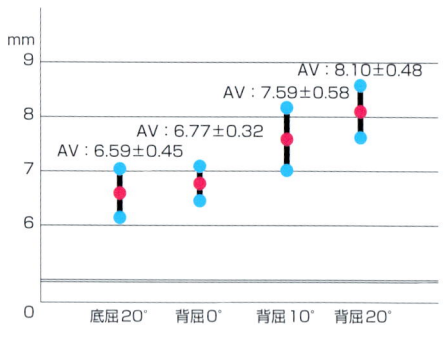

[図3] 足関節背屈運動時の脛腓靱帯結合間距離の変化

2 足関節背屈角度の違いによる下腿骨間膜の形態変化

　下腿骨間膜は遠位1/4で形態が変化することを先に述べた．ここでは，背屈角度と骨間膜形態の変化について解説する．下腿遠位1/4レベルで骨間膜を描出し，脛骨腓骨間距離，骨間膜距離，骨間膜突出方向が背屈角度によりどのように変化するか検討してみた（図4）．脛骨腓骨間距離は最大底屈位平均11.02mm，底背屈0°平均11.94mm，最大背屈位平均13.48mmであった．骨間膜距離は最大底屈位平均12.00mm，底背屈0°平均12.33mm，最大背屈位平均14.32mmであった．どちらも，最大背屈位において有意に距離が増大していた．骨間膜の突出方向は，最大底屈位では後方凸であるものが，徐々に平らとなり，背屈に伴い前方凸へと変化した（図5，動画①）．この変化が，自動運動と他動運動とで大きく異ならなかったことより，筋収縮が骨間膜の形態変化に影響するとは考えにくい．背屈運動に伴う下腿骨間膜の形態変化も，遠位脛腓関節間距離の変化と同様に，mortiseに対する距骨の挿入程度が影響すると考えられる．加えて，背屈運動に伴う骨間膜突出方向の変化は，背屈に伴う後脛骨筋の緊張の増加が，骨間膜に対して圧迫力を作用させ，前方への突出という形態の変化を生み出したと考えられる．背屈に伴う後脛骨筋の前方への変位は，結果として筋の伸張距離の効率化に寄与する（図6）．つまり，下腿遠位の骨間膜の拘縮は後脛骨筋の正常な前方変位を制限し，背屈制限を生じさせる可能性がある．

a：脛骨腓骨間距離

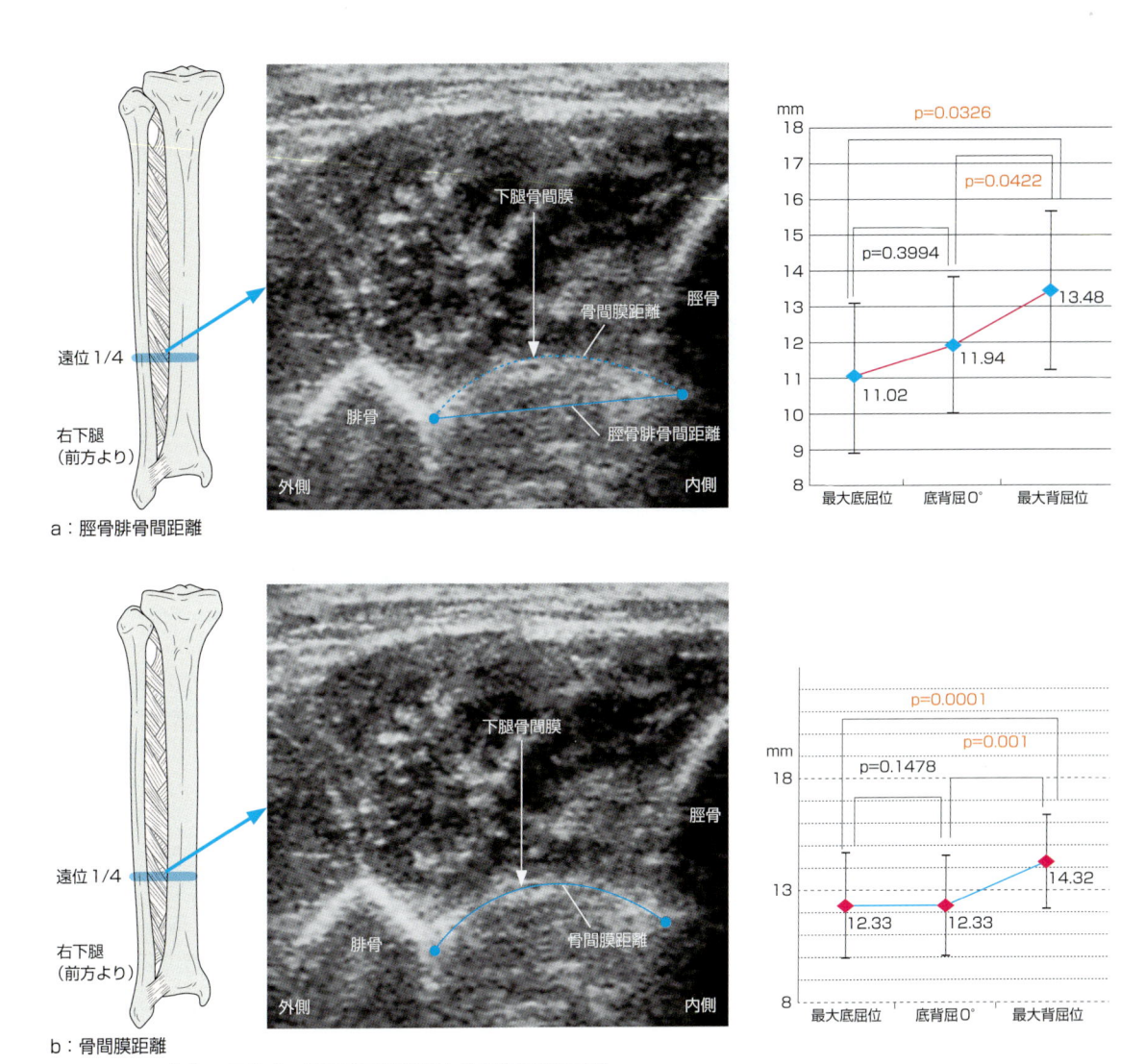

b：骨間膜距離

[図4] 足関節背屈運動時の脛骨腓骨間距離と骨間膜距離の変化

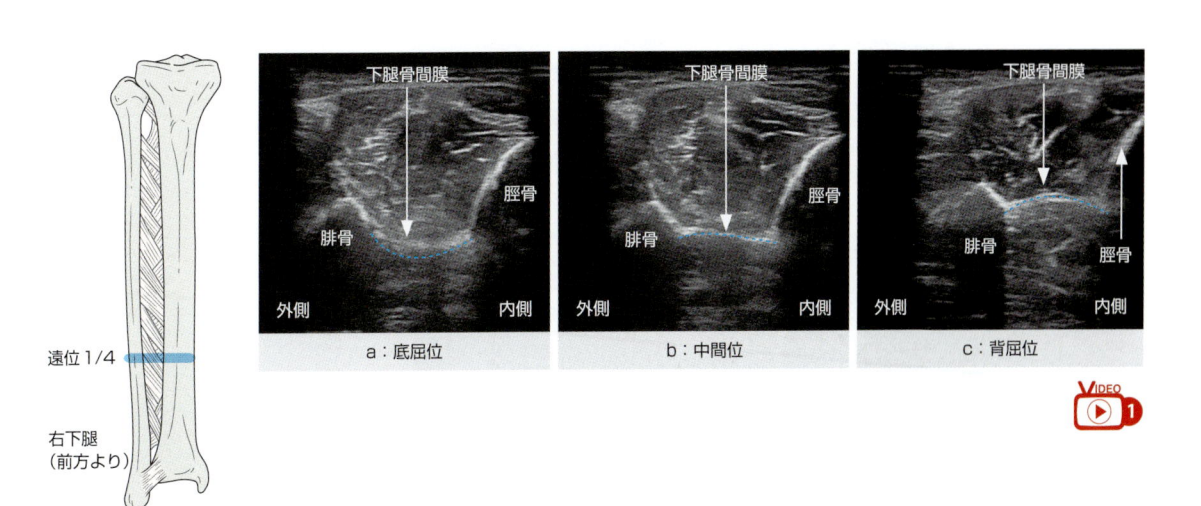

[図5] 足関節背屈運動時に伴う骨間膜動態

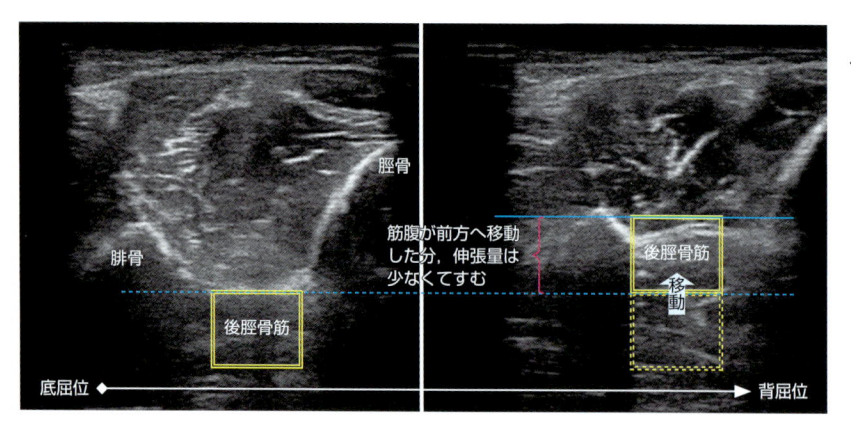

［図6］ 足関節背屈運動時に伴う後脛骨筋の移動の意味

3 超音波解剖・機能解剖所見を踏まえた運動療法技術

1 背屈運動が制限された条件での骨間膜へのストレッチング技術

　前脛腓靱帯ならびに下腿骨間膜は，背屈0°を超えた背屈運動で伸張されることから，早期の可動域訓練がこれらの伸張性を維持することは間違いない．しかしながら，前脛腓靱帯の損傷や骨折の状態によっては，背屈可動域が制限された中で運動療法が依頼されるケースも多い．背屈運動が制限された条件で骨間膜の伸張性を維持する方法として，下腿の後面から後脛骨筋に圧迫を加え，脛骨・腓骨間に後脛骨筋を押し込むように圧排することで，骨間膜にストレッチを加えることが可能である．この方法を実際に超音波観察すると，骨間膜は後ろから圧排されることで，前方へと押し出されるように伸張する様子が観察できる(図7)．

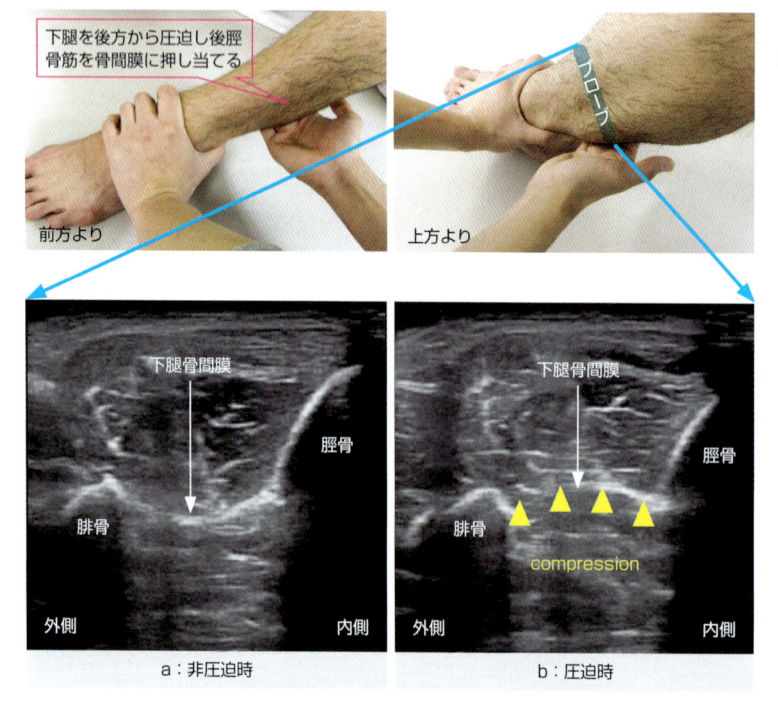

［図7］ 下腿骨間膜に対するストレッチング技術

Ⅵ 足関節

4 距腿関節前方組織の超音波観察と拘縮との関連

- ▶ 距腿関節の前方には，前脛骨筋腱，長母趾伸筋腱，長趾伸筋腱が通過する．それらの腱は上伸筋支帯により押さえ込まれている．
- ▶ 足関節背屈位で前脛骨筋，長母趾伸筋，長趾伸筋などが収縮すると，それら各々の腱は距腿関節から離れるように浮き上がるが，過度な浮き上がりは上下の伸筋支帯により止められる．
- ▶ 前脛骨筋腱の深部には長母趾伸筋腱，長趾伸筋腱の深部へと広がる膜様組織が存在するとともに，膜様組織は距腿関節の前方に広がる脂肪組織（pretalar fat pad）へと連結している．
- ▶ 足関節周辺外傷後の可動域訓練において，背屈に伴う前方部痛やつまり感により可動域制限が生じる症例も散見される．
- ▶ 背屈に伴う前方部痛症例で，X線にて骨棘がない場合には，pretalar fat pad を含めた軟部組織のインピンジメントが原因である場合があり，そのような症例には，上伸筋支帯の柔軟性改善とともに，pretalar fat pad の引き出し訓練により症状の改善が得られる．

1 距腿関節前方組織の超音波観察の手順

1 距腿関節前方組織を観察するために知っておくべき解剖

　距腿関節の前方は，内側より前脛骨筋腱（tibialis anterior tendon：TA腱），長母趾伸筋腱（extensor hallucis longus tendon：EHL腱），長趾伸筋腱（extensor hallucis digitorum longus tendon：EDL腱）が並んで走行している．TA腱を持ち上げるとその深部には脂肪が付着した膜様組織が存在し，それらは EHL腱，EDL腱の深部へと広がっている（図1a）．TA腱を持ち上げながら距腿関節レベルまで観察すると，関節の前面を広く覆う脂肪組織が存在し，関節包と各腱との間

［図1］距腿関節前方組織の観察のために知っておくべき解剖学
a：前脛骨筋腱の深部から広がる膜様組織（図中＊）
b：距腿関節前方に広がる pretalar fat pad

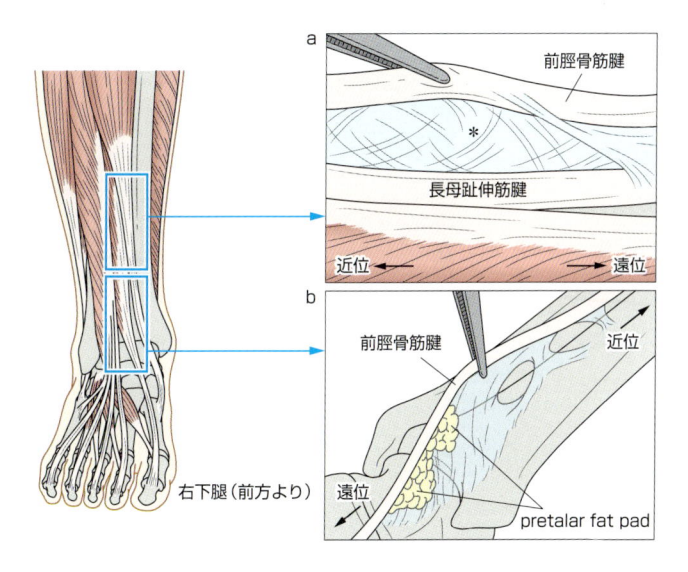

を埋めている(図1b).この脂肪組織は pretalar fat pad と呼ばれ,腱の滑動性を高めるとともに,背屈時に生じる距骨の機械的圧迫を緩衝する作用があるといわれている.

2 距骨滑車の前方で3つの腱を短軸観察する

距腿関節の前方を通過する3本の腱を短軸観察する.被験者の足関節を底屈位とし,検者はプローブを距骨滑車の前方で短軸観察する.距骨滑車のフラットな面を描出しながら,その上方に位置する腱を確認する.距骨滑車の幅をランドマークにして,距骨滑車の内側半分の上方にEHL腱,外側半分の上方にEDL腱が位置する.EDL腱の深部には足背動脈があるので,拍動する動脈を基準にしてもよい.TA腱は距骨滑車の幅内にはなく,さらに内側に位置するのでEHL腱を同定してその内側を観察するとよい(図2).3つの腱の深層にはpretalar fat pad が広がっている.プローブの圧迫を反復して加えると,脂肪組織は圧迫に対し機能的に変形し,滑らかに内外側へと移動する様子が観察できる(図3,動画①).

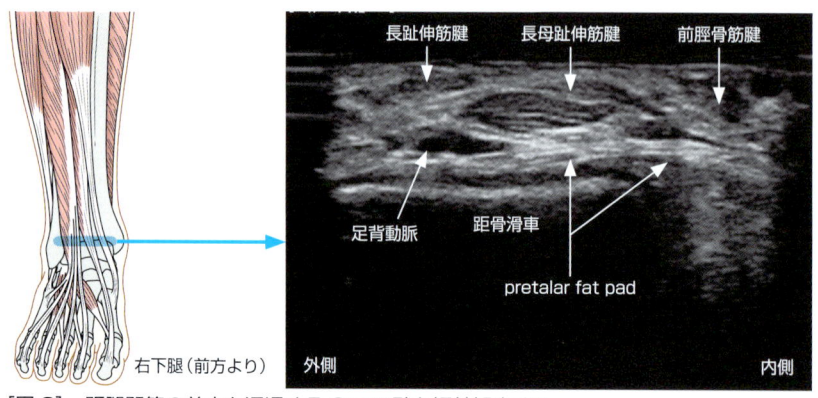

[図2] 距腿関節の前方を通過する3つの腱を短軸観察する

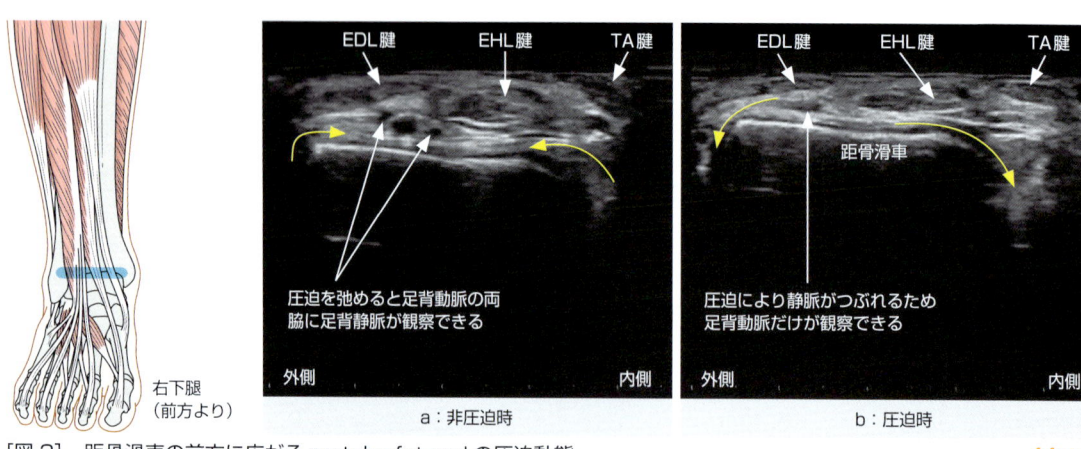

[図3] 距骨滑車の前方に広がる pretalar fat pad の圧迫動態

3 距骨滑車の前方で3つの腱を長軸観察する

　距腿関節の前方を通過する3本の腱を長軸観察する．被験者の足関節を底屈位とし，検者は距骨滑車の前方で3本の腱を短軸観察にて同定できたら，プローブを内側へ移動させながらTA腱を画像の中央に位置させる．その後，プローブを90°回転させTA腱の長軸画像を描出すると，TA腱のfibrillar patternが観察できるとともに，急峻な角度で立ち上がる距骨の骨縁が観察される（図4a）．続いて，短軸走査にてEHL腱を画面中央へと調整し，プローブを90°回転させEHL腱の長軸画像を描出する．EHL腱の深部にある筋腹も同時に観察できるとともに，距骨骨縁がTA腱の描出時に比べその立ち上がりがなだらかになるのがわかる（図4b）．最後に，短軸走査にてEDL腱を画面中央へと調整し，プローブを90°回転させEDL腱の長軸画像を描出する．この際の距骨骨縁の形態は丸く変化してくる（図4c）．これら3本の腱の長軸画像からは，各腱と距骨との間の間隙を，三角形をしたpretalar fat padが埋めている様子がよくわかる．

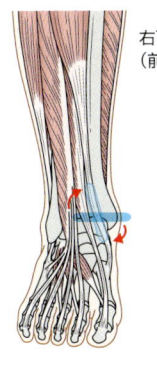

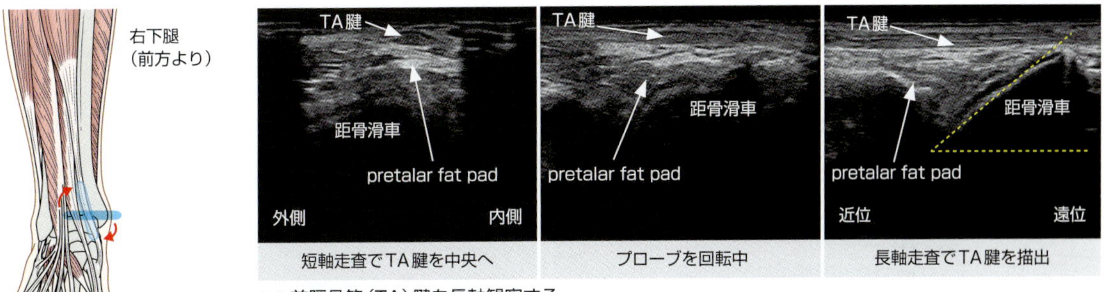

a：前脛骨筋（TA）腱を長軸観察する

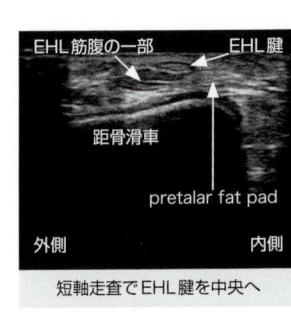

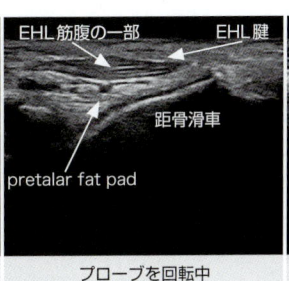

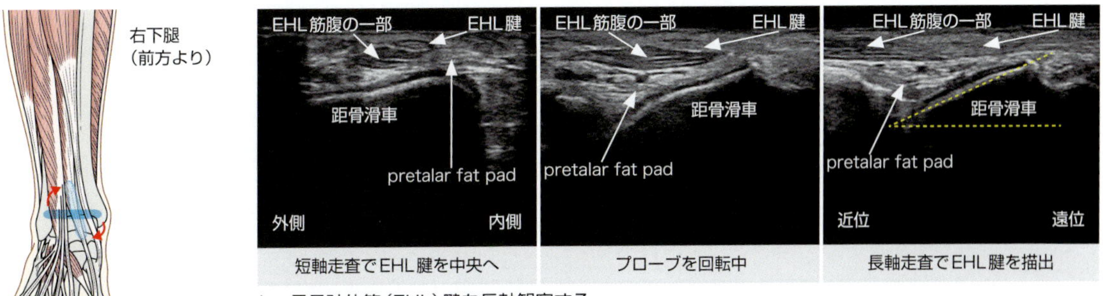

b：長母趾伸筋（EHL）腱を長軸観察する

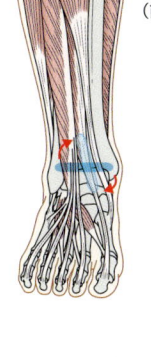

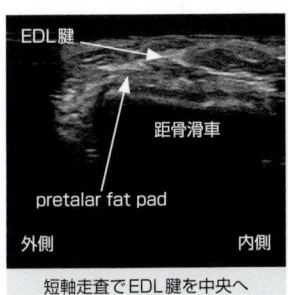

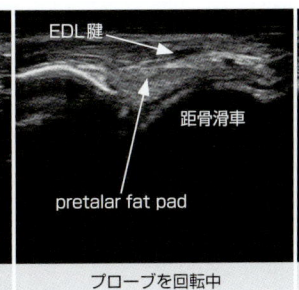

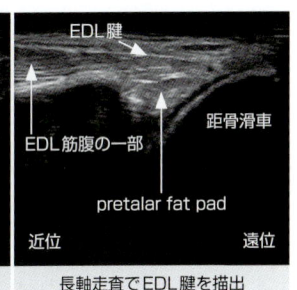

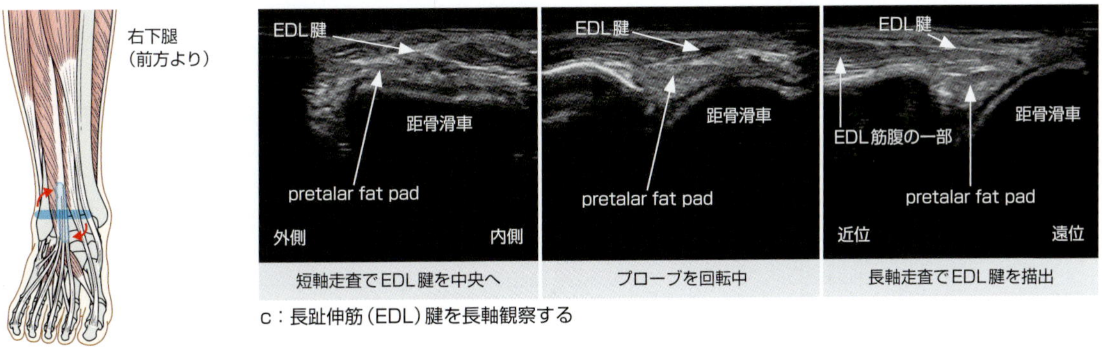

c：長趾伸筋（EDL）腱を長軸観察する

[図4] 距腿関節の前方を通過する3つの腱を長軸観察する

2　拘縮治療のための機能解剖学

1　足関節背屈運動時のTA腱，EDL腱の脛骨からの浮き上がり距離

　足関節底屈位から背屈位となることで，距腿関節前方を通過する腱は，筋収縮に伴う張力により，表層に向かって浮き上がる合力が発生する．過度な腱の浮き上がりは，伸筋支帯により制動されるが，脛骨からの浮き上がり距離は逆に，伸筋支帯の柔軟性に依存することになる．TA腱とEDL腱の長軸観察を用いて，足指を伸展しないで底屈位から背屈位とした際の浮き上がり距離を計測すると，TA腱で底屈位平均2.4mmから背屈位平均9.5mm，EDL腱は底屈平均1.9mmから背屈平均2.7mmであった（図5）．つまり，距腿関節前方を通過する腱の中で，TA腱は伸筋支帯を伸張しながら脛骨から大きく浮き上がることで，pretalar fat padをはじめとする前方組織が収まるスペースを確保する役割があることが示唆される．一方，足指の運動を伴わない背屈運動では，EDL腱自体の浮き上がりはわずかであり，TA腱とは違う機能の存在が示唆されるところである．このような，底屈位から背屈位に至る長軸観察を行う際には，背屈に伴いプローブが皮膚から離れてしまうため，非常に観察しにくい．このような場合には，ゲルパッドを介在させて観察すると，プローブと皮膚との間のスペースが埋まり，明瞭な動態画像が得られる．

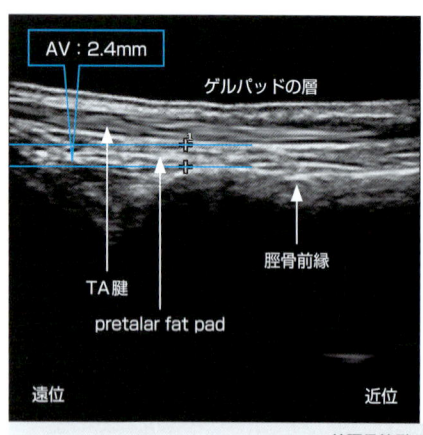

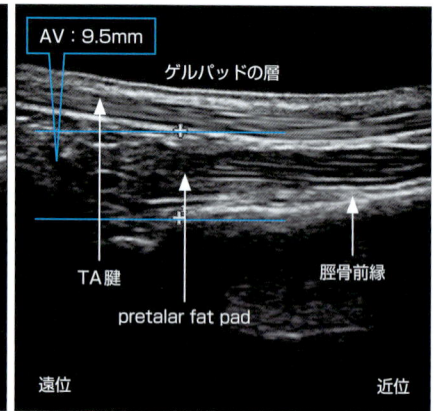

a：前脛骨筋腱の浮き上がり距離

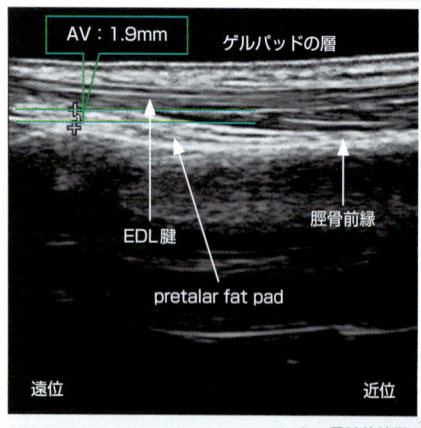

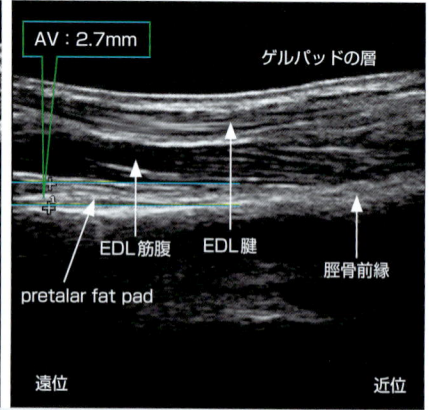

b：長趾伸筋腱の浮き上がり距離

［図5］　足関節背屈運動に伴う前脛骨筋（TA）腱と長趾伸筋（EDL）腱の浮き上がり距離

2　pretalar fat pad に対する長趾伸筋の機能を観察する

　足関節軽度底屈位でEDL腱を長軸観察し，足趾の伸展のみを行った際の動態を観察する．距腿関節前方でEDL腱を長軸観察した際の特徴である，丸い距骨滑車を画像上に置き，足趾の伸展運動を行わせると，EDL腱の近位方向への引き込みに合わせて，距骨前方に位置するpretalar fat padを大きく引き上げる様子が観察される（図6a，動画②a）．次に，足関節背屈位で同様に足趾の伸展運動時の動態を観察すると，EDLの収縮とともにpretalar fat padは距腿関節を越えて近位へと引き込まれる様子が観察できる（図6b，動画②b）．これらの観察から，距腿関節前方を通過するEDL腱は，自身の滑走を通して距骨前方に広がるpretalar fat padを引き出し，距骨頚部とのインピンジメントを回避させる作用があることが窺える．先に述べた，TA腱による前方スペースの確保とEDL腱によるpretalar fat padの引き出し作用が協調し合うことで，背屈運動時の距腿関節前方インピンジメントの発生をコントロールしている可能性がある．

[図6]　pretalar fat padに対する長趾伸筋（EDL）の機能

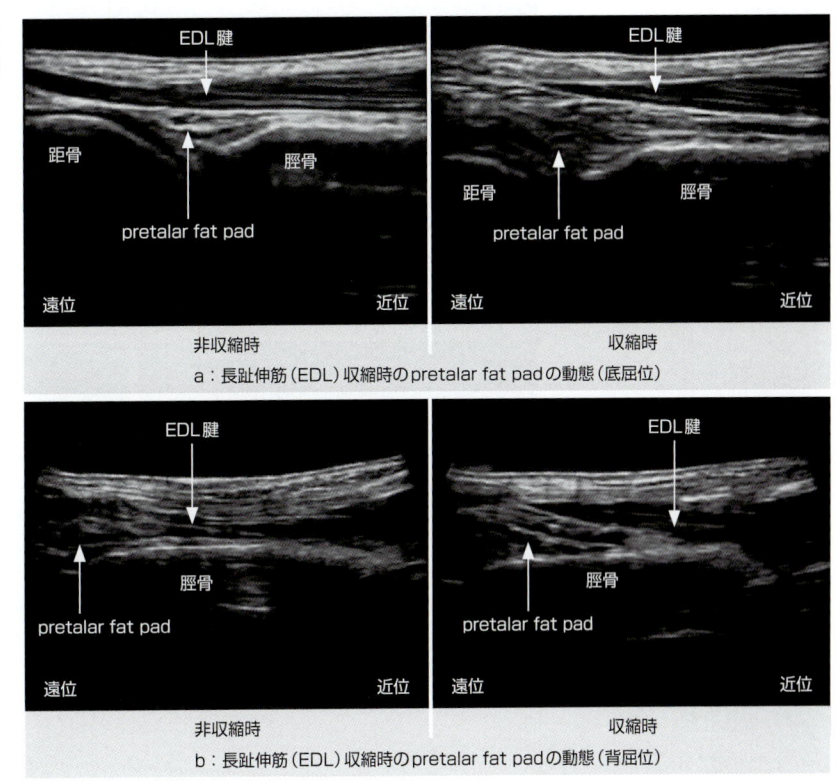

a：長趾伸筋（EDL）収縮時のpretalar fat padの動態（底屈位）

b：長趾伸筋（EDL）収縮時のpretalar fat padの動態（背屈位）

3　下腿骨折例にみられた足関節背屈時前方インピンジメント

　下腿骨折例にみられた足関節背屈時前方インピンジメントの超音波画像を提示する．約6週間のギプス固定後より運動療法が行われ，途中，しゃがみ込み動作時ならびに他動背屈強制時に足関節前方部痛が出現し，可動域改善が遷延していた症例である．TA腱の短軸走査にて背屈動態を観察すると，背屈運動に伴うTA腱の浮き上がりは健側に比べ明らかに制限されており，伸筋支帯の拘縮が疑われた（図7）．また，EDL腱に合わせた長軸画像上で背屈運動を観察すると，距骨頚部にpretalar fat padがインピンジされる様子が併せて観察され，その際に疼痛が再現された（図8，動画③）．

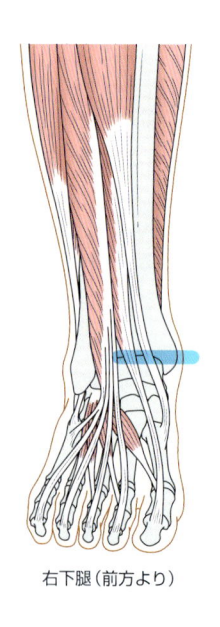

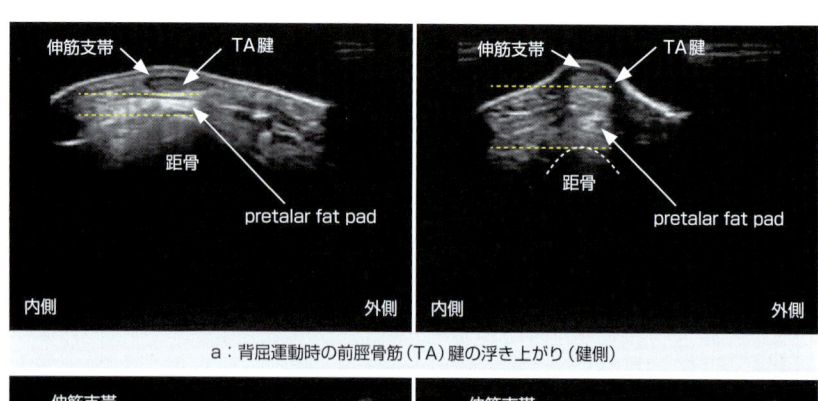

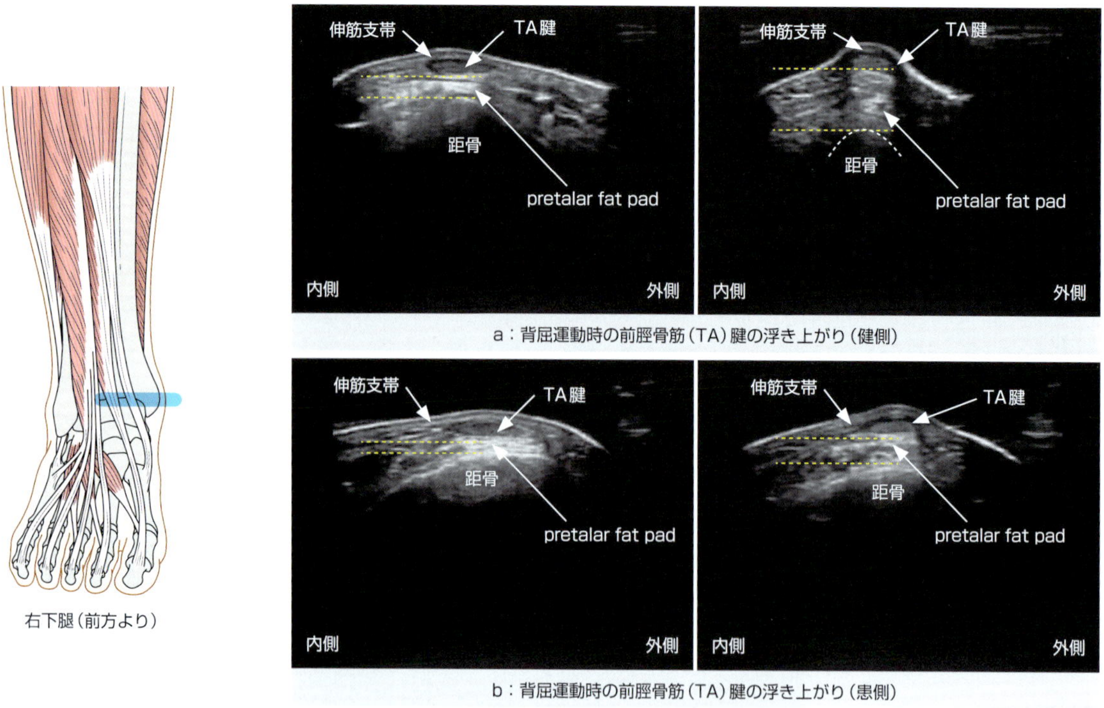

[図7] 背屈運動時の前脛骨筋（TA）腱の浮き上がり程度から伸筋支帯の拘縮を予測する

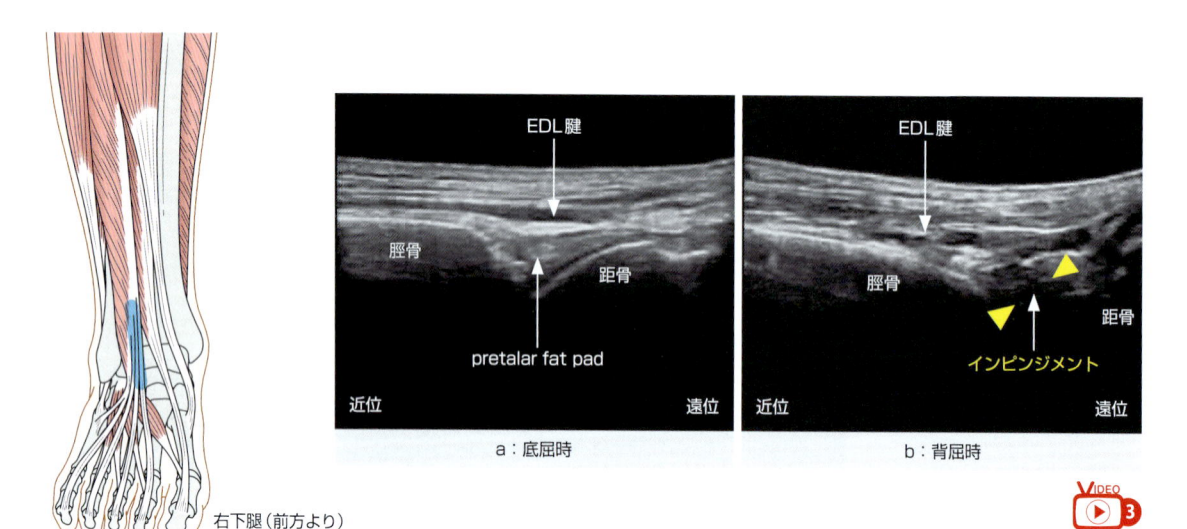

a：背屈運動時の前脛骨筋（TA）腱の浮き上がり（健側）

b：背屈運動時の前脛骨筋（TA）腱の浮き上がり（患側）

[図8] 距腿関節前方でのpretalar fat padのインピンジメント

a：底屈時　　b：背屈時

3 超音波解剖・機能解剖所見を踏まえた運動療法技術

1 伸筋支帯に対するストレッチング技術

　自動運動を用いた伸筋支帯のストレッチングを紹介する．足趾を自動屈曲しながら足関節の背屈・内返しを行うことで，TAの単独収縮が誘発でき，足関節の内側前方に明瞭なTA腱が観察で

きる．TA 腱の緊張を保ったまま，踵骨を中心に前足部の内転外転運動を繰り返すと，TA 腱が伸筋支帯の深部を内外側へと移動しながら伸筋支帯を持ち上げるようにストレッチすることができる（図9）．

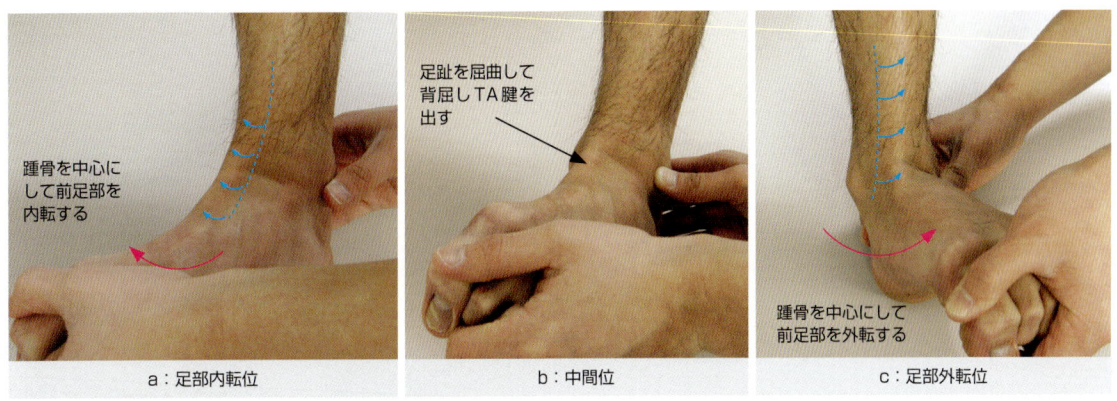

| a：足部内転位 | b：中間位 | c：足部外転位 |

[図9] 伸筋支帯に対するストレッチング技術

2　pretalar fat pad の引き出し訓練

　pretalar fat pad の引き出しは，EDL 腱の近位方向への滑走とともに行うと効果的である．その際に，TA 腱による伸筋支帯の引き上げとともに行うことが大切である．足関節を底屈位から足趾を屈曲しながら背屈運動を行い TA を十分に働かせる．その後，母趾も含めて足部を外反しながら足趾を伸展させる（図10a）．加えて，足底を接地させた状態で下腿を可能な限り前傾し，その位置で足趾の自動伸展運動を反復させる．足趾の運動とともに前方部痛は軽減することが多く，疼痛の軽減に併せてさらに下腿を前傾し背屈域を拡大する（図10b）．

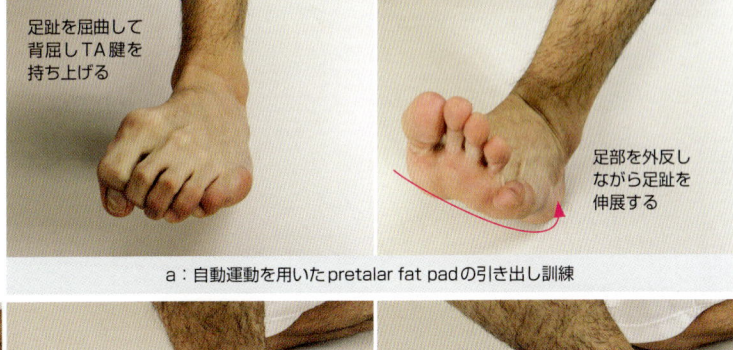

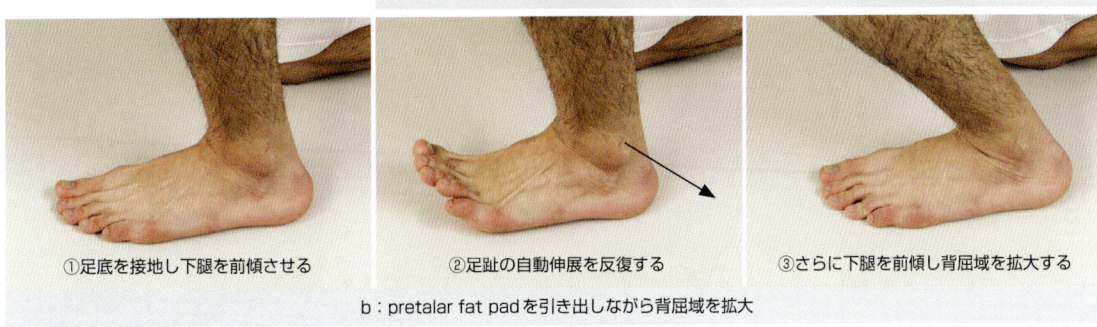

a：自動運動を用いた pretalar fat pad の引き出し訓練

①足底を接地し下腿を前傾させる　②足趾の自動伸展を反復する　③さらに下腿を前傾し背屈域を拡大する

b：pretalar fat pad を引き出しながら背屈域を拡大

[図10]　pretalar fat pad の引き出し訓練

III

超音波診断装置を用いた組織弾性の計測

1 理学療法の中での「硬さ」の評価意義とエラストグラフィ

■ なぜ，超音波診断装置で硬さを評価するのか？

　整形外科を訪れる症例の大半は疼痛を主訴としており，注射や薬の処方とならび疼痛を改善するための一手段として運動療法が施行される．しかしながら，われわれ理学療法士は疼痛そのものに直接アプローチする術を持っておらず，関節可動域や筋力といった機能的側面から疼痛の原因を追求し，アプローチしていくことになる．なかでも疼痛と関節可動域制限は密接な関係にあり，例えば，外力や機械的刺激によって疼痛が発生すると脊髄後角は興奮し，これに伴って運動神経が刺激され筋スパズムが惹起される．これが継続すると筋は阻血状態となり，疼痛や運動制限をきたし，関節拘縮に進展していくこととなる．したがって，われわれ理学療法士が運動器疾患の症例を診ううえでは，疼痛と筋スパズムあるいは関節拘縮との関係を念頭に，問診や触診とともに関節可動域，筋力などを評価していくことになる．

　理学療法士は機能解剖学的知識に基づく触診技術を駆使して，疼痛や関節可動域制限の原因を追求するために局所熱感や圧痛，硬さを評価する．いずれも欠かすことのできない重要な所見であるが，とりわけ硬さの評価に関してはあくまでも主観的なものであり，その評価結果は個々人の技量や経験などに大きく影響されてしまう．すなわち，われわれが評価結果から導き出す病態イメージは，主観的な評価結果を含めた病態推測にしか過ぎないのである．しかし，硬さという主観的評価に客観性を見出すことができれば，病態推測ではなく病態把握が可能となり，必要なアプローチが明確化するとともに，その効果を検証することも可能となる．しかも，超音波診断装置で硬さの客観的評価を行うことができれば，動態，血流，硬さといった3要素をリアルタイムに把握することが可能となり，本来，拘縮治療を得意とするはずの理学療法士にとって強力な武器になることはいうまでもない．

■ 硬さを可視化する超音波エラストグラフィおよびZONE Sonographyによる音速補正機能の利用

　硬さの客観的評価としては，超音波エラストグラフィが一般的に広く用いられるが，応用的な利用としてZONE Sonographyによる音速補正機能を用いた方法があり，以下にそれぞれの特徴を簡単に説明する．

1. 超音波エラストグラフィとは

　超音波エラストグラフィとは，組織の弾性（硬さ）を画像化したものであるが，その方法は大きく2つに分類される[1, 2]．

a.「ひずみ」から硬さを画像化するstrain imaging

　用手的圧迫（プローブの圧迫操作）などによって外部から応力を加えることで組織を変形させ，そのひずみから硬さを推定する手法であり，硬さの違いがカラーマップで表示される．また，任意の2点のひずみ比を求めることで硬さの程度を数値化することも可能であるが（図1），あくまでも相対的な硬さの指標に過ぎず，個体間での比較は困

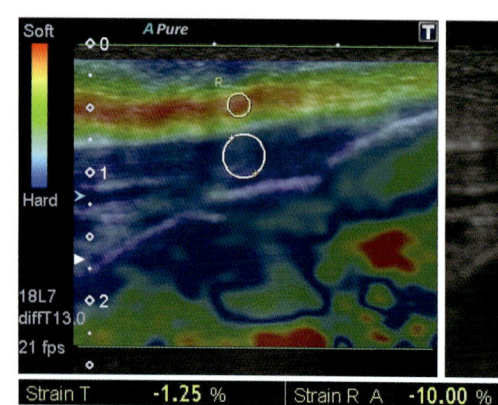

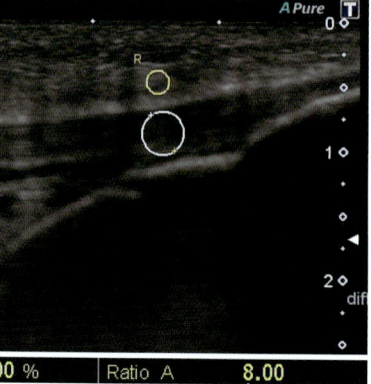

[図1] ひずみデータを基に構築されるエラストグラフィ画像
赤色：平均より大きいひずみ（柔らかい），緑色：平均的なひずみ，青色：平均より小さいひずみ（硬い）
strain ratio（ひずみ比）：任意の2ヵ所のひずみ比を数値化する．この機種ではstrain RAに対するstrain Tのひずみ比が数値化される（strain RA/strain T）．

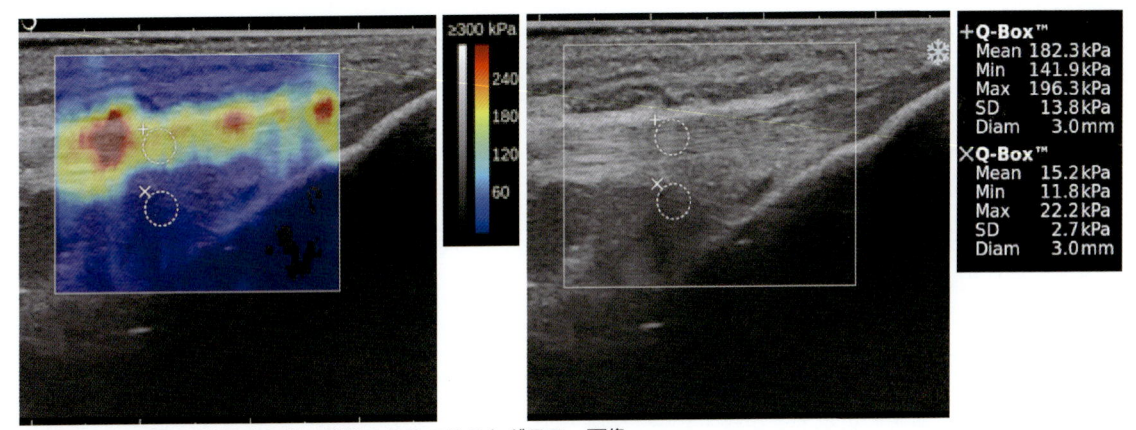

[図2] 剪断波の伝搬速度を基に構築されるエラストグラフィ画像
剪断波の伝搬速度から組織の硬さを弾性係数（ヤング率：kPa）にて算出し定量化する．ヤング率は高値を示すほど組織が硬いことを意味する．

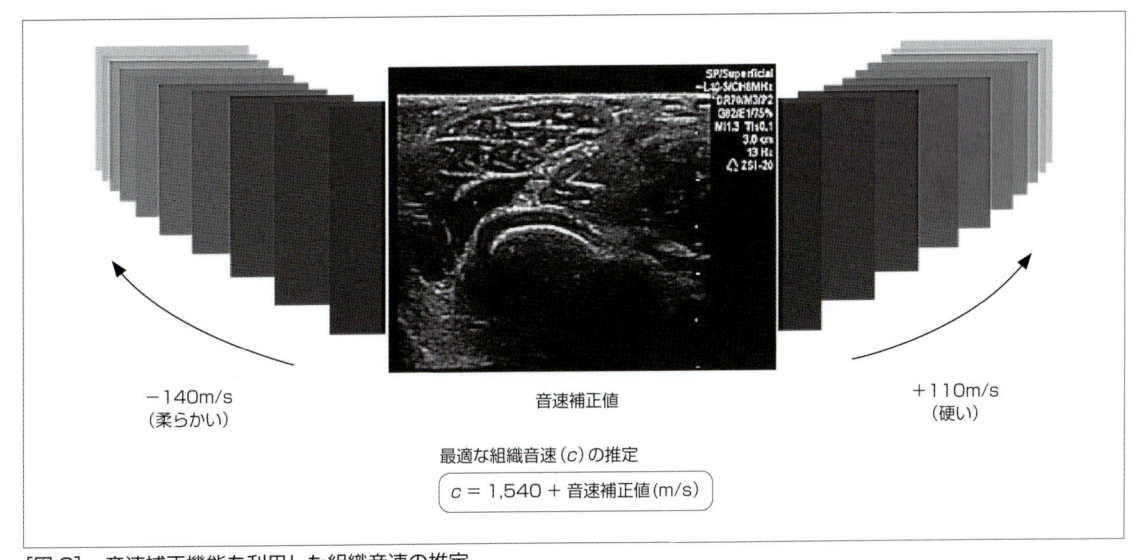

[図3] 音速補正機能を利用した組織音速の推定
ZONE Sonographyによる音速補正機能を利用することで，組織の硬さを組織音速（m/s）にて算出し定量化する．組織音速は高値を示すほど組織が硬いことを意味する．

難である．近年，この欠点を補うべく一部の機種では，硬さを実測した音響カプラを用いることで絶対的評価に向けた試みもなされているようである．

b.「剪断波の伝搬速度」から硬さを画像化する shear wave imaging

用手的圧迫を必要とせず，音響放射圧によって組織内部に剪断波（横波）を発生させ，その伝搬速度から硬さを推定する手法であり，硬さの違いがカラーマップで表示される（図2）．さらに，剪断波の伝搬速度は硬さを表すヤング率と正の相関を示すことから，本手法では組織の硬さを定量化できる点に最大の特徴がある．

2. ZONE Sonographyによる音速補正機能の利用

ZONARE Medical Systems社が開発したZONE Sonography技術による音速補正機能を利用することで対象組織の最適な音速を推定し，これを硬さの客観的指標とする方法である．ZONE Sonography技術が搭載された超音波診断装置では，1,540m/sを基本音速として−140m/sから+110m/sの音速補正機能を有する[3]．したがって，本機能を利用すれば画像を構築する際に1,400m/sから1,650m/sまでの間における最適な組織音速を推定することができ，組織音速が高値を示すほど組織が硬いことを意味する（図3）．

2　組織弾性の計測と拘縮との関連

1 投球障害肩における可動域特性と腱板の組織弾性との関連

　野球選手の投球側では上腕骨頭の後捻角が非投球側よりも増大する特徴があり，この骨性変化によって外旋可動域の拡大と内旋可動域の減少が生じ，外転位における内旋可動域は約10°低下する[4〜7]．しかし，オーバーユースなどによって後下関節上腕靱帯を含めた肩後下方組織の拘縮が生じると，外転位での内旋可動域はさらに制限され，投球障害肩に発展する危険性が指摘されている[8]．実際，Myersら[9]によると，internal impingementを認める症例において，外転位での内旋可動域制限は平均19.7°であったと述べており，肩後下方組織の拘縮が障害の発生に関与していることがわかる．しかし，一方では投球側における外転位での内旋可動域制限は棘下筋・小円筋の硬さが原因であるという報告も存在し[10]，皆川らは小円筋の組織弾性が外転位での内旋可動域に影響を及ぼすことを証明している[11]．つまり，投球障害肩で認める外転位での内旋可動域制限については，少なくとも後下関節上腕靱帯および小円筋の硬さが影響していることが窺われる．ただし，投球障害肩における可動域特性としては，外転位での内旋可動域が制限されるだけでなく，屈曲位や伸展位での内旋可動域，さらには伸展や水平内転といった可動域も著明に制限されることが明らかになっている(図4)[12]．また，腱板の組織弾性をみると，投球側においては棘下筋ならびに小円筋の硬さが有意に増した状態にある(図5)[12]．さらに，棘下筋・小円筋の特性として，外転位での内旋に比して伸展位での内旋では棘下筋が，屈曲位での内旋では小円筋が有意に緊張することがわかっている(図6)[12]．以上のようなことを踏まえると，投球障害肩では後下関節上腕靱帯および小円筋といった肩後下方組織だけでなく，棘下筋を含めた肩後上方組織にも拘縮が存在することを意味している．したがって，投球障害肩を診るうえでは外転位での内旋可動域のみならず，伸展位あるいは屈曲位へと組織の緊張を変化させながら，内旋可動域がどのように変化するかを評価することで，拘縮部位を的確に抽出していくことが可能となる．

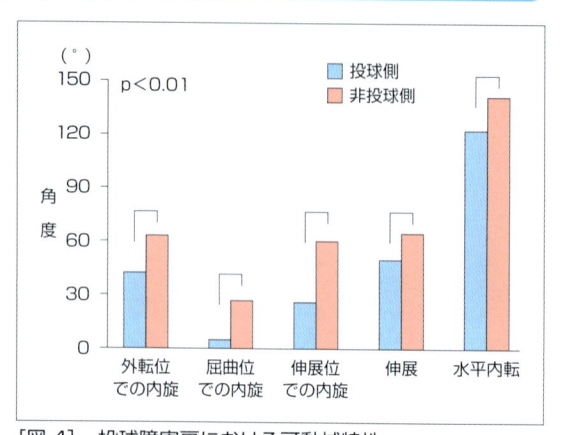

[図4]　投球障害肩における可動域特性
投球側では外転位での内旋可動域が低下するだけでなく，屈曲位や伸展位での内旋可動域ならびに伸展可動域，水平内転可動域も著明に低下する．
(文献12)より引用)

2 前胸部の柔軟性低下と小胸筋・前鋸筋の組織弾性との関連

　投球動作において肩が最大外旋位を呈するlate cocking phaseでは，胸椎の伸展や肩甲骨の後傾といった運動が伴うことにより，見かけ上の大きな外旋角度を得ている[13]．しかし，投球障害肩では先述したような肩後下方および後上方組織の拘縮をはじめ，肩甲骨の位置異常(図7)[14]や前胸部の柔軟性低下(図8)[15]を認めることが多い．これらによってlate cocking phaseにおける胸椎や肩甲骨の運動が阻害されると，代償的に肩甲上腕関節では過外旋ストレスが生じ，疼痛を発現させる一因となる[16,17]．したがって，投球障害肩に対する運動療法ではこれらの機能改善が重要となるが[18]，肩甲骨の位置異常や前胸部の柔軟性低下はいったい何が原因で生じるのだろうか？　投球側の肩甲骨が外転・下方回旋・前傾位を呈する肩甲骨の位置異常については，小胸筋の硬さや僧帽筋下部線維の筋力低下がその原因とされている[10]．一方，前胸部の柔軟性については，胸郭の可動性や胸鎖関節，肩鎖関節および肩甲胸郭関節の可動性などを包含するため，その柔軟性低下の原因は多様かつ複雑である．しかし，これまでの研究において少なくとも，小胸筋・前鋸筋上部線維の組織弾性が前胸部の柔軟性に相関することが証明されており(図9)[19,20]，前胸部の柔軟性低下に関与す

[図5] 投球障害肩における腱板の組織弾性
自然下垂位における腱板の組織弾性としては，非投球側に比して投球側の棘下筋・小円筋で有意に高値(硬い状態)を示す．
n.s.：有意差なし

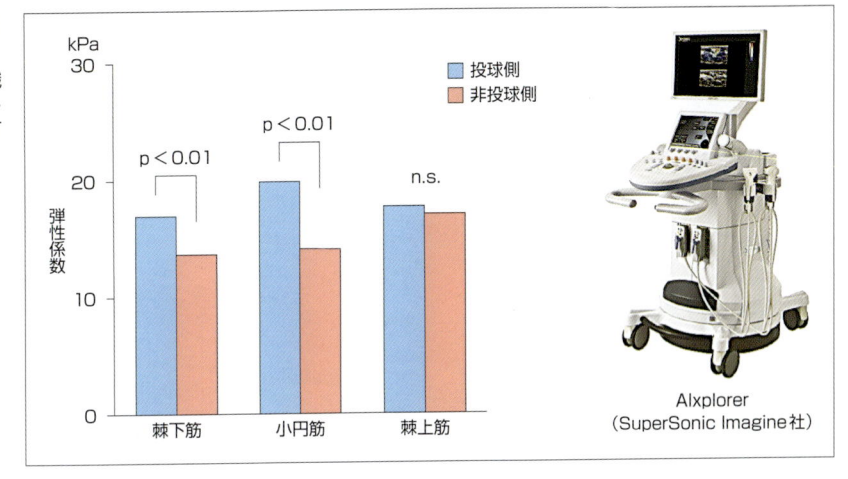

[図6] 肢位による棘下筋，小円筋の弾性特性
外転内旋における棘下筋，小円筋それぞれの弾性係数を基準としたDunnett法による多重比較．弾性係数の比率が1より大きくなるほど，組織が緊張して硬くなっていることを意味する．

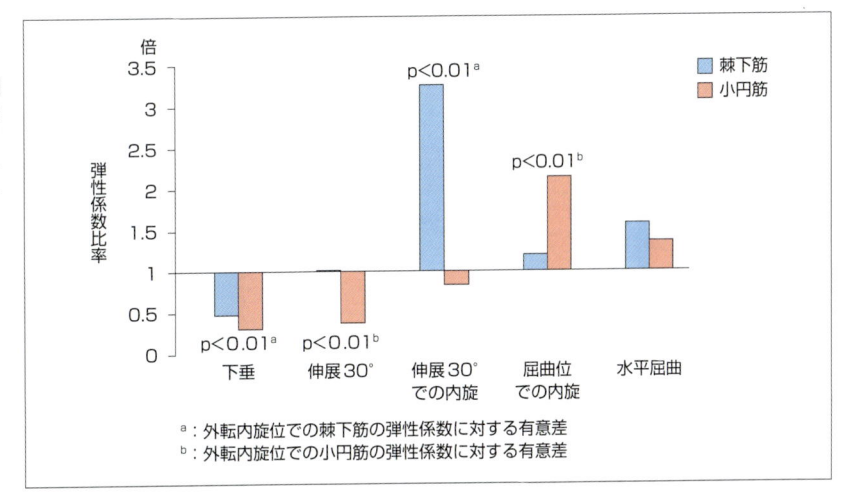

a：外転内旋位での棘下筋の弾性係数に対する有意差
b：外転内旋位での小円筋の弾性係数に対する有意差

[図7] 肩甲骨の位置異常
投球側では非投球側の肩甲骨に比して外転・下方回旋・前傾位を呈することが多い．

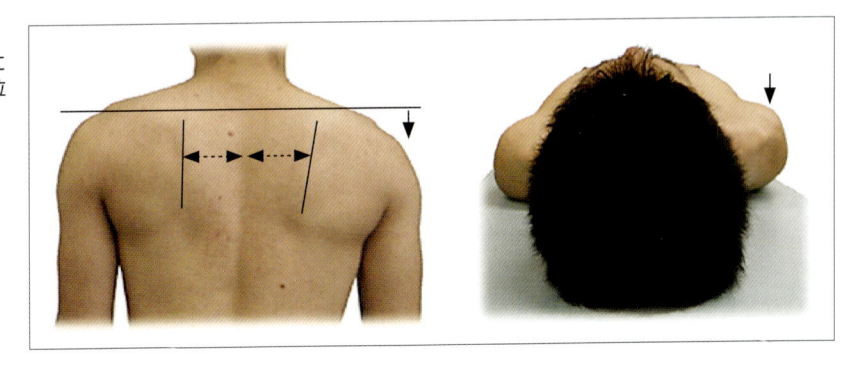

[図8] 前胸部の柔軟性低下
投球側では非投球側に比して肩峰角と床間距離が高値を示すことが多い．

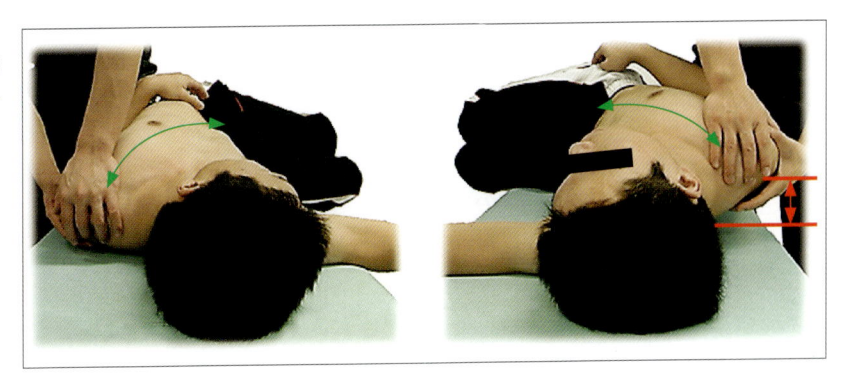

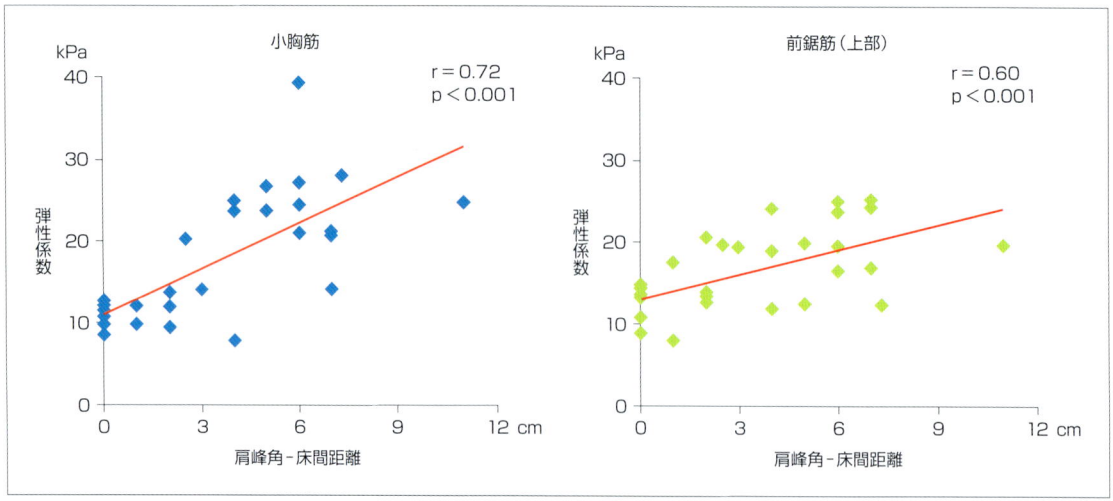

[図9] 前胸部の柔軟性と小胸筋・前鋸筋（上部）における組織弾性との関係
前胸部の柔軟性と小胸筋・前鋸筋（上部）における組織弾性との間には有意な正の相関を認める．
（文献19，20）より引用）

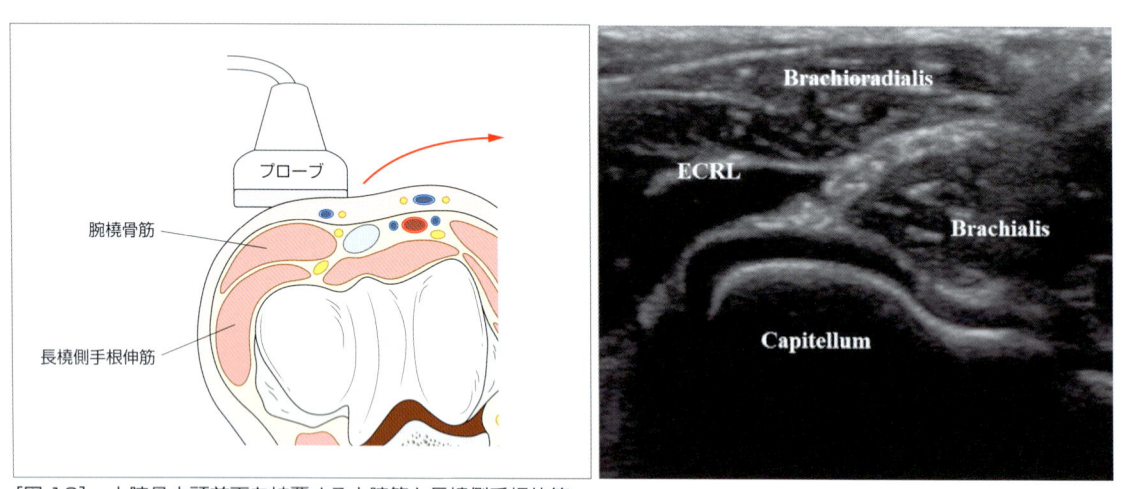

[図10] 上腕骨小頭前面を被覆する上腕筋と長橈側手根伸筋
上腕筋と長橈側手根伸筋の被覆割合に多少の相違があるものの，約90％の症例において長橈側手根伸筋が上腕骨小頭の前面を走行する．
brachialis：上腕筋，brachioradialis：腕橈骨筋，capitellum：上腕骨小頭，ECRL：長橈側手根伸筋

る一因として注目すべき組織である．また，前胸部の柔軟性と肩甲骨の位置関係については相互に関連しており[21]，肩甲骨の外転・下方回旋・前傾に作用する小胸筋[22]や肩甲骨の前傾に作用する前鋸筋上部線維[23]の硬さが前胸部の柔軟性低下のみならず，肩甲骨の位置異常にも関与していることが十分考えられる．すなわち，投球障害肩においては，小胸筋・前鋸筋上部線維の硬さに伴う前胸部の柔軟性低下や肩甲骨の位置異常によって，late cocking phaseで要求される胸椎の伸展や肩甲骨の後傾が阻害され疼痛が出現している可能性があり，投球障害肩を診るうえでの重要なポイントの一つである．

なお，本項では投球障害肩を例にして前胸部の柔軟性低下と小胸筋・前鋸筋上部線維の組織弾性との関連性を述べたが，日常診療でよく遭遇する拘縮肩や胸郭出口症候群などにおいても肩甲骨の位置異常とともに前胸部の柔軟性低下を認めることが多いため，同様の配慮が必要である．

3 肘関節伸展制限と組織弾性との関連

肘関節の伸展制限については上腕筋が主因と考えられており[24,25]，最終伸展域における上腕筋のエコー動態から肘関節屈曲拘縮に対する運動療法

のポイントも報告されている[26]．

しかし，上腕筋に十分なアプローチを行ったにもかかわらず，肘関節伸展制限が残存する症例も少なからず存在することから，肘関節伸展制限では別の要因も考慮する必要がある．特に上腕骨小頭の前面においては，上腕筋と長橈側手根伸筋が上腕骨小頭を被覆するように走行しており[27]（図10），肘関節屈曲拘縮が残存する症例では，肘関節伸展に伴う長橈側手根伸筋のエコー動態が正常とは異なることが報告されている[28]．我々が上腕骨小頭離断性骨軟骨炎の症例に対して，肘関節屈曲拘縮の有無で長橈側手根伸筋の組織弾性を比較した結果では，肘関節屈曲拘縮を伴う群において長橈側手根伸筋が有意に硬くなっていることが証明されている（図11）[29]．つまり，肘関節の伸展制限因子を考えていくうえでは，上腕筋はもとより腕橈関節の運動に関与する長橈側手根伸筋にも注意を払う必要がある．

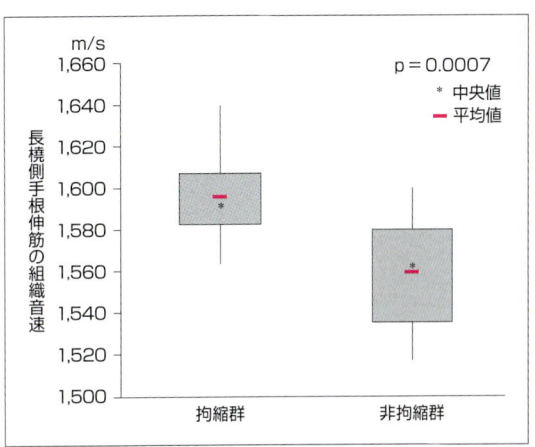

[図11] 肘関節屈曲拘縮の有無によるECRLの組織音速の差異
肘関節の屈曲拘縮を認める群ではECRLの組織音速が高値（硬い状態）を示す．
（文献29）より引用）

4 肘関節屈曲制限と組織弾性との関連

軟部組織性の屈曲制限は主に屈伸軸の伸側にある軟部組織が伸張できないことで生じる．屈伸軸は上腕骨小頭の中心と上腕骨滑車の中心を結ぶ線であり[30]，その伸側の軟部組織は上腕三頭筋が大部分を占める（図12）．上腕三頭筋の中でも内側頭は他の二頭よりも深層に位置し，上腕骨の遠位で内外側に広がっている．また，上腕三頭筋内側頭（以下，内側頭）の深層を近位に引くと，連結する後方関節包が引き出され緊張する構造になっている[31]．上腕三頭筋の中でも深層に存在する内側頭の短縮は屈曲を制限する要素として重要である．上腕三頭筋の停止腱の形状は，近位から遠位へ徐々に大きくなり，内・外側の筋線維が広範囲に停止する（図12b）[32]．内側頭は屈曲運動に伴い長軸方向だけでなく内外側にも広がり，内・外側上顆稜よりも前方に移動する[33]．この屈曲時の正常な動態の獲得が拘縮を改善させる上で重要である．

ここでは，上腕三頭筋の伸張に伴う組織弾性の変化と屈曲可動域とが関連するのか否かを判断すべく，他動的屈曲運動に伴う上腕三頭筋の組織弾性を，SuperSonic Imagine社製超音波診断装置AIXPLORER Multi WaveのShearWave™ Elastography機能を用いて検討した結果を供覧する．肩関節90°屈曲位，前腕回内外中間位から屈曲45°，90°，135°，完全屈曲位とした際の上腕三頭筋の弾性を計測した．プローブの遠位を外側上顆に合わせ，後方より長軸走査し，肘頭窩のすぐ近

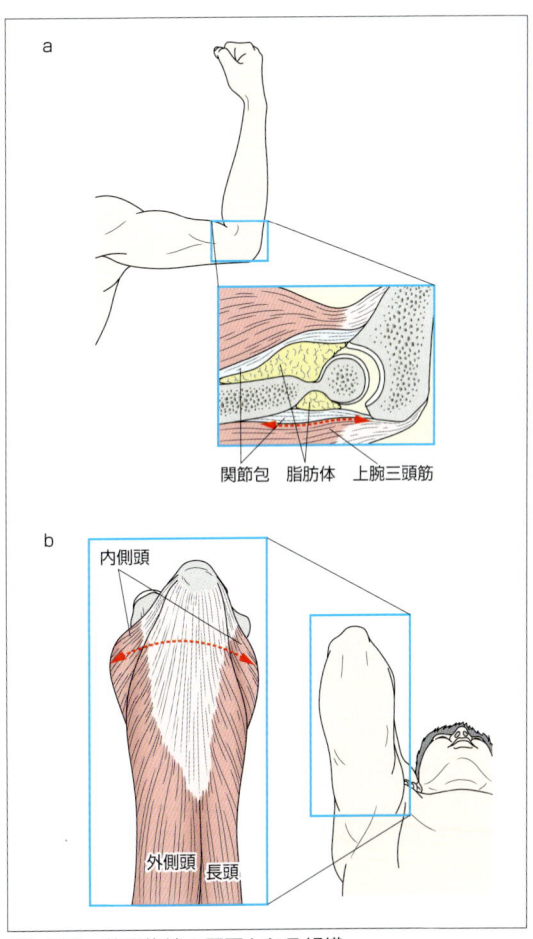

[図12] 伸展拘縮の原因となる組織
a：屈伸軸の後方には上腕三頭筋と後方関節包が存在する．
b：上腕三頭筋内側頭は屈曲運動に伴い内外側に広がり，内・外側上顆稜よりも前方に移動する．
（aは中村耕三監訳：運動器臨床解剖アトラス，医学書院，東京，90，2013より引用改変）
（bは文献32）より引用改変）

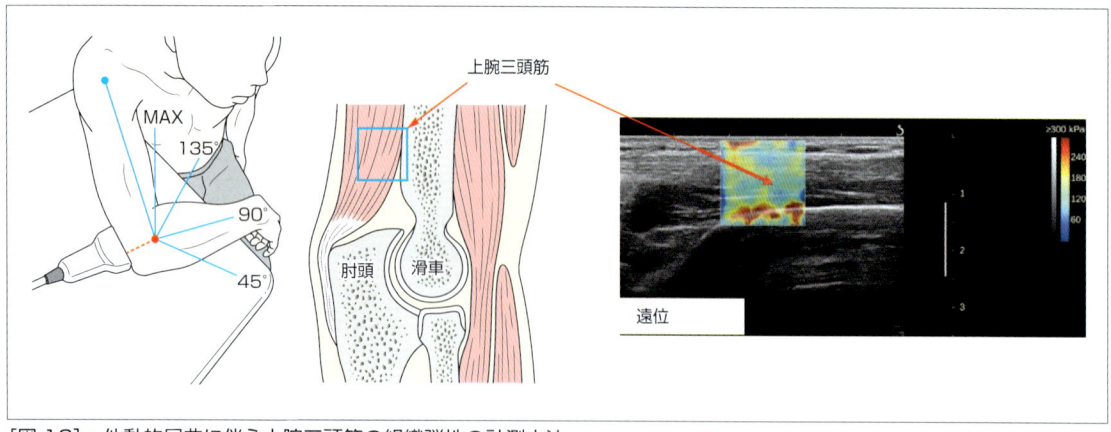

[図13] 他動的屈曲に伴う上腕三頭筋の組織弾性の計測方法

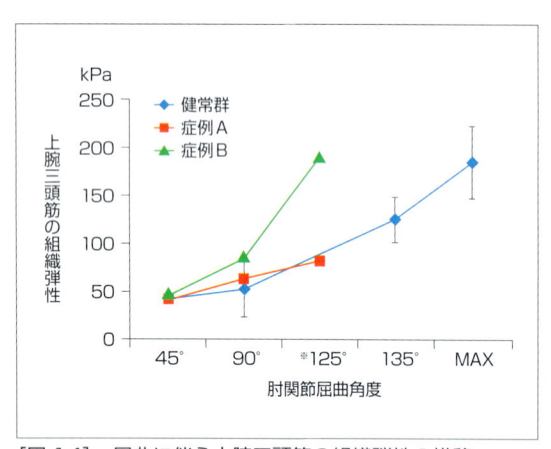

[図14] 屈曲に伴う上腕三頭筋の組織弾性の推移
＊125°は伸展拘縮症例AとBの最大屈曲角度．
健常群，骨性に制限されている症例Aと軟部組織性に制限されている症例Bの組織弾性の推移は異なるのがわかる．最終域での組織弾性をみると，症例Aでは健常群と同等の柔らかさである．症例Bでは非常に硬くなっていることがわかる．

位部で上腕三頭筋の幅を計測範囲とした(図13)．
　① 健常群，② 骨性に屈曲制限が認められる症例A，③ 軟部組織性に屈曲制限が認められる術後1ヵ月の症例B，各々の上腕三頭筋の組織弾性を示す(図14)．症例AとBの屈曲可動域はともに125°である．健常群では肘関節の屈曲角度が増すにつれてその組織弾性は漸増するのがわかる．骨性の制限を認める症例Aでは最大屈曲位(125°)においても上腕三頭筋の組織弾性は健常例と同等に柔らかいことがわかる．これに対して，軟部組織性の制限を認める症例Bでは，最終屈曲域(125°)で急激に組織弾性が高くなる様子がわかる．
　このように可動域制限の角度は同じでも，伸張に伴う組織弾性の変化をエラストグラフィを用いることで，運動療法の中での治療対象を明確化することができる．

5 テニス肘と外側側副靱帯の組織弾性との関連

　テニス肘の超音波観察は，外側上顆と橈骨頭とを描出した共同腱を，長軸走査で評価することが多い．ECRB腱はEDCの深層に位置し，正常では線状高エコー像のfibrillar patternを示す(図15)．ECRB起始部は腱組織であり[34]，周囲のEDCおよびECRLよりも高エコー像を呈するのが特徴である．ECRBの損傷像は高エコーを示す腱実質の一部に低エコー域が確認でき，fibrillar patternが消失する[35](図16，赤矢印)．外側上顆付近の石灰化(図16，黄矢印)を認めるケースもあるが，患者が訴えている疼痛部位が異なることもあり，臨床ではエコー所見と疼痛部位とのマッチングに注意したい．
　次に，長軸走査における動態評価を行う．前腕回内運動時に橈骨頭は，輪状靱帯を含めた外側側副靱帯複合体(LCL complex)を外側表層に持ち上げる動態が認められる(図17a，矢印)．外側上顆炎の症例の中には，LCL complexの硬さが原因で橈骨頭が持ち上がらず，深部に押し込まれているのが観察される(図17b)．テニス肘の患者にはわずかな回内制限を認めることが多く，外側側副靱帯や輪状靱帯の硬さもその原因の一つと考えている．
　輪状靱帯における硬さの評価は，動態観察だけでなく組織弾性を計測することでも可能である．テニス肘と診断された10名10肘の輪状靱帯の弾

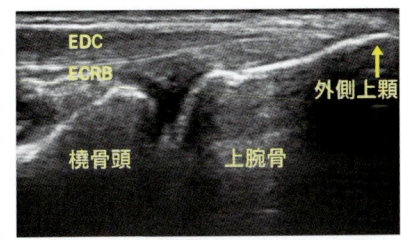

[図15] 健常人の腕橈関節と共同腱の長軸像

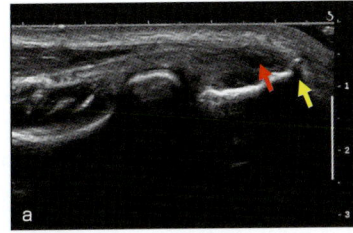

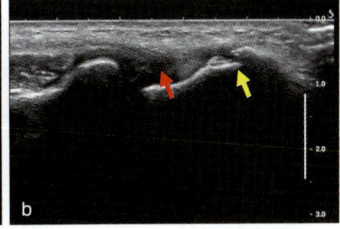

[図16] 外側上顆炎患者2名のエコー像
ECRB 腱実質の一部が低エコー像を示し（赤矢印），fibrillar pattern が消失する．黄矢印に石灰化を認める．
a：外側上顆のすぐ遠位で低エコーが認められる．
b：外側上顆部ではなく橈骨頭の近位で低エコーが認められる．

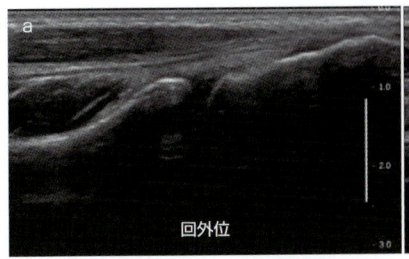

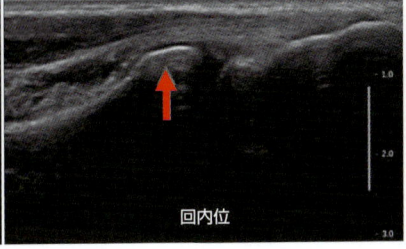

[図17] 回内運動による橈骨頭の動態
a：正常では前腕回内時に橈骨頭が輪状靱帯を含めた LCL complex を外側表層に持ち上げる動態が認められる．
b：テニス肘の症例では橈骨頭が持ち上がらず，LCL complex の硬さが示唆される．
※骨の突出している部位では超音波ゲルを大量に使用するか，bのようにゲルパッドを使用すると描出しやすい．

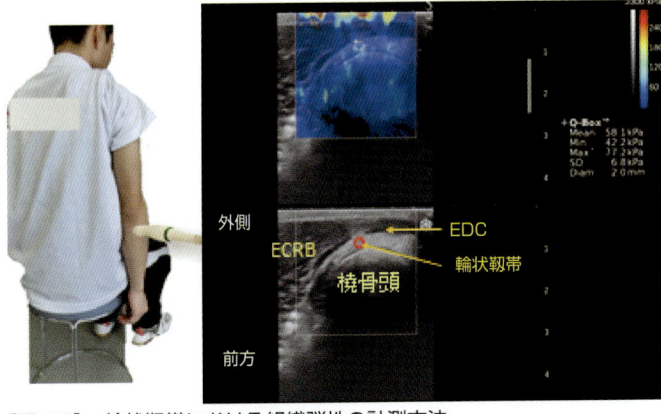

[図18] 輪状靱帯における組織弾性の計測方法
橈骨頭の短軸像を描出し，総指伸筋（EDC）と短橈側手根伸筋（ECRB）の境界部における輪状靱帯の弾性を計測した．

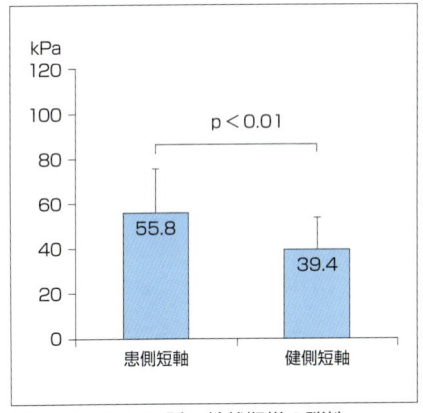

[図19] テニス肘の輪状靱帯の弾性

性を，SuperSonic Imagine 社製超音波診断装置 AIXPLORER Multi Wave の ShearWave™ Elastography 機能を用いて検討してみた．計測肢位は，座位にて脱力し，肘関節伸展・前腕回内外中間位とし総指伸筋（EDC）と短橈側手根伸筋（ECRB）の境界部の弾性を計測した（図18）．テニス肘の輪状靱帯は，健側のそれと比較して有意に硬かった（図19）．つまり，テニス肘症例で回内制限を認める場合には，輪状靱帯周辺の組織変性に伴う硬さが存在しており，一般に認識されている traction force だけでなく，橈骨頭と LCL complex との間の compression force も疼

痛と関連している可能性がある．このように，硬さが実測できるエラストグラフィは，可動域制限と疼痛との関連を解き明かすツールとしても期待される．

6 膝前部痛と周辺組織の組織弾性との関連

膝前部痛とは，階段昇降時やスポーツ動作時に膝の前面部に疼痛を訴えるものの，X線所見や臨床所見などの特記すべき所見がなく，原因不明の疼痛の総称とされている[36〜38]．この原因として，膝蓋骨の骨内圧の上昇，外側支帯における末梢神経の神経腫様変化，外側膝蓋面のOA変化など，種々の原因が報告されている．その中で，外側膝蓋支帯の切離により症状の軽快が得られる事実から，外側支持組織の硬さと膝前部痛との関連性が推測される．また，膝関節内組織の中で最も疼痛を感知しやすい組織が，膝蓋下脂肪体（infrapatellar fat pad：IFP）であったとする報告[39]からも，膝前部痛とIFPとの関連も同時に考えられる[40〜42]．

近年のIFPに関する報告の中で，IFPの過度な内圧上昇が膝前部痛を引き起こしているとするもの[41]や，終末伸展運動時にIFPは，内外側膝蓋支帯の深部の間隙を後方・近位へと移動するとの報告があり，特に外側でその移動量が大きいことがわかっている[43]．したがって，外側支持組織に存在する局所的な硬さの存在は，運動時のIFPの機能的変形を阻害し，膝前部痛が生じる一要因と考えている．外側膝蓋支帯には一般に外側広筋からの線維連絡が知られているが，その深部では中間広筋からの線維との連結も認めており，膝前部痛に関連する重要な組織として中間広筋も忘れてはならない組織の一つである．

ここで，成長期における膝関節前部痛の代表例である，Osgood-Schlatter病や有痛性分裂膝蓋骨についての検討を紹介する．Osgood-Schlatter病では大腿直筋の硬さが，有痛性分裂膝蓋骨では腸脛靱帯の過緊張と外側広筋の硬さとが症状発現に強く関与することが報告されており[44,45]，実際にこれらの組織の柔軟性が改善されると，多くの症例で疼痛が消失する．しかしながら，前述した組織の柔軟性が改善したにもかかわらず，しゃがみ込み動作時に膝前部痛が残存する症例も散見される．このしゃがみ込み動作時に生じる膝前部痛

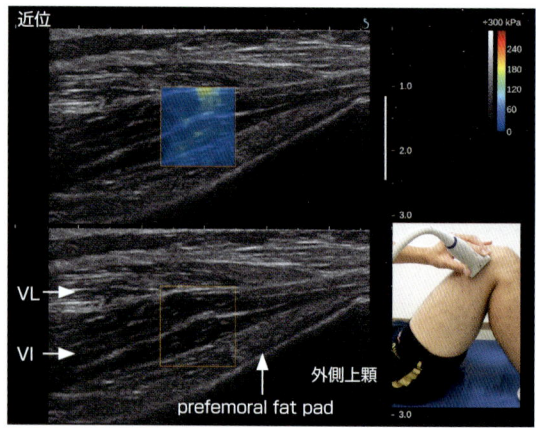

[図20] 中間広筋の組織弾性の計測
計測は，背臥位にて膝関節120°屈曲位で行い，エコー走査は外側上顆を指標として大腿骨の長軸像を描出した．

症例を対象に外側広筋の深層に位置する中間広筋の硬さ（図20）について，SuperSonic Imagine社製超音波診断装置AIXPLORER MultiWaveのShearWave™ Elastography機能を用いて検討してみた．すると，しゃがみ込み動作にて膝前部痛を訴える症例の中間広筋は，健側の中間広筋や疼痛が消失した群の中間広筋に比べて有意に硬いという結果が得られた（図21）．運動療法によりしゃがみ込み動作時痛が消失した時点で，再度組織弾性を計測してみると，中間広筋の柔軟性が改善されており（図22），しゃがみ込み動作時痛と中間広筋の硬さとの関連性が窺われるところである．

次に，同じ症例を対象にIFPの組織弾性を膝関節の屈曲角度を変えて計測し，前述した3群で比較してみた（図23）．膝関節0°と120°屈曲位では3群間で有意な差はみられなかったが，最大屈曲位とすると，しゃがみ込み動作時痛を有する群では，他の2群に比べ有意にIFPが硬いという結果が得られた（図24）．この結果は，IFPの変性により硬さが変化するというよりも，膝の屈曲角度に依存して硬さが変化すると考えられる．つまり，中間広筋をはじめとする関節外組織の緊張とIFPの硬さとが関連することを示しており，膝周辺組織，特に外側支持組織に対する拘縮治療が，IFP由来の疼痛を軽減する可能性があることを示している．

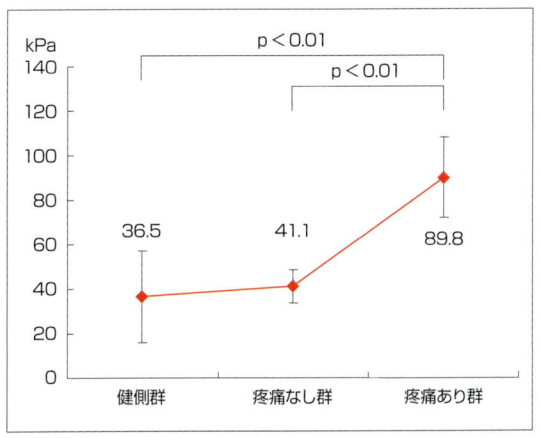

[図21] 中間広筋の組織弾性

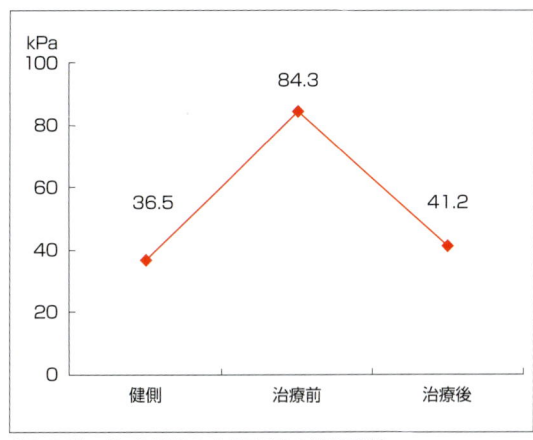

[図22] 治療前後の中間広筋の組織弾性

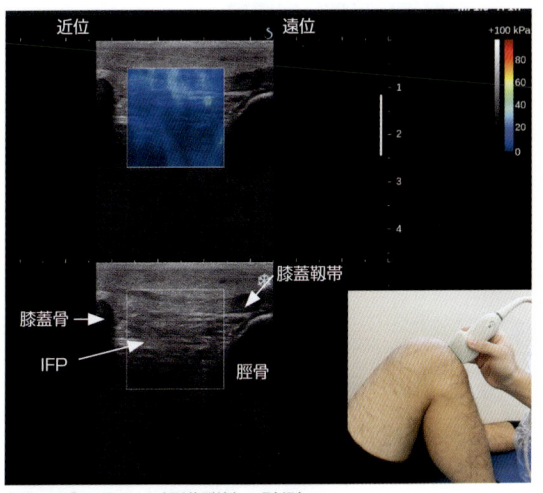

[図23] IFPの組織弾性の計測
計測肢位を膝関節0°，120°，最大屈曲位とし，膝蓋靱帯の深層に位置するIFPの組織弾性を計測した．

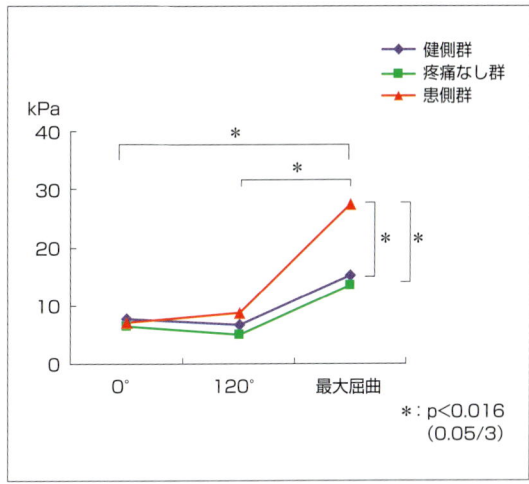

[図24] 屈曲角度の違いによるIFPの組織弾性の変化

文 献

I 総論 関節拘縮を超音波で観るとは？

1）皆川洋至：超音波でわかる運動器疾患　診断のテクニック，メジカルビュー社，東京，12-20，2010
2）筋骨格画像研究会編集：超音波による骨・筋・関節の観察，南山堂，2-20，2016
3）Jacobson JA：運動器の超音波診断，別府諸兄ほか監訳，ナップ，東京，1-38，2010
4）日本整形外科超音波研究会編集：整形外科超音波診断アトラス，第2版，南江堂，東京，20-34，2006
5）日本超音波骨軟組織学会編集：入門　運動器の超音波観察法，医歯薬出版，東京，21-24，2008

II 各関節の超音波観察と拘縮との関連

1 肩関節

1 烏口上腕靱帯の超音波観察と拘縮との関連

1）林　典雄：運動療法のための機能解剖学的触診技術 上肢，第2版，メジカルビュー社，東京，116-119，2011
2）Clark JM, et al：Tendon, ligament, and capsule of the rotator cuff. J Bone Joint Surg Am 74：713-725, 1992
3）Douglas T, et al：The role of the rotator interval capsule in passive motion and stability of the shoulder. J Bone Joint Surg Am 74：53-66, 1992
4）Bernhard J, et al：Anatomy and functional aspects of the rotator interval. J Shoulder Elbow Surg 9：336-341, 2000

2 棘下筋の超音波観察と拘縮との関連

1）林　典雄：運動療法のための機能解剖学的触診技術 上肢，第2版，メジカルビュー社，東京，172-176，2011
2）Mochizuki, T et al：Humeral insertion of the supraspinatus and infraspinatus. New anatomical findings regarding the footprint of the rotator cuff. J Bone Joint Surg Am 90：962-969, 2008
3）望月智之ほか：棘下筋腱の肉眼解剖および組織学的研究—deramination の発生部位の検討—．肩関節 32：497-500，2008
4）林　典雄ほか：棘下筋と棘下筋下脂肪体の超音波観察からみた拘縮肩の一考察．肩関節 37：98，2012
5）福吉正樹ほか：肩甲上腕関節の拘縮からみた肩関節インピンジメント症候群に対する運動療法—その評価と治療のコツ—．臨スポーツ医 30：467-472，2013

3 棘下筋下の脂肪組織の超音波観察と拘縮との関連

1）林　典雄ほか：棘下筋と棘下筋下脂肪体の超音波観察からみた拘縮肩の一考察．肩関節 37：98，2012
2）福吉正樹ほか：肩甲上腕関節の拘縮からみた肩関節インピンジメント症候群に対する運動療法—その評価と治療のコツ—．臨スポーツ医 30：467-472，2013
3）Manaster BJ, et al：Diagnostic and Surgical Imaging Anatomy—Musculoskeletal—, Amirsys, Salt Lake City, 2006

4 烏口肩峰靱帯の超音波観察と拘縮との関連

1）林　典雄：運動療法のための機能解剖学的触診技術 上肢，第2版，メジカルビュー社，東京，108-111，2011
2）皆川洋至：肩インピンジメント症候群を理解するためのマクロ解剖と超音波解剖．臨スポーツ医 30：409-415，2013
3）後藤英之：超音波画像診療の実際　投球障害肩．臨スポーツ医 28：941-947，2011
4）林　典雄：五十肩における疼痛の解釈と運動療法．関節外科 30：1226-1232，2011

5 大円筋ならびに広背筋の超音波観察と拘縮との関連

1）林　典雄：運動療法のための機能解剖学的触診技術 上肢，第2版，メジカルビュー社，東京，192-197，2011
2）森　於菟ほか：分担解剖学 1，第11版，金原出版，東京，265，334，1982

6 小円筋の超音波観察と拘縮との関連

1）林　典雄：運動療法のための機能解剖学的触診技術 上肢，第2版，メジカルビュー社，東京，177-181，2011
2）八木茂典ほか：腱板機能からみた肩関節インピンジメント症候群に対する運動療法—その評価と治療のコツ—．臨スポーツ医 30：449-454，2013
3）林　典雄：後方腱板（棘下筋・小円筋）と肩関節包の結合様式について．理学療法学 23：522-527，1996

II 肘関節

1 上腕筋の超音波観察と拘縮との関連

1）林　典雄：運動療法のための機能解剖学的触診技術 上肢，第2版，メジカルビュー社，東京，231-235，2011
2）林　典雄：運動器超音波解剖の関節拘縮治療への展開．理学療法学 37：645-649，2010
3）Hayashi N, et al：Dynamic motion of brachialis muscle in terminal extension of the elbow joint—Examination of the ultrasonography—. 10th International Congress of the Asian Confederation for Physical Therapy Program & Abstract, 148, 2008
4）Leonello DT, et al：Brachialis muscle anatomy a study in cadavers. J Bone Joint Surg Am 89：1293-1297, 2007

2 上腕三頭筋の超音波観察と拘縮との関連

1）林　典雄：運動療法のための機能解剖学的触診技術 上肢，第2版，メジカルビュー社，東京，240-247，2011
2）林　典雄：運動器超音波解剖の関節拘縮治療への展開．理学療法学 37：645-649，2010
3）伊藤恵康：肘関節外科の実際　私のアプローチ，南江堂，東京，293-297，2011

3 長橈側手根伸筋の超音波観察と拘縮との関連

1) 林　典雄：運動療法のための機能解剖学的触診技術 上肢，第2版，メジカルビュー社，東京，273-279，2011
2) 林　典雄ほか：上腕骨小頭周辺の超音波解剖よりみた肘関節屈曲拘縮の要因について．日整超研誌 21：30-35，2009
3) 永井教夫ほか：上腕骨小頭前面軟部組織のエコー動態からみた肘伸展制限因子の一考察．日整超研誌 22：51-55，2010

4 肘関節後方脂肪体の超音波観察と拘縮との関連

1) 林　典雄：運動療法のための機能解剖学的触診技術 上肢，第2版，メジカルビュー社，東京，52-56，2011
2) 林　典雄：運動器超音波解剖より見た拘縮治療のヒント．運動・物理療法 23：25-33，2012

III 前腕，手

1 回内運動における橈骨輪状靱帯の超音波観察と拘縮との関連

1) 林　典雄：運動療法のための機能解剖学的触診技術 上肢，第2版，メジカルビュー社，東京，145-148，2011
2) 林　典雄ほか：運動器超音波解剖よりみた拘縮治療のヒント．運動・物理療法 23：25-33，2012
3) 林　典雄ほか：橈骨輪状靱帯の超音波動態観察よりみた前腕回内制限に関する一考察．日整超研誌 21：24-29，2009

2 回外運動における前腕骨間膜の超音波観察と拘縮との関連

1) 中村俊康ほか：MR画像による前腕回内外運動の生体力学的検討―前腕骨間膜横断面の回内外時の形状変化について―．日整会誌 68：14-25，1994
2) 青木光広ほか：前腕の回内・回外拘縮に関する研究―骨間膜の役割について―．日手会誌 2：46-49，1985
3) 藤田正樹：前腕骨間膜の解剖学的検討．日整会誌 69：938-950，1995

3 回外運動における尺骨頭の超音波観察と拘縮との関連

1) 林　典雄ほか：尺骨遠位部の超音波動態観察よりみた前腕回外制限に関する一考察．日整超研誌 22：34-41，2010
2) 石川淳一ほか：遠位橈尺関節の運動解析―正常例と橈骨遠位端変形治癒例の比較検討―．日手会誌 11：838-845，1985

4 月状骨と舟状骨の超音波観察と拘縮との関連

1) 林　典雄：運動療法のための機能解剖学的触診技術 上肢，第2版，メジカルビュー社，東京，85-92，2011

5 MP関節側副靱帯の超音波観察と拘縮との関連

1) 笠野由布子ほか：中手指節間関節操作による側副靱帯長の変化－超音波画像診断装置を用いた観察．第48回日本理学療法学術大会口演，2013
2) 薄井正道：拘縮手のリハビリテーション．日手会誌 5：1075-1086，1989

IV 股関節

1 腸腰筋，恥骨筋の超音波観察と拘縮との関連

1) 林　典雄：運動療法のための機能解剖学的触診技術 下肢，第2版，メジカルビュー社，東京，290-295，2011
2) 皆川洋至：超音波でわかる運動器疾患　診断のテクニック，メジカルビュー社，東京，104-109，2010

2 腸脛靱帯関連組織の超音波観察と拘縮との関連

1) 林　典雄：運動療法のための機能解剖学的触診技術 下肢，第2版，メジカルビュー社，東京，113-117，2011
2) 林　典雄ほか編：関節機能解剖学に基づく整形外科運動療法ナビゲーション，メジカルビュー社，東京，104-109，2008
3) Manaster BJ, et al：Diagnostic and Surgical Imaging Anatomy—Musculoskeletal—, Amirsys, Salt Lake City, 160-162, 2006

V 膝関節

1 膝蓋上包周辺組織の超音波観察と拘縮との関連

1) 林　典雄：運動療法のための機能解剖学的触診技術 下肢，第2版，メジカルビュー社，東京，191-203，2011
2) 林　優ほか：膝蓋骨開放骨折後の拘縮に対し超音波観察が有効であった症例～prefemoral fat padに注目して～．整形リハ会誌 13：87-90，2010
3) 千葉由華ほか：長期固定期間を要した膝蓋骨骨折の一例．整外リハ会誌 14：115-118，2011

2 内側膝蓋支帯の超音波観察と拘縮との関連

1) 林　典雄：運動療法のための機能解剖学的触診技術 下肢，第2版，メジカルビュー社，東京，102-107，2011
2) 野村栄貴ほか：膝関節内側膝蓋大腿靱帯の length pattern とその機能について．中部整災誌 34：1891-1892，1991
3) 林　典雄：膝関節伸展機構の機能解剖と膝関節拘縮治療への展開．愛知県理学療法士会誌 16(3)：8-16，2004

3 外側膝蓋支帯の超音波観察と拘縮との関連

1) 林　典雄：運動療法のための機能解剖学的触診技術 下肢，第2版，メジカルビュー社，東京，102-107，2011
2) 整形外科リハビリテーション学会編集：関節機能解剖学に基づく整形外科運動療法ナビゲーション下肢・体幹，メジカルビュー社，東京，60-63，2008

3）林　典雄：膝関節伸展機構の機能解剖と膝関節拘縮治療への展開．愛知県理学療法士会誌 16（3）：8-16，2004
4）Merican AM, et al：Anatomy of the rateral retinaculum of the knee. J Bone Joint Surg Br 90：527-534, 2008

4　膝蓋下脂肪体の超音波観察と拘縮との関連

1）林　典雄：運動療法のための機能解剖学的触診技術 下肢，第2版，メジカルビュー社，東京，102-107，2011
2）整形外科リハビリテーション学会編集：関節機能解剖学に基づく整形外科運動療法ナビゲーション下肢・体幹，メジカルビュー社，東京，100-103，2008
3）林　典雄：膝関節伸展機構の機能解剖と膝関節拘縮治療への展開．愛知県理学療法士会誌 16（3）：8-16，2004
4）林　典雄：膝関節疾患における超音波診断装置の臨床応用．理学療法学 40（suppl 3）：37，2013
5）猪田茂雄ほか：膝蓋下脂肪体および膝蓋支帯の機能解剖と拘縮に対する評価・治療．整外リハ会誌 14：52-55，2011

VI　足関節

1　アキレス腱深部の超音波観察と拘縮との関連

1）林　典雄：運動療法のための機能解剖学的触診技術 下肢，第2版，メジカルビュー社，東京，236-240，2011
2）Theobald P, et al：The functional anatomy of Kager's fat pad in relation to retrocalcaneal probilems and other hindfoot disorder. J Anat 208：91-97, 2006
3）Ghazzawi A, et al：Quantifying the motion Kager's fat pad. J Orthop Res 27：1457-1460, 2009
4）Ly JQ, et al：Anatomy of and abnormalities associated with Kager's fat pad. AJR Am J Roentgenol 182：147-154, 2004

2　長母趾屈筋の超音波観察と拘縮との関連

1）林　典雄：運動療法のための機能解剖学的触診技術 下肢，第2版，メジカルビュー社，東京，247-253，2011
2）中宿伸哉：足関節における可動域改善の考え方とその方法．Sportsmedicine 133：32-39，2011
3）川島帝都夫ほか：足の指の屈筋腱の構成．日本医誌 19：2545-2556，1960
4）前田昌己ほか：長母趾屈筋腱機能不全による足趾伸展制限．整形外科 38：2016-2022，1987
5）米田岳史ほか：長母趾屈筋の機能障害による槌趾変形の病態と治療．日足外会誌 20：110-113，1999
6）Leitschuh PH, et al：Hallux flexion deformity secondary to entrapment of flexor hallucis longus tendon after fracture. Foot Ankle Int 16：232-234, 1995

3　脛腓靱帯結合ならびに下腿骨間膜の超音波観察と拘縮との関連

1）笠野由布子ほか：足関節背屈運動が下腿骨間膜距離に及ぼす影響について．整外リハ会誌 13：51-54，2010
2）斎藤太介ほか：超音波エコーを用いた遠位脛腓関節の離開の検討．2010年度中部学院大学卒業論文集，2010
3）久保田大夢ほか：足関節運動に伴う下腿骨間膜の形態変化．2011年度中部学院大学卒業論文集，2011

4　距腿関節前方組織の超音波観察と拘縮との関連

1）林　典雄：運動療法のための機能解剖学的触診技術 下肢，第2版，メジカルビュー社，東京，227-235，2011
2）加藤康吉ほか：足関節他動背屈時に生じる足関節前方部痛についての一考察．整外リハ会誌 12：47-50，2009
3）岡田洋和ほか：足関節インピンジメントの画像診断．関節外科 29：790-802，2010

III　超音波診断装置を用いた組織弾性の計測

1）植野　映：超音波エラストグラフィとは：その原理と有用性＜総論＞超音波エラストグラフィの技術の開発と臨床応用．インナービジョン 26：44-47，2011
2）椎名　毅：Real-time elastography の工学的基礎．肝胆膵 65：285-293，2012
3）名波昌治ほか：新しい超音波診断装置「FAZONE M」．映像情報 Medical 39：452-458，2007
4）Crockett HC, et al：Osseous adaptation and range of motion at the glenohumeral joint in professional baseball pitchers. Am J Sports Med 30：20-26, 2002
5）Osbahr DC, et al：Retroversion of the humerus in the throwing shoulder of college baseball pitchers. Am J Sports Med 30：347-353, 2002
6）Reagan KM, et al：Humeral retroversion and its relationship to glenohumeral rotation in the shoulder of college baseball players. Am J Sports Med 30：354-360, 2002
7）Chant CB, et al：Humeral head retroversion in competitive baseball players and its relationship to glenohumeral rotation range of motion. J Orthop Sports Phys Ther 37：514-520, 2007
8）Burkhart SS, et al：The disabled throwing shoulder：spectrum of pathology part I：pathoanatomy and biomechanics. Arthroscopy 19：404-420, 2003
9）Myers JB, et al：Glenohumeral range of motion deficits and posterior shoulder tightness in throwers with pathologic internal impingement. Am J Sports Med 34：385-391, 2006
10）Wilk KE, et al：Current concepts in the rehabilitation of the overhead throwing athlete. Am J Sports Med 30：136-151, 2002
11）皆川洋至ほか：小円筋の弾性が肩内旋可動域に及ぼす影響について．肩関節 32：136，2007
12）福吉正樹ほか：肩甲上腕関節の拘縮からみた肩関節インピンジメント症候群に対する運動療法—その評価と治療のコツ—．臨スポーツ医 30：467-472，2013
13）Miyashita K, et al：Glenohumeral, scapular, and thoracic angles at maximum shoulder external rotation in throwing. Am J Sports Med 38：363-368, 2010
14）Burkhart SS, et al：The disabled throwing shoulder：spectrum of pathology Part III：The SICK scapula, scapular dyskinesis, the kinetic chain, and rehabilitation. Arthroscopy 19：641-661, 2003
15）伊藤孝信ほか：前胸部柔軟性低下と投球障害の関連．東海スポーツ傷害研会誌 30：16-18，2012
16）Burkhart SS, et al：The peel-back mechanism：its role in producing and extending posterior type II SLAP lesions and its effect on SLAP repair rehabilitation. Ar-

throscopy 14：637-640, 1998
17) 三幡輝久ほか：関節上腕靱帯の捻れによって生じる type II SLAP lesion —屍体肩を用いた研究—. 整スポ会誌 27：379-384, 2008
18) 福吉正樹ほか：投球障害肩のリハビリテーション—肩周辺機能からみた競技復帰への必要条件とは. 別冊整形外科 58：242-246, 2010
19) 福吉正樹ほか：小胸筋の組織弾性からみた前胸部の柔軟性と投球障害との関連について. 第21回整形外科リハビリテーション学会学術集会（抄録），2012
20) 小野哲矢ほか：投球障害肩および投球障害肘における前胸部柔軟性低下の特異性について. 第22回整形外科リハビリテーション学会学術集会（抄録），2013
21) Hrysomallis C：Effectiveness of strengthening and stretching exercises for the postural correction of abducted scapulae：a review. J Strength Cond Res 24：567-574, 2010
22) Ludewig PM, et al：The association of scapular kinematics and glenohumeral joint pathologies. J Orthop Sports Phys Ther 39：90-104, 2009
23) Hamada J, et al：A cadaveric study of the serratus anterior muscle and the long thoracic nerve. J Shoulder Elbow Surg 17：790-794, 2008
24) Cohen MS, et al：Post-traumatic contracture of the elbow. Operative release using a lateral collateral ligament sparing approach. J Bone Joint Surg Br 80：805-812, 1998
25) 伊藤恵康：肘関節拘縮の病態と治療. 肘関節外科の実際—私のアプローチ，南江堂，東京，293-307, 2011
26) Hayashi N, et al：Dynamic motion of brachialis muscle in terminal extension of the elbow joint～Examination of the ultrasonography～. 10th international congress of the Asian confederation for physical therapy Program & Abstract, 148, 2008
27) 林 典雄ほか：上腕骨小頭周辺の超音波解剖よりみた肘関節屈曲拘縮の要因について. 日整超研誌 21：30-35, 2009
28) 永井教生ほか：上腕骨小頭前面軟部組織のエコー動態から見た肘伸展制限因子の一考察. 日整超研誌 22：51-55, 2010
29) 福吉正樹ほか：長橈側手根伸筋の組織弾性が及ぼす肘関節伸展可動域の影響について～上腕骨小頭離断性骨軟骨炎症例における ZONE Sonography 技術を用いた検討～. 整外リハ会誌 15：38-41, 2012
30) London JT：Kinematics of the elbow. J Bone Joint Surg Am 63：529-535, 1981
31) 林 典雄ほか：上腕三頭筋内側頭と肘関節後方関節包との結合様式よりみた肘関節拘縮治療について. 理学療法学 26（suppl）：12, 1999
32) Keener JD, et al：Insertional anatomy of the triceps brachii tendon. J Shoulder Elbow Surg 19：399-405, 2010
33) 森田竜治ほか：超音波画像診断装置を用いた上腕三頭筋内側頭・外側頭の観察～上腕骨遠位端レベルにおける短軸像の解析～. 第19回整形外科リハビリテーション学会学術集会抄録，37, 2010
34) Cohen MS, et al：Lateral epicondylitis：Anatomic relationships of the extensor tendon origins and implications for arthroscopic treatment. J Shoulder Elbow Surg 17：954-960, 2008
35) 皆川洋至：超音波でわかる運動器疾患—診断のテクニック，メジカルビュー社，東京，128-134, 2010
36) 守屋秀繁編：部位別スポーツ外傷・障害 2 膝，南江堂，東京，45-46, 1995
37) 国分正一ほか監修：標準整形外科学，第10版，医学書院，東京，582-583, 2008
38) 鳥巣岳彦編：膝と大腿部の痛み，南江堂，東京，140-141, 1996
39) Dye SF, et al：Conscious neurosensory mapping of the internal structures of the human knee without intraarticular anesthesia. Am J Sports Med 26：773-777, 1998
40) Hoffa A：The influence of the adipose tissue with regard to the pathology of the knee joint. JAMA 43：795-796, 1904
41) Bohnsack M, et al：Infrapatellar fat pad pressure and volume changes of the anterior compartment during knee motion：possible clinical consequences to the anterior knee pain syndrome. Knee Surg Sports Traumatol Arthrosc 13：135-141, 2005
42) Bennell K, et al：The nature of anterior knee pain following injection of hypertonic saline into the infrapatellar fat pad. J Orthop Res 22：116-121, 2004
43) 山内辰也ほか：超音波画像診断装置を用いた膝蓋下脂肪体の動態観察と定量化の試み. 整形外科リハビリテーション学会第21回学術集会抄録，2012
44) 赤羽根 良ほか：Osgood-Schlatter 病に対する我々の治療成績について. 東海スポーツ傷害研究会会誌 22：53-56, 2004
45) 大木 實ほか：有痛性分裂膝蓋骨の 5 症例. 整外と災外 27：308-312, 1978

和文索引

あ

アキレス腱　143, 147
──断裂　147
──パート　144, 148, 149

い

Ｉｂ抑制　128, 157
インピンジメント　48

う

ウェッジパート　144, 145, 148, 150
烏口肩峰靱帯　32, 33, 34, 36
烏口上腕靱帯　14, 16, 17, 18, 19, 20, 38
烏口突起　16, 17, 32, 33

え

エラストグラフィ　180
遠位橈尺関節　87

お

横靱帯　136

か

外果　152
回外運動　83
回外筋　77, 80
外側顆上稜　62
外側結節　151
外側広筋　117, 129
外側膝蓋支帯　129, 137, 180
──横走線維　129, 131
──縦走線維　130, 133
外側上顆　129
──炎　178
外側側副靱帯　178
──複合体　178
外側頭　59
外側半月板　10

顆間窩　132
顆間溝　137
──角　138
荷重訓練　160
下腿骨間膜　159, 160
下腿骨折　153
肩インピンジメント症候群　36
硬さ　172
滑液包　115
滑車　54, 56, 58, 59, 66, 72
滑膜　71, 136
可動域訓練　160
関節円板　10
関節窩　10
関節唇　10, 48
関節水腫　116, 117
関節包　71, 74

き

胸郭出口症候群　176
胸鎖関節　174
棘下筋　21, 24, 174
──横走線維　21, 22, 27, 50
──斜走線維　21, 22, 50
棘上筋腱　14, 15, 17, 18, 20
距骨　160
──滑車　164
──頚部　167
距腿関節　151, 167
──前方インピンジメント　167
近位手根列　93
近位橈尺関節　76, 80
筋腱移行部　42, 45, 117, 128
筋内腱　46, 53
筋内膜　67

け

脛骨　158
──神経　145, 152
──粗面　141
──動脈　145, 152
──腓骨間距離　160
脛腓靱帯結合　158, 160
頚部軸屈曲　108
月状骨　93, 97, 98

結節間溝　14, 32
ゲルパッド　166
肩甲下筋腱　14, 15, 18
肩甲胸郭関節　174
肩甲骨下角　40
肩甲骨の位置異常　174
肩甲上神経　27
肩甲上動脈　27
肩鎖関節　174
腱板　174
──炎　35
──疎部　14
肩峰　32
──下滑液包　18, 20, 32, 35, 36, 38
──　──炎　35
腱様部　81, 83

こ

高エコー域　2
後果　154
後下関節上腕靱帯　174
後下方関節包　51
後脛骨筋　159
──腱　152
後脛腓靱帯　158
交叉枝　153
拘縮肩　176
鉤状突起　56
鉤突窩　54
広背筋　40, 41, 43
股関節唇　106
骨間膜　158
──距離　86, 160
ゴルジ腱器官　128

さ

三角線維軟骨複合体　90
三角骨　88, 90

し

膝蓋下脂肪体　136, 137, 139, 180
膝蓋骨　116, 129
──不安定症　126

膝蓋上包　115, 116, 117, 118, 122
膝蓋靱帯　136
膝蓋大腿関節　136
膝関節筋　116, 122
膝前部痛　180
膝前面痛　141
シナプスⅠb抑制　114
シナプス反回抑制　80, 108, 114
尺骨神経　57
尺骨頭　88, 90
尺側手根屈筋腱　88
尺側手根伸筋　76
──区画　77, 78
収縮距離　108
舟状骨　93, 97
──動態　98
手根中央関節　93
小円筋　10, 21, 24, 46, 47, 50, 174
小胸筋　174, 176
小結節　14, 17, 32
──稜　40
踵骨後上部隆起　148
上前腸骨棘　111
掌側尺骨手根靱帯　90, 92
小殿筋　111
小頭　7, 54, 66, 69
上面（superior facet）　22
上腕筋　7, 52, 54, 55, 56, 57, 62, 66, 69, 76, 177
上腕骨　52
──滑車　177
──小頭　177
────離断性骨軟骨炎　177
上腕三頭筋　2, 59, 177
──内側頭　74, 177
上腕二頭筋　52
──腱　53
──長頭腱　14, 15, 16, 17, 18
伸筋支帯　166, 168
深指屈筋　82, 83, 85

す

スカルパ三角　105

せ

正中神経　93
線維配列パターン　2
前胸部の柔軟性低下　174

前鋸筋上部線維　174, 176
前脛骨筋腱　163
前脛腓靱帯　158
前捻角　106
前方開角　106
前腕骨間膜　81

そ

総指伸筋　76, 178
──区画　77, 79
僧帽筋下部線維　174
足背動脈　164
側方動揺性　102
組織音速　173

た

第1のテコ　80
大円筋　40, 41, 43, 44, 45
大結節　17, 19
大腿筋膜張筋　111
大腿骨　116
──頸部軸　108
──頭　105, 106
大腿四頭筋　142
──腱　116
──セッティング　127
大腿静脈　105
大腿直筋　2, 116, 117, 128
大腿動脈　105
大腰筋　104

ち

恥骨筋　105, 106
──線　108
中間広筋　2, 116, 129, 180
肘関節屈曲拘縮　176
肘関節後方脂肪体　71, 72
──インピンジメント　71
肘筋　76
──区画　77, 78
中殿筋　111
肘頭　59, 72
──窩　59, 60, 71, 72, 177
中面（middle facet）　22
超音波エラストグラフィ　172
腸脛靱帯　110, 180
腸骨筋　104

長趾屈筋　153, 156
──腱　152
長趾伸筋　167
──腱　163
長・短橈側手根伸筋　76
──区画　77, 79, 80
長頭　59
長橈側手根伸筋　7, 54, 55, 57, 62, 66, 177, 178
長母指屈筋　82, 85
長母趾屈筋　8, 143, 144, 147, 151, 153, 156
──腱　152
──腱溝　152
長母趾伸筋　159
──腱　163
腸腰筋　104, 106

つ

槌趾変形　153

て

低エコー域　2
テニス肘　178
天蓋　152

と

橈骨窩　7, 54
橈骨手根関節　90, 93
橈骨神経　54, 57
橈骨切痕　76
橈骨頭　55, 66, 76, 77
橈骨輪状靱帯　76, 77, 80
豆状骨　88

な

内果　152
内側顆上稜　60
内側結節　151
内側広筋　117, 126
内側膝蓋支帯　124, 131, 137
──横走線維　125
──縦走線維　125, 127
内側頭　59
内側半月板　10
内転筋結節　124

に

2点間距離　102

は

半月板　136

ひ

腓骨　158
腓腹筋　8, 143
ヒラメ筋　143, 144, 147

へ

変形性足関節症　160

ほ

方形回内筋　82, 83, 89, 90, 91
縫工筋　105
母指球皮線　93, 95
ほぞ穴　152, 160

ま

巻き上げ現象　156
膜組織　81
膜様部　82, 83, 86
慢性アキレス腱周囲炎　147

む

無エコー域　2

ゆ

有痛性分裂膝蓋骨　180
有頭骨　93

り

リスター結節尺側　93
リラクセーション　80
輪状靱帯　178

わ

腕尺関節　54
腕橈関節　7, 54, 67, 177
腕橈骨筋　62, 69

欧文索引

数字

Ｉｂ抑制　128, 157
２点間距離　102

A

Achilles assosiated part　144
amplitude　108

C

CH lig-Capsule 複合体　15, 18
clow toe　153
compression force　179

E

ECRB 腱　178
ECRL　7, 54, 55, 57, 62, 66, 177, 178
EDC　76, 178

F

fibrillar pattern　2, 8, 34, 47, 54, 61, 88, 101, 106, 125, 137, 178
fibro-osseous ring　76
flexor hallucis assosiated part（FHL パート）　144, 148, 149

I

iliotibial band　110
iliotibial tract　110

inferior facet　46, 48
internal impingement　174
ITB-P 線維　129, 131, 133, 135

K

Kager's fat pad　143, 144, 145, 147, 149

L

late cocking phase　174
LCL complex　178
length pattern　78
lift-off release　31
lift-off technique　123

M

middle facet　22
mortise　152, 160
MP 関節側副靱帯　4, 100, 102
MTP 関節　156
musculo-capsular junction　51, 64

O

Ober テスト　110
obligate translation　24, 48
Osgood-Schlatter 病　180

P

peribursal fat　18
PF 関節面　133
posterior juxtaarticular fat pad（PJFP）　154

prefemoral fat pad　116, 118, 122
pretalar fat pad　164, 165, 167
pull-down 現象　36
pull-out 運動　35

Q

quadriceps setting　116, 122

R

retrocalcaneal bursitis　150
retrocalcaneal wedge part　144

S

shear wave imaging　173
slip 内旋運動　51
slipped internal rotation　26, 31
spin movement　87
strain imaging　172
superior facet　7, 22

T

TFCC　90
Thomas テスト　104
tilting 操作　133, 141
traction force　179
translated internal rotation　25
transverse gliding release　31

W

windlass mechanism　156
wiper movement　87

検印省略

運動療法のための
運動器超音波機能解剖
拘縮治療との接点

定価（本体5,500円＋税）

2015年 4月10日　第1版　第1刷発行
2020年10月19日　　同　　第6刷発行

著　者　林　　典雄
　　　　　はやし　のりお
発行者　浅井　麻紀
発行所　株式会社 文光堂
　　　　〒113-0033　東京都文京区本郷7-2-7
　　　　TEL（03）3813-5478（営業）
　　　　　　（03）3813-5411（編集）

Ⓒ林　典雄, 2015　　　　　　　　　　印刷・製本：広研印刷

ISBN978-4-8306-4518-1　　　　　　　Printed in Japan

・本書の複製権，翻訳権・翻案権，上映権，譲渡権，公衆送信権（送信可能化権を含む），二次的著作物の利用に関する原著作者の権利は，株式会社文光堂が保有します．
・本書を無断で複製する行為（コピー，スキャン，デジタルデータ化など）は，私的使用のための複製など著作権法上の限られた例外を除き禁じられています．大学，病院，企業などにおいて，業務上使用する目的で上記の行為を行うことは，使用範囲が内部に限られるものであっても私的使用には該当せず，違法です．また私的使用に該当する場合であっても，代行業者等の第三者に依頼して上記の行為を行うことは違法となります．
・JCOPY〈出版者著作権管理機構 委託出版物〉
本書を複製される場合は，そのつど事前に出版者著作権管理機構（電話03-5244-5088，FAX 03-5244-5089，e-mail：info@jcopy.or.jp）の許諾を得てください．